Wirrwitz-Bingger · Bingger

Ganzheitliche Ernährung bei Metabolischem Syndrom

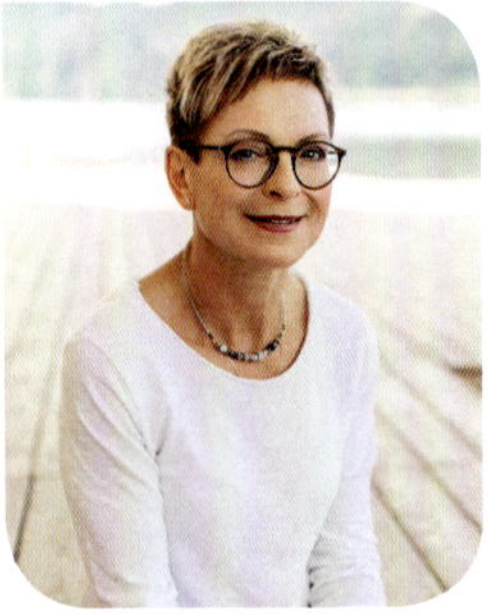

Dr. med. Andrea Wirrwitz-Bingger arbeitet seit vielen Jahren als Ernährungsmedizinerin. Ihre Praxis in Oberstaufen im Oberallgäu gehört zu den bundesweit 71 Schwerpunktpraxen, die vom Bundesverband Deutscher Ernährungsmediziner zertifiziert wurden. Laut Focus-Ärzteliste gehört sie bereits zum achten Mal in Folge zu den führenden Ernährungsmedizinern in Deutschland.

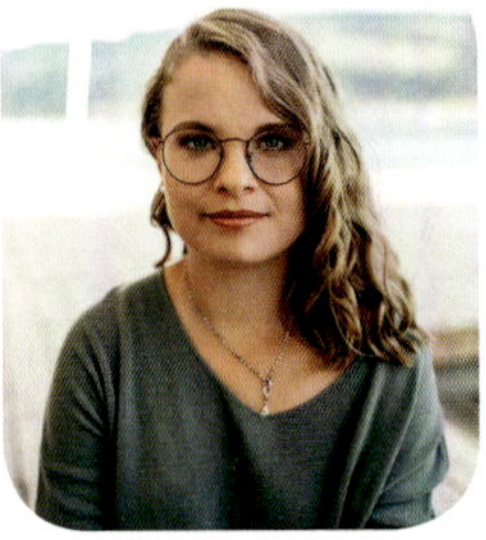

Ihre Tochter Annika Bingger hat sie als angehende Wissenschaftsjournalistin (Hochschule der Medien in Stuttgart) maßgeblich beim Schreiben unterstützt. Gesunde Ernährung muss einfach schmecken – und so gehören neben dem Laufsport das Kreieren neuer Rezepte und das Kochen zu den Hobbys des Autorenteams. Ein aktiver Lebensstil und eine ausgewogene Ernährung sind für sie im Alltag selbstverständlich.

Dr. med. Andrea Wirrwitz-Bingger · Annika Bingger

Ganzheitliche Ernährung bei Metabolischem Syndrom

Adipositas · Diabetes Typ 2 · Hohe Blutfette · Bluthochdruck

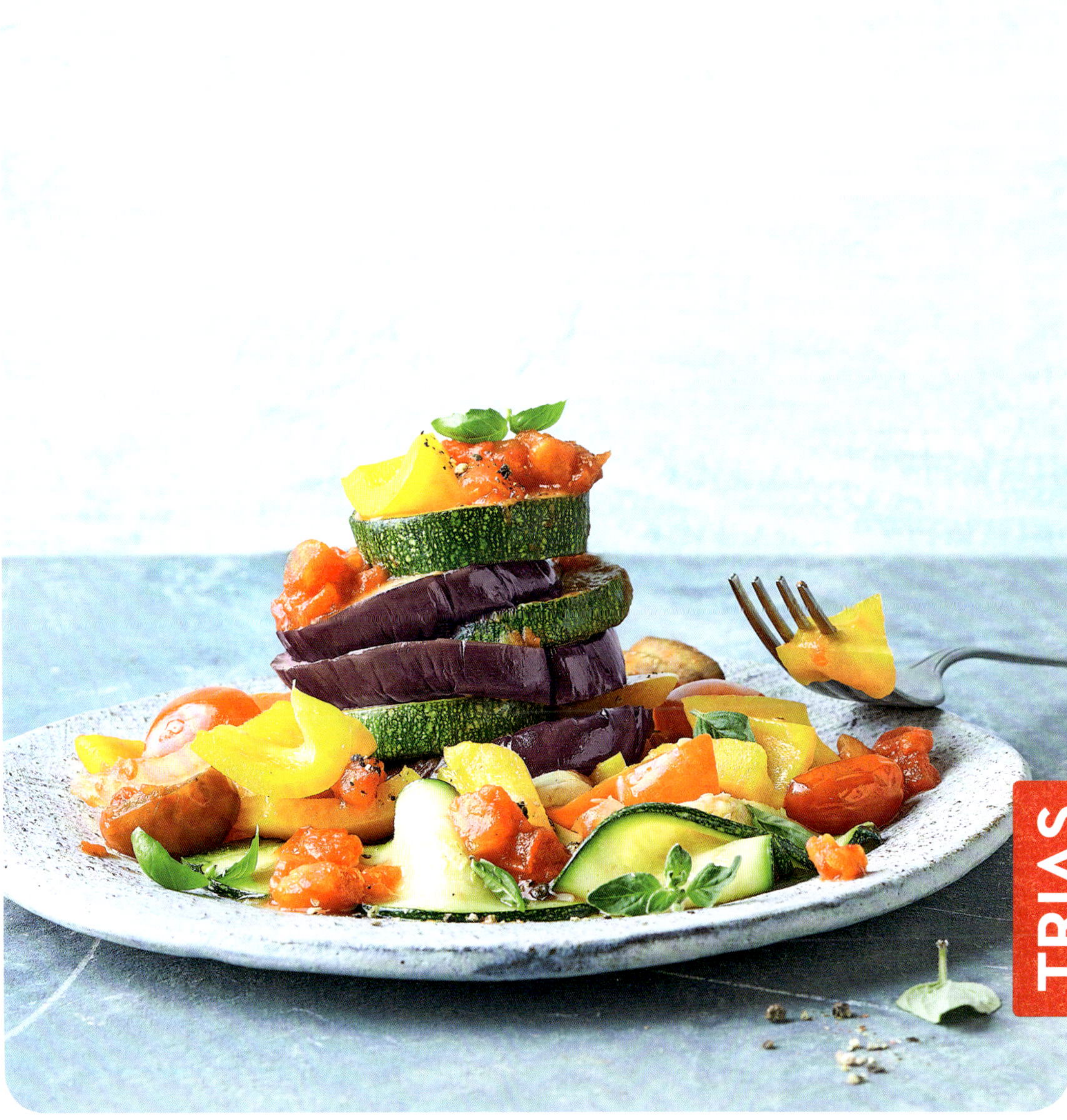

TRIAS

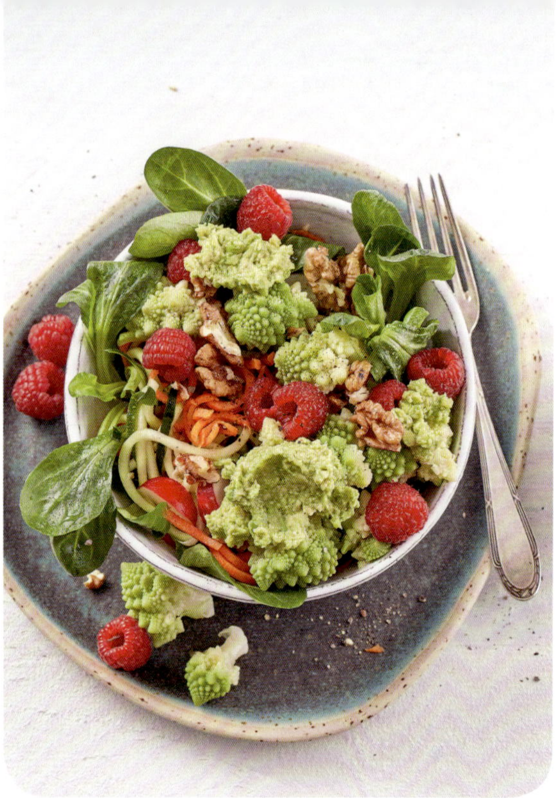

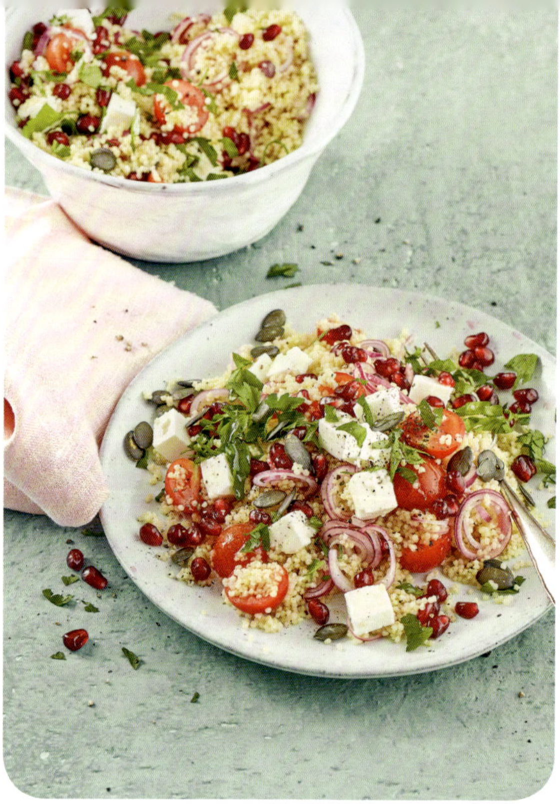

Exkurse

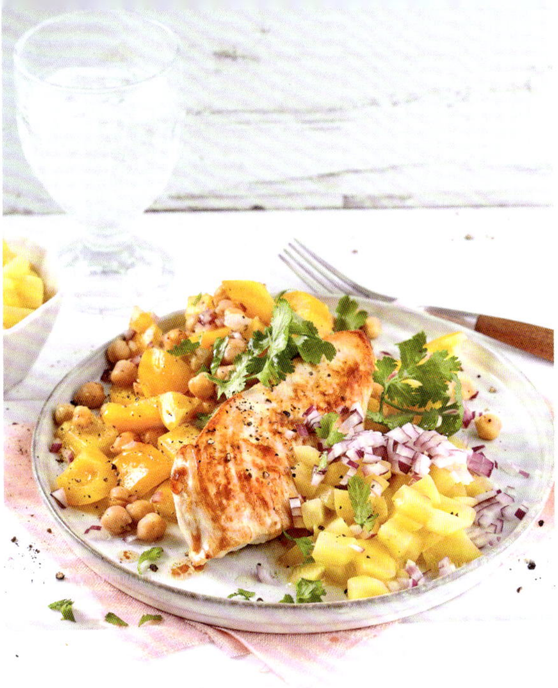

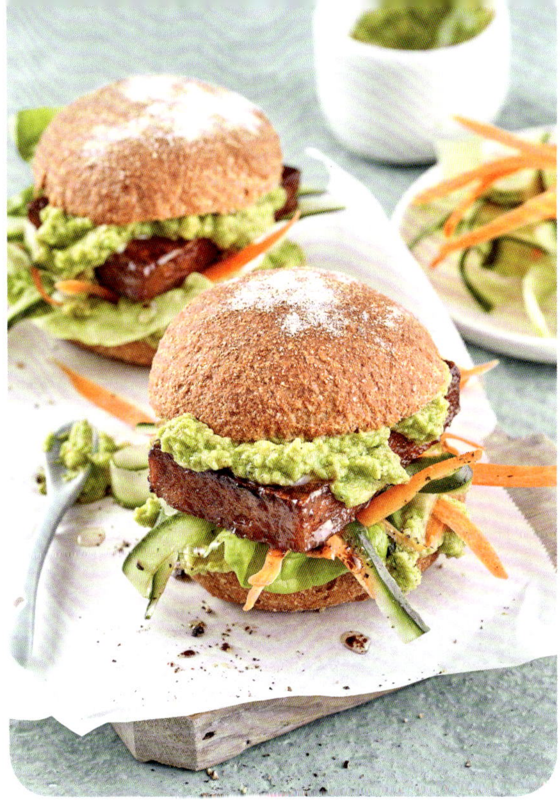

Das Rezept zum Coverfoto (Klassische Ratatouille) finden Sie auf Seite 181.

Willkommen in unserem Buch!

Übergewicht und Diabetes, hohe Blutfette und Bluthochdruck: Sicher haben die meisten von Ihnen schon von diesen Erkrankungen gehört – oder Sie leiden vielleicht selbst unter der einen oder anderen von ihnen.

Wenn diese vier Stoffwechselstörungen nun alle gemeinsam auftreten, sind die Betroffenen von der Diagnose »Metabolisches Syndrom« meist überfordert, ratlos – und oft auch beunruhigt. Denn sie haben Angst vor den möglichen Folgen der Erkrankung, z. B. der Fettleber, einem Schlaganfall oder einem Herzinfarkt.

Fragen kommen auf: Wie hängt das alles überhaupt zusammen? Und was kann ich selbst dazu beitragen, um wieder gesünder zu werden – zusätzlich zu den vielen Medikamenten, die ich jetzt einnehmen muss? Kann ich es aus eigener Kraft schaffen, zumindest einige davon wieder loszuwerden?

Die gute Nachricht: Ja, es gibt eine Möglichkeit, selbst etwas zu tun. Eine Umstellung der bisherigen ungesunden Lebensweise kann im wahrsten Sinne des Wortes Berge versetzen. Das bedeutet ganz einfach, anders zu essen und sich mehr zu bewegen – ohne dabei gleich auf alles verzichten zu müssen. Im Gegenteil, häufig stellt sich bei veränderten Lebensgewohnheiten ein völlig neues, positives Lebensgefühl ein! »Ich wusste gar nicht, dass man sich so wohl fühlen kann!«, höre ich als Ernährungsmedizinerin nicht selten von meinen Patientinnen und Patienten.

Von einem dieser erfolgreich therapierten Patienten, der uns in unserer Praxis aufsuchte, möchten wir Ihnen gerne erzählen:

»Sie müssen jetzt wirklich endlich etwas gegen Ihr Übergewicht tun! Ihre Nierenwerte verschlechtern sich zusehends. Über kurz oder lang bedeutet das, dass Sie sich einer Dialyse unterziehen müssen.« Diese Hiobsbotschaft erhielt Karl M. von seiner behandelnden Nierenfachärztin.

Dialyse? Das wollte er auf gar keinen Fall! Kurze Zeit später stellte er sich in unserer Ernährungssprechstunde vor. Seine Frau hatte er gleich mitgebracht, denn sie sollte ihn ja in seinem Vorhaben unterstützen, endlich abzunehmen. Seit Jahren schon kämpfte Herr M. gegen sein Metabolisches Syndrom, musste inzwischen bereits eine hohe Dosis Insulin spritzen und jeden Tag eine Handvoll Tabletten schlucken. Sich zu bewegen fiel ihm schwer, seine Gelenke schmerzten mehr und mehr und seine Hoffnung auf Besserung sank zunehmend. Aber er fand einfach keinen Weg, sein Problem anzugehen! Dass seine ganze Erkrankung durch sein erhebliches Übergewicht ausgelöst wurde, war ihm bisher nicht klar gewesen.

Als er in unserer ersten Ernährungsberatung hörte und realisierte, dass er durch sein längst entwickeltes Metabolisches Syndrom auf einer tickenden Zeitbombe saß, sagten wir gemeinsam seiner Adipositas den Kampf an! Natürlich war das anfangs eine enorme Herausforderung für ihn: Denn es hieß, lieb gewordene Gewohnheiten über Bord zu werfen, plötzlich völlig anders zu essen und endlich wieder in Bewegung zu kommen – und zunächst hatte er natürlich Zweifel, ob ihm das alles wirklich dauerhaft gelingen würde.

Aber jetzt, ein gutes Dreivierteljahr später, hat er einen riesigen Schritt geschafft: Er ist 16 Kilogramm leichter und alle seine Blutwerte haben sich enorm verbessert. Er konnte das Insulin unter ärztlicher Anleitung inzwischen auf wenige Einheiten täglich reduzieren. Seine Blutdruckmedikamente braucht er gar nicht mehr, mittlerweile radelt er zweimal in der Woche ungefähr 20 km, ohne aus der Puste zu kommen. Längst hat er sich zum gezielten Muskeltraining in einem Fitnessstudio angemeldet.

»Ein ganz neues Lebensgefühl! Hätte ich das doch früher gewusst, es wäre mir einiges erspart geblieben!«, sagt Herr M. Er will den Weg weitergehen mit dem Ziel, möglichst alle Medikamente loszuwerden. Mit unserer Begleitung und der tollen Unterstützung durch seine Frau – und durch die beste Motivation, die er haben kann: seinen kleinen Enkel Max.

Wir haben keinen Zweifel, dass dies auch Ihnen gelingen kann! Alles, was Sie brauchen, ist ein bisschen Geduld und die Lust auf Neues: viel Bewegung und eine Umstellung Ihrer Ernährungsgewohnheiten, die auch Ihnen ein neues Lebensgefühl verleihen werden!

Oberstaufen, im Februar 2021

Dr. med. Andrea Wirrwitz-Bingger
Annika Bingger

Mein **perfekter** Tag

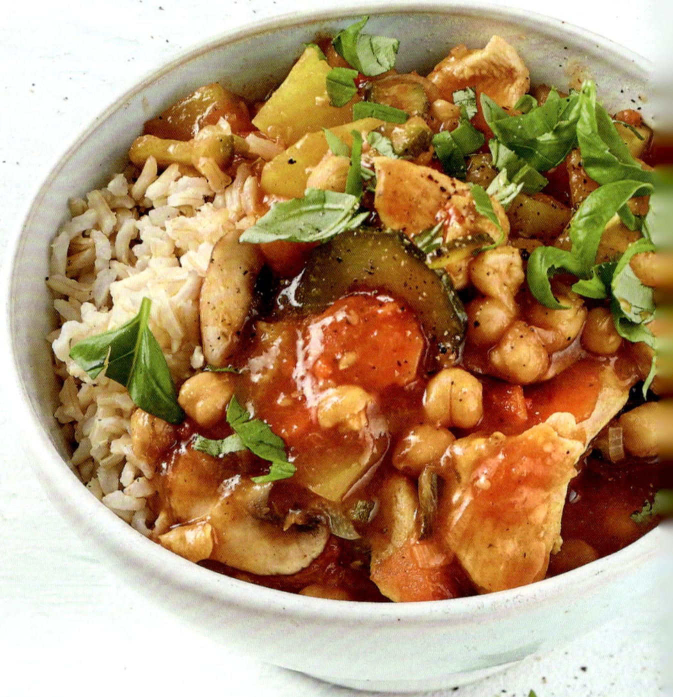

Frühstück

Mandel-Schichtjoghurt mit Himbeeren

Für 1 Person
10 Min.

125 g Himbeeren (frisch oder TK) • 100 g Joghurt (3,5 % Fett) • 100 g Magerquark • 2 EL kernige Haferflocken • 1 TL Haferkleie • 1 TL Mandelsplitter • 1 TL Mandelmus • 1 Msp. Zimt

- Frische Himbeeren waschen, gefrorene auftauen.

- Joghurt mit dem Quark cremig rühren. Haferflocken und Haferkleie vermischen. Mandelsplitter in einer beschichteten Pfanne ohne Öl anrösten.

- Abwechselnd 2 EL Joghurtquark und 1 EL Himbeeren in ein großes Marmeladenglas schichten, zuletzt die Haferflocken-Kleie-Mischung darübergeben.

- Den Joghurt mit den Mandelsplittern, dem Mandelmus und einer Prise Zimt toppen.

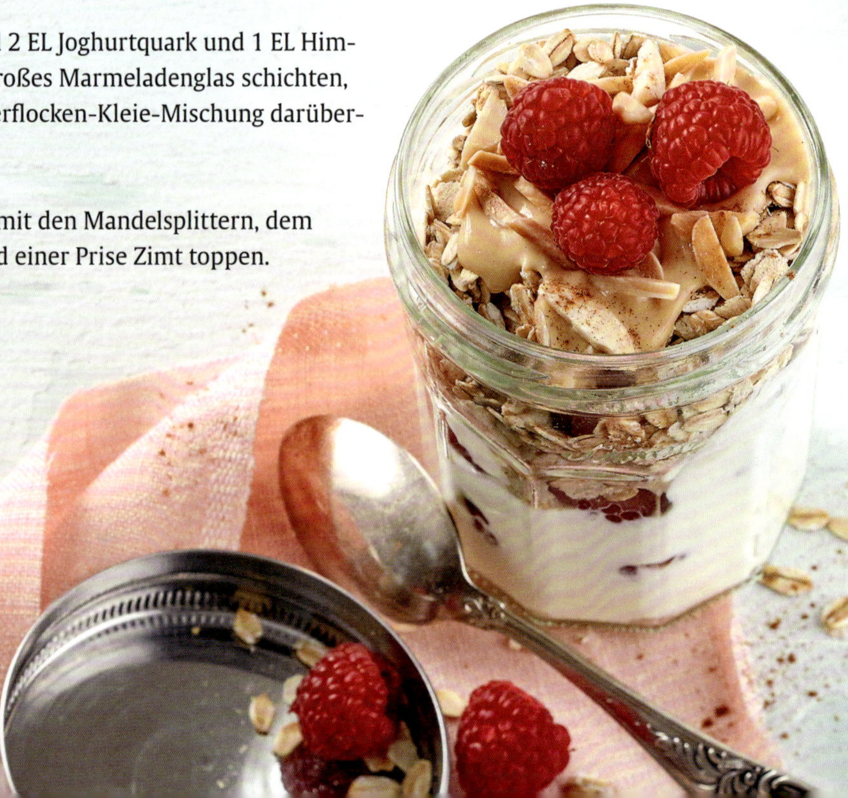

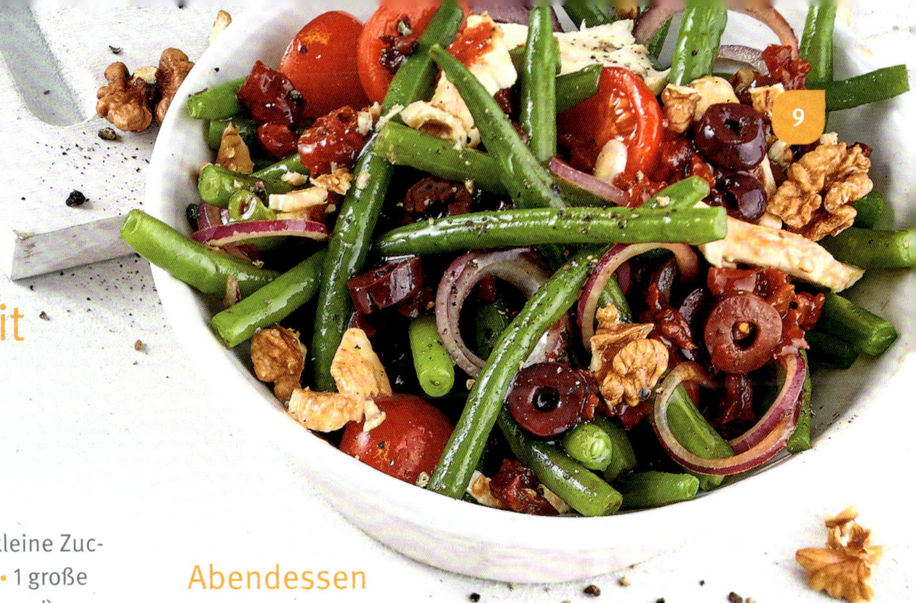

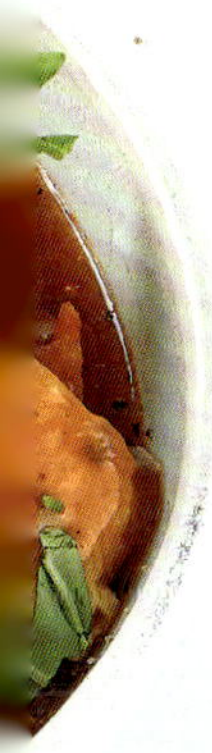

Mittagessen

Kichererbsencurry mit Hähnchen

Für 1 Person
30 Min.

40 g Vollkorn-Basmatireis • ½ Möhre • ½ kleine Zucchini • 1 Schalotte • 3 große Champignons • 1 große Tomate • 2 mittelgroße Kartoffeln (festkochend) • ¼ Knoblauchzehe • 2 Blätter frisches Basilikum • 120 g Hähnchenfilet • 350 ml Gemüsebrühe • je 1 Msp. Salz, Pfeffer und Cayennepfeffer • 150 g Kichererbsen aus der Dose • 1 EL Tomatenmark

- Reis waschen und mit doppelter Menge Wasser kochen.
- Möhre putzen, Zucchini waschen, Schalotte schälen und Champignons putzen. Alles in dünne Scheiben schneiden.
- Tomate mit kochendem Wasser übergießen, dann schälen. Kartoffeln ebenfalls schälen. Beide grob würfeln. Knoblauch schälen, Basilikumblättchen abwaschen und beides fein hacken.
- Das Hähnchenfleisch abbrausen und trocken tupfen, der Länge nach halbieren und in fingerdicke Stücke schneiden.
- Die Gemüsebrühe aufkochen, Möhre, Zucchini, Schalotte, Tomate, Kartoffeln und das Fleisch dazugeben. Mit den Gewürzen abschmecken, Knoblauch einrühren. Alles 15 Min. köcheln lassen.
- Gegen Ende der Kochzeit Kichererbsen, Champignons und das Tomatenmark dazugeben, gut umrühren und das Basilikum darüberstreuen. Das Curry noch 5 Min. weitergaren. Mit dem Reis anrichten.

Abendessen

Bohnensalat mediterrane Art

Für 1 Person
15 Min.

250 g grüne Bohnen • 100 g Cherrytomaten • 1 EL entsteinte schwarze Oliven • 6 getrocknete Tomaten • 100 g Mozzarella • ½ rote Zwiebel • 1 EL Balsamico • 1 TL Olivenöl • je 1 Msp. Salz • Pfeffer • 1 EL Walnüsse

- Die Bohnen in Salzwasser ca. 10 Min. garen, in einem Sieb abtropfen lassen.
- Cherrytomaten waschen und halbieren. Oliven quer in Ringe schneiden, die getrockneten Tomaten klein schneiden. Den Mozzarella längs halbieren und in 5 mm dicke Scheiben schneiden. Die Zwiebel schälen und in feine Ringe schneiden.
- In einer Schüssel Essig, Öl, Salz und Pfeffer zu einem Dressing verrühren.
- Die übrigen Zutaten unterheben und den Salat mit Walnüssen bestreuen.

Tagesbilanz: 1580 kcal/62 g Fett/131 g Kohlenhydrate/98 g Protein

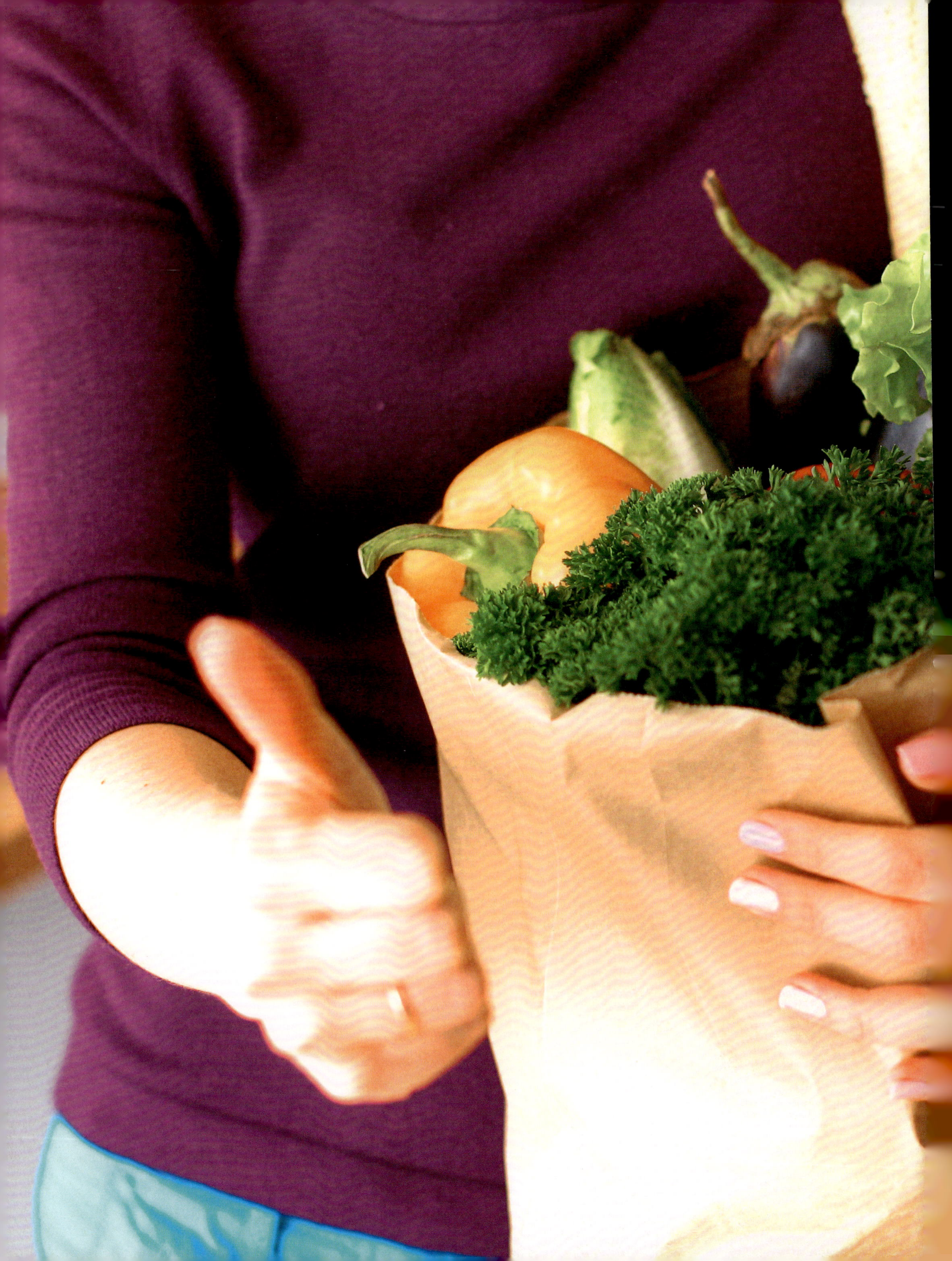

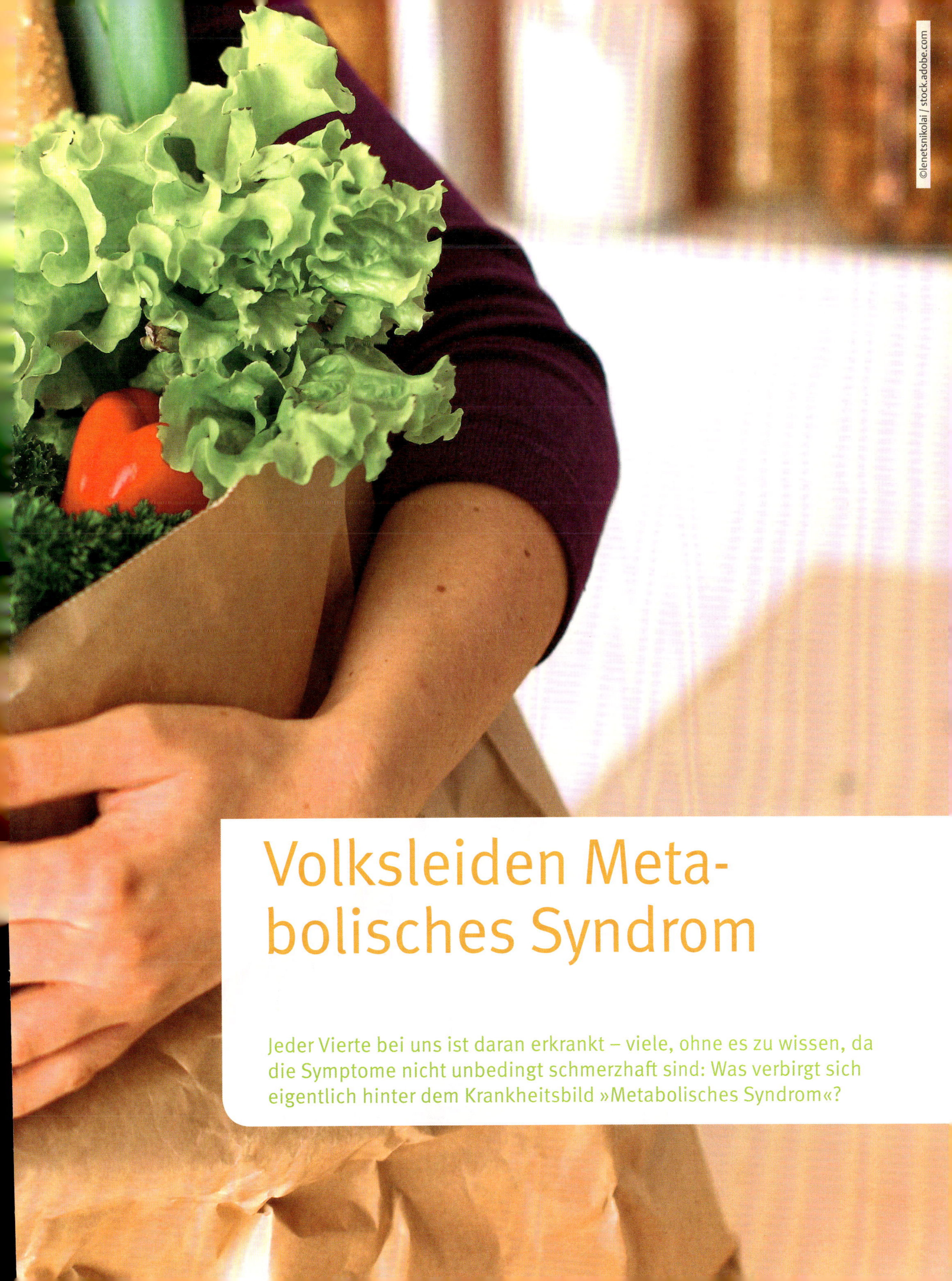

Volksleiden Metabolisches Syndrom

Jeder Vierte bei uns ist daran erkrankt – viele, ohne es zu wissen, da die Symptome nicht unbedingt schmerzhaft sind: Was verbirgt sich eigentlich hinter dem Krankheitsbild »Metabolisches Syndrom«?

Das Metabolische Syndrom: ein gefährliches Quartett

Vier Erkrankungen, die gleichzeitig auftreten und miteinander zusammenhängen – ähnlich wie vier ineinandergreifende Zahnräder: Das Metabolische Syndrom birgt gesundheitliche Risiken – doch Sie können gegensteuern.

Viele Menschen, die in unserer Praxis Rat und Hilfe suchen, sind erst einmal ziemlich verunsichert, wenn sie die Diagnose »Metabolisches Syndrom« hören. Zugegeben, der Begriff klingt zunächst einmal sehr kompliziert und viele können sich darunter kaum etwas vorstellen. Doch eigentlich ist es ganz einfach: Übersetzt heißt »Metabolisches Syndrom« nichts anderes als »Stoffwechselsyndrom«. Es bezeichnet das gleichzeitige Auftreten von vier an sich eigenständigen Erkrankungen: krankhaftem Übergewicht, Diabetes mellitus Typ 2, Fettstoffwechselstörung und Bluthochdruck. Jede dieser Krankheiten birgt für sich allein bereits ein bedeutendes gesundheitliches Risiko. Man spricht auch von »Wohlstandskrankheit« oder »Tödlichem Quartett«. Dies bedeutet, dass das Metabolische Syndrom im fortgeschrittenen Verlauf durchaus lebensgefährlich sein kann. Es gilt daher, die Gefahr möglichst schnell zu bannen und damit zu vermeiden, dass sich zusätzliche Folgeerkrankungen einstellen. Auf Ihrem Weg zu einem gesünderen Lebensstil möchten wir Sie mit unserer langjährigen Erfahrung in der Ernährungsmedizin gerne unterstützen.

Vier Zahnräder, die ineinandergreifen

Mit der Grafik der vier Zahnräder (Seite 13) möchten wir Ihnen für den gesamten Verlauf des Buches den Zusammenhang der einzelnen Krankheiten deutlich machen. Stellen Sie sich die einzelnen Erkrankungen am besten wie Zahnräder vor, die ineinandergreifen. Drehen Sie nur an einem dieser Räder, hilft das bereits, das gesamte System zu verbessern und somit den Risiken des Metabolischen Syndroms entgegenzuwirken.

Eine Krankheit mit Wurzeln bis ins 16. Jahrhundert

Das Metabolische Syndrom ist keine neue Krankheit. Erstaunlicherweise wurde bereits in der Renaissance- und Barockzeit beschrieben, dass damals in der Oberschicht, also bei den Adeligen und sonstigen Reichen, die vier Krankheiten gemeinsam auftraten. Dies hat man in alten medizinischen Aufzeichnungen gefunden. Ein gutes Beispiel ist Heinrich VIII., König von England im 16. Jahr-

DIE VIER RISIKOFAKTOREN: SO KÖNNEN SIE GEGENSTEUERN

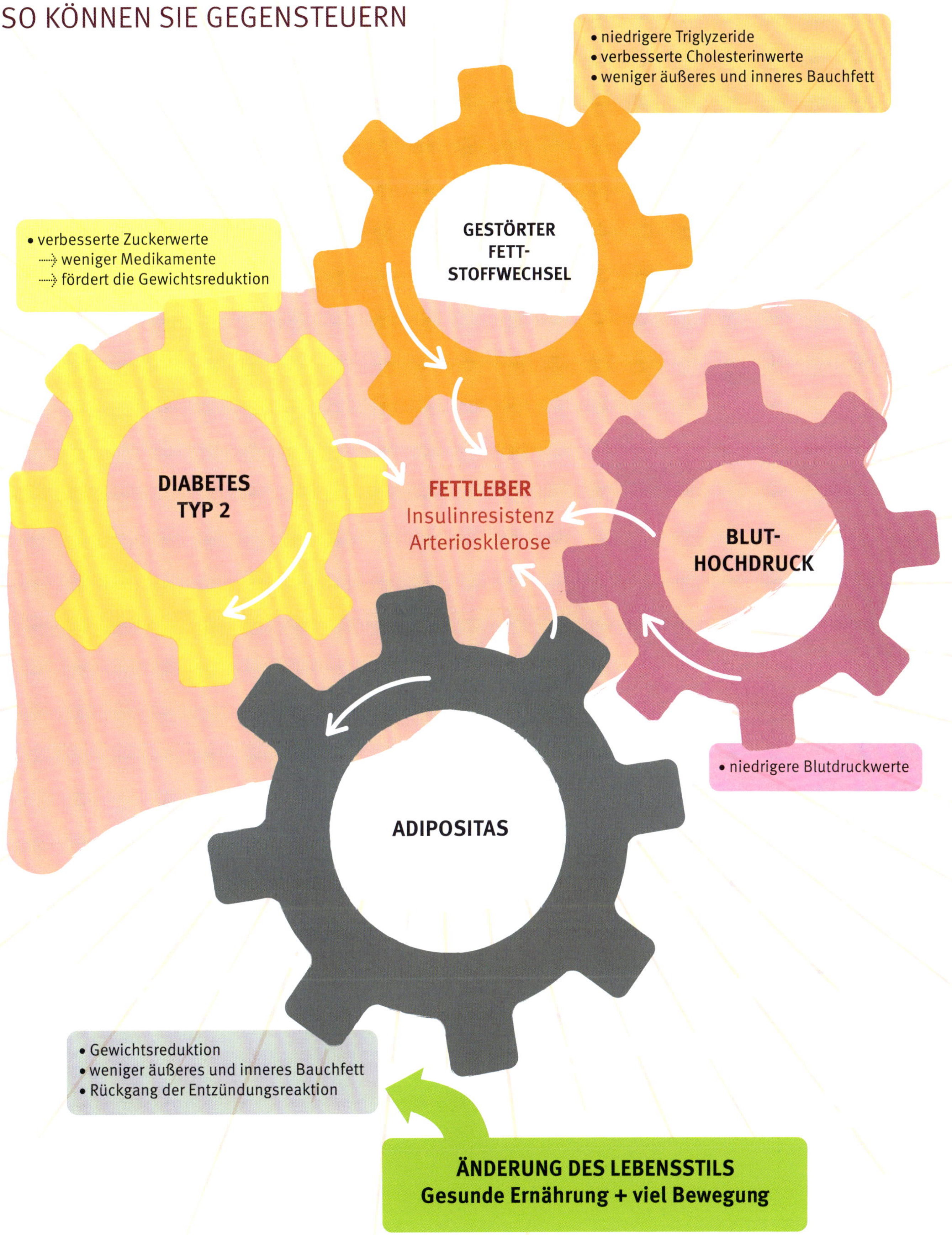

hundert. Er feierte, als er älter wurde, gerne ausschweifende Gelage mit Freunden, statt wie früher zu tanzen, zu reiten und Tennis zu spielen. Er wurde mit der Zeit enorm korpulent, vielleicht haben Sie ja schon einmal ein Bild seiner recht stattlichen Erscheinung gesehen. Heinrich VIII. starb schließlich 1547 im Alter von 55 Jahren an Herzversagen, was wohl die Folge seines Lebenswandels war.

Ein weltweites Problem: ungesunde Ernährung

Seit Jahren breitet sich das Metabolische Syndrom durch die Globalisierung in der gesamten Weltbevölkerung aus. Die früher völlig unterschiedlichen Lebensarten in den verschiedenen Ländern gleichen sich leider mehr und mehr an. Überall hält der »Western Lifestyle« unserer Wohlstandsgesellschaft Einzug.

Egal wohin Sie reisen, es finden sich stets die gleichen Fastfood-Ketten. Die kulinarischen Besonderheiten der einzelnen Länder verlieren zusehends an Bedeutung. Selbst in Regionen, in denen der größere Teil der Bevölkerung von jeher normalgewichtig war, greift nun das Übergewicht mit all seinen negativen Folgen um sich. Waren Sie auch in den 70er Jahren einmal zum Sommerurlaub in Bella Italia? Dort sah man vorwiegend schmale Menschen und wurde mit landestypischen Gerichten aus Fisch, Meeresfrüchten, viel frischem Salat und Gemüse verwöhnt. Und natürlich musste auch Pasta dabei sein, aber traditionell eben nur als kleine Vorspeise. Heute sind auch in Italien viele Menschen übergewichtig. Sie ziehen die üblichen Fertigprodukte wie Burger und Pommes dem frischen Angebot auf den Wochenmärkten vor und bewegen sich – wie viele von uns – nicht mehr ausreichend.

Kriterien des Metabolischen Syndroms

- **Zentrale (bauchbetonte) Adipositas mit erhöhtem Taillenumfang**
  bei Frauen: ≥ 80 cm bedeutet Gefährdung, ≥ 88 cm starke Gefährdung,
  bei Männern: ≥ 94 cm bedeutet Gefährdung, ≥ 102 cm starke Gefährdung.
- **Nüchternzucker im Blut** ≥ 100 mg/dl
- **Fettstoffwechselstörung:**
  Triglyzeride (Neutralfette) ≥ 150 mg/dl
  HDL »gutes« Cholesterin ≤ 50 mg/dl bei Frauen, ≤ 40 mg/dl bei Männern
- **Hypertonie:** Blutdruck ≥ 130/85 mmHg

Alles genetisch bedingt?

Sicherlich gibt es auch eine gewisse Veranlagung, so ein Metabolisches Syndrom zu entwickeln. Aber gerade dann ist es umso wichtiger, frühzeitig zu handeln. Besteht der Verdacht, dass Sie eine genetisch ungünstige Disposition etwa für eine Stoffwechselstörung oder auch für Bluthochdruck haben, ist von vornherein Vorsicht geboten.

Oftmals klagen übergewichtige Patienten auch über »zu schwere Knochen«. Und es ist sicherlich richtig, dass Körperfett gewisse sinnvolle Aufgaben erfüllt, z. B. als Wärmeisolation oder für die Einbettung lebenswichtiger Organe wie der Nieren. Aber solche Argumente als Rechtfertigung für die überflüssigen Pfunde anzuführen wäre zu einfach! Wir wissen inzwischen ganz genau, dass eine ungesunde Lebensweise der Hauptauslöser des Problems ist.

Geschickt verschleiert

Die Erkrankung ist tückisch. Denn sie entsteht schleichend über viele Jahre und oft bleiben die Symptome zunächst unerkannt. Übergewicht kommt meist nicht von heute auf morgen und tut ja auch erst mal nicht weh.

Doch wenn das Körpergewicht zunimmt, verschlechtert sich nach und nach der Stoffwechsel. Die Blutwerte werden auffällig und erste Beschwerden stellen sich ein. In erschreckender Weise erkranken nicht nur Erwachsene, sondern mittlerweile auch immer mehr Kinder und Jugendliche – und das mit steigender Tendenz. So manches Kind verdrückt über das Jahr verteilt einen ganzen Berg von Zucker in Speisen und Getränken, der mehr wiegt als es selbst. Nicht selten spiegelt das den Alltag ganzer Familien wider.

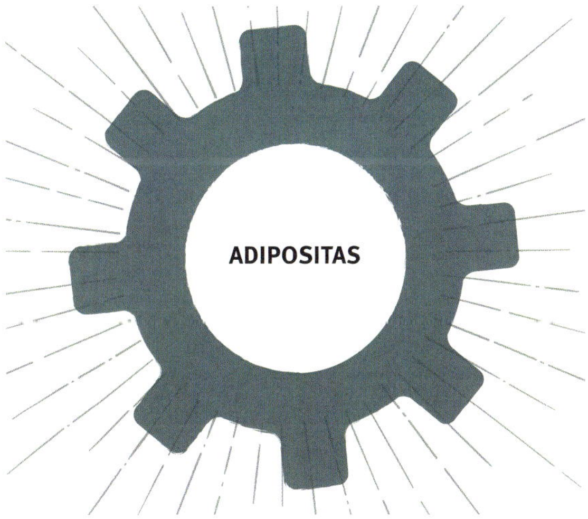

Das Zahnrad Nr. 1: Adipositas

Zahnrad Nr. 1 ist der eigentliche Ausgangspunkt des Metabolischen Syndroms, der alle anderen Zahnräder – Diabetes Typ 2, einen gestörten Fettstoffwechsel und Bluthochdruck – in Bewegung setzt: das krankhafte Übergewicht. Wir Mediziner nennen es Adipositas. Heute sind in Deutschland zwei von drei Männern und jede zweite Frau übergewichtig und bereits 24 Prozent, also ein Viertel der Gesamtbevolkerung, adipös. Männer sind häufiger betroffen als Frauen.

Und ganz einfach gesagt: Abgesehen von einigen Krankheiten mit erblich bedingten Veränderungen, bei denen Übergewicht Teil des Syndroms ist, entsteht Adipositas, wenn dem Körper mehr Energie zugeführt wird, als er letztlich benötigt. Ungünstige soziale, psychische und umweltbedingte Einflüsse sowie erlerntes Verhalten durch schlechte Vorbilder im Kindesalter können das Problem dann noch verstärken.

Wir essen zu viel und oft das Falsche

Dass die Menschen gerne über ihren natürlichen Hunger hinaus essen, ist vor allem dem Überfluss des heutigen Nahrungsangebots geschuldet. Viele essen zu süß, zu fett und bewegen sich nicht ausreichend, um die ganze zugeführte Energie wieder zu verbrennen. Wir ernähren uns nicht mehr »naturgemäß«, also nicht nach unserem genetisch angelegten Stoffwechsel.

Die Jäger und Sammler wurden immer bequemer

Unsere Vorfahren dagegen verzehrten das, was die Natur ihnen bot: Nüsse, Samen, Früchte, Fisch, Eier und mageres Fleisch von Wildtieren mit einem hohen Gehalt an gesunden Fetten. Allerdings stand das Problem des Nahrungsmangels immer im Vordergrund: »Wie bekomme ich meine Großfamilie satt?« Diese Frage plagte unsere Urahnen praktisch jeden Tag.

Anders als heute hing die Ernährung der Frühmenschen ganz wesentlich von der Jahreszeit und dem Klima ab und natürlich davon, in welchem Teil der Erde sie lebten. Wenn es gut lief, brachten die Männer genug Fleisch von der Jagd mit und Frauen und Kinder konnten genügend Kräuter, Wurzeln und Früchte sammeln. Sie gingen kilometerweit, um Nahrung zu beschaffen, und verbrauchten dabei sehr viel Energie.

Um dem Hungertod in den ständig drohenden Notzeiten – beispielsweise in langen harten Wintern – zu entgehen, entwickelte ihr Stoffwechsel die Fähigkeit, vorübergehend auf Sparflamme zu laufen und mit weniger Energieverbrauch für Herzschlag, Atmung und andere lebensnotwendige Körperfunktionen auszukommen. Das bedeutet: Wenn wenig Nahrung zur Verfügung stand, reichten die Vorräte länger. Einen Jo-Jo-Effekt brauchte damals keiner zu fürchten! In Zeiten der Nahrungsknappheit funktionierte dieses System wunderbar. Unser Körper hat diese Fähigkeit immer noch. Doch was damals lebensrettend war, wird uns heute zum Verhängnis:

Als vor ungefähr 10 000 Jahren der Ackerbau ins Spiel kam und die Menschen sesshaft wurden, änderte sich Schritt für Schritt auch ihr Essverhalten, denn das Jagen und Sammeln war nicht mehr nötig. Im Laufe der Zeit und insbesondere dann mit Beginn der Industrialisierung im 19. Jahrhundert wurde der Mensch immer bequemer.

Ungünstig: die Produkte der Lebensmittelindustrie

Heute fahren wir mit dem Auto vor die Supermärkte, füllen die übergroßen Einkaufswagen und zu Hause die Vorratsschränke und Tiefkühltruhen – ohne jeglichen Energieaufwand. Und die Lebensmittelindustrie liefert uns vorwiegend Produkte mit sehr ungünstiger Nährstoffzusammensetzung: mit viel zu viel Zucker, Fett und Salz und zu wenig wertvollen Nähr- und Ballaststoffen. Geschmacksverstärker, Aromen und andere Zusätze sollen die Verbraucher so beeinflussen, dass sie von diesen Fertigprodukten immer mehr kaufen und nicht genug kriegen – einfach, weil es so gut schmeckt!

Ungesunde Ernährung – Hauptursache für das Metabolische Syndrom

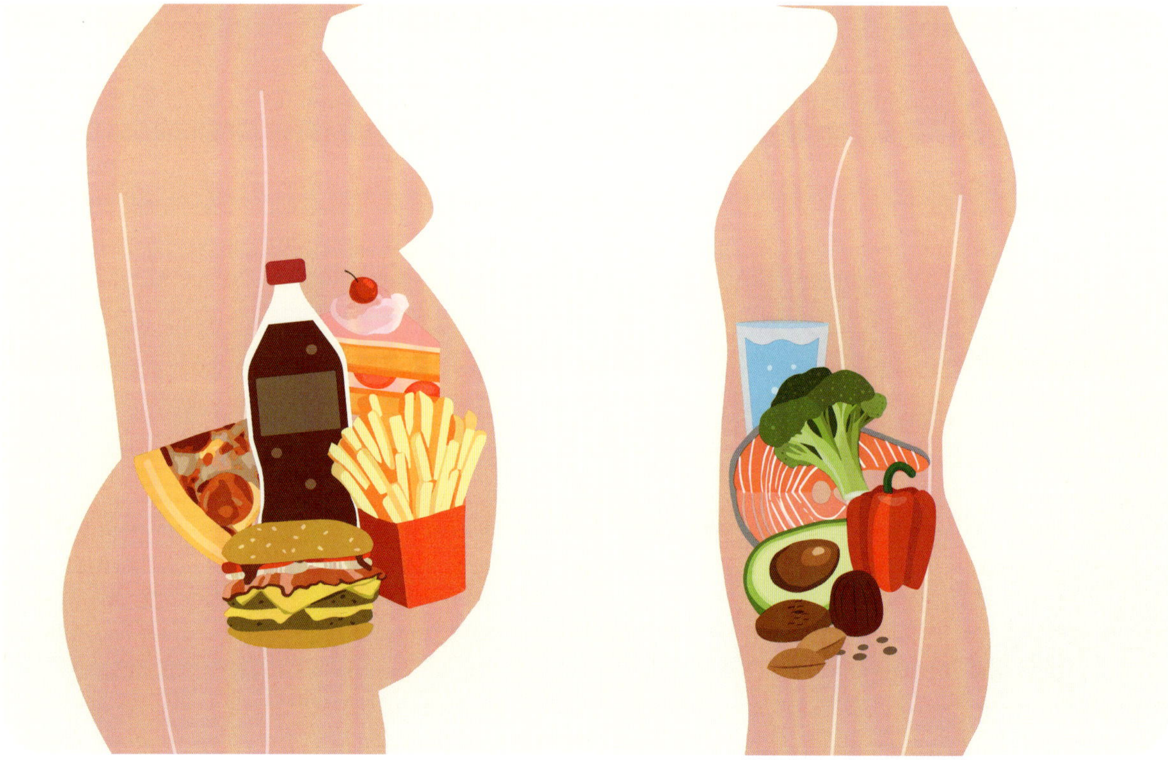

Die Radio- und TV-Werbung berieselt uns dabei tagtäglich von früh bis spät – sind auch Sie manchmal schon schwach geworden und haben sich eins jener oft als gesund mit »Must-have«-Charakter angepriesenen Produkte gleich einmal gesichert? Lebensmittelpsychologen großer Konzerne sind permanent damit beschäftigt, genau solche Produkte zu entwickeln und uns zu überlisten.

So verändert sich aber nicht nur der Inhalt fortlaufend ungünstig, auch die angebotenen Mengen werden immer größer. Denken Sie da z. B. nur an die vielen XXL-Sparangebote! Viel und möglichst günstig soll es sein und obendrein rund um die Uhr überall verfügbar.

Inneres Bauchfett und Entzündung: ein fatales Gespann

Diese unnatürliche Lebensweise führt auf Dauer zwangsläufig zum Fettansatz. Man muss sich vorstellen, dass sich das Fett nicht nur unter der Haut ablagert, sondern auch im Inneren des Bauchraums. Man spricht dann vom »inneren« oder »viszeralen« Bauchfett. Dieses behindert mehr und mehr die Funktion der Stoffwechselorgane und produziert obendrein reichlich Stoffe, die sogenannten Zytokine TNF-α, IL-6 und IL-1ß, die die Entzündungsreaktionen im ganzen Körper tüchtig anheizen. Nein, wir sind nicht übersäuert, wie irrtümlich oft angenommen, wir sind einfach chronisch entzündet! Vom Bauchfett und dieser Entzündungsreaktion aus nimmt das Metabolische Syndrom dann seinen gefährlichen Verlauf.

Hier wird deutlich: Der BMI ist nur bedingt aussagekräftig.

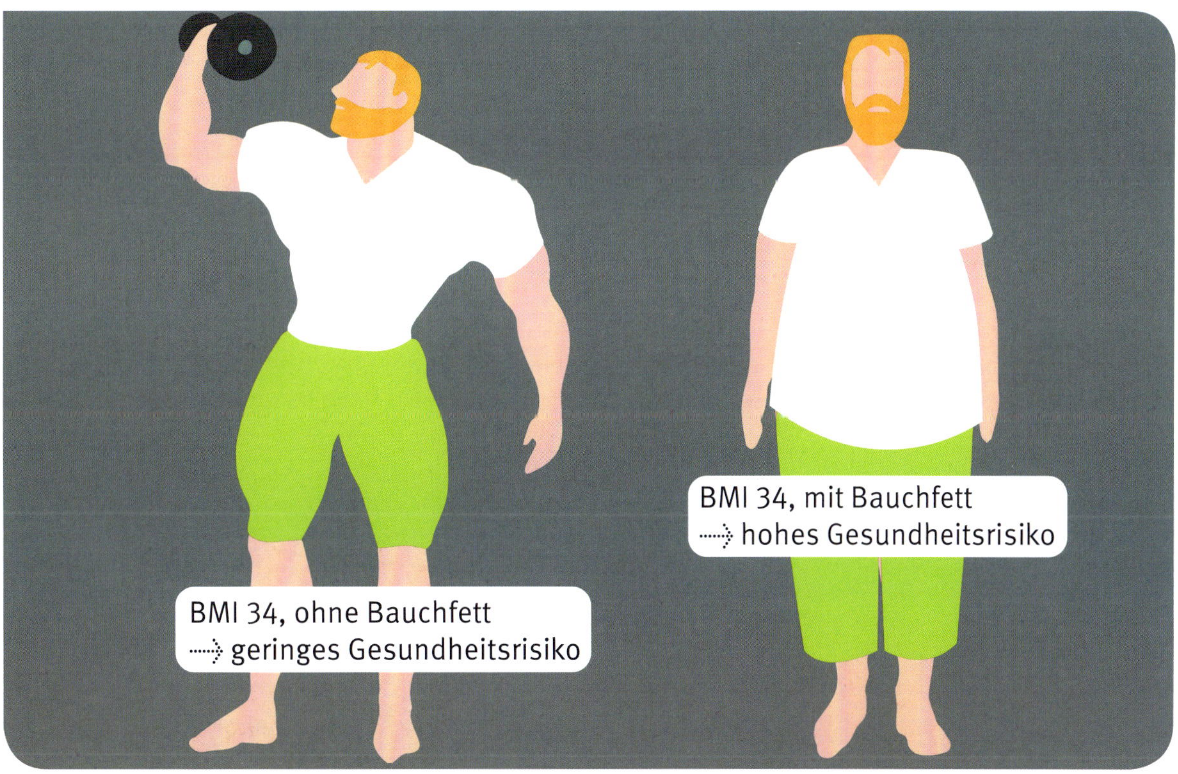

War »Mister Universum« adipös?

Wer gilt aber denn nun als adipös? Das wurde von der Internationalen Diabetes-Föderation (IDF) und der American Heart Association/National Heart, Lung and Blood Institute (AHA/NHLBI) genau festgelegt:

Maßgebend ist der Taillenumfang. Idealerweise sollte er bei Frauen nicht über 80 cm, bei Männern nicht über 94 cm liegen. Immer noch wird aber oft der BMI (Body-Mass-Index) als Orientierung benutzt. Ist er größer als 30 kg/m², spricht man von Adipositas. Diese Definition ist aber trügerisch, denn der BMI sagt nichts über das wirkliche Risiko für Ihre Gesundheit aus. Zum Beispiel kann ein Mann mit sehr viel Bauchfett, aber dünnen Beinen und Armen einen normalen BMI haben, obwohl er wegen seines Bauchumfangs bereits gesundheitlich gefährdet ist. Andererseits hatte »Mister Universum«, Arnold Schwarzenegger, in seiner besten Zeit durch seine Muskelpakete einen sehr hohen BMI, obwohl sein Körperfettanteil und damit sein gesundheitliches Risiko extrem niedrig waren (siehe Abbildung Seite 17).

Dazu kommt, dass ältere Menschen mit krankhaftem Übergewicht oft wenig Muskelmasse haben. Dadurch werden dann jedoch die Gelenke besonders belastet, weil die Abfederung durch die Muskulatur fehlt. Das nennt man »sarkopenische Adipositas«.

Und dann gibt es, allerdings seltener, noch die sogenannten »TOFIs«: »Thin Outside, Fat Inside«. Diese Menschen sind äußerlich zwar schlank und weisen einen ganz normalen BMI (18,5–24,9) auf, haben aber trotzdem viel viszerales Bauchfett. Durch eine genetische Variante können sie kein Unterhautfett bilden und lagern deshalb alles sofort im inneren Bauchraum ein. Das gilt als besonders gefährlich, denn die Fetteinlagerung ist von außen kaum zu erkennen. Somit können auch diese auf den ersten Blick schlanken und vermeintlich gesunden Menschen ein Metabolisches Syndrom entwickeln. Es sind also nicht immer übergewichtige und adipöse Menschen.

Ein guter Freund und Kollege aus der Radiologie erzählte neulich, dass ihm immer häufiger bei Computertomografien der Bauchorgane große Fettansammlungen im Bauchraum auffallen. Und genau das ist es: das berüchtigte innere Bauchfett! Aber woher können wir nun wissen, ob wir uns in einem gesunden oder gefährdeten Zustand befinden?

Mit einer modernen BIA-Messung, die das Verhältnis von Muskulatur, Fett und Wasser in unserem Körper misst, können wir in der täglichen Praxis einfach und schnell feststellen, wo das Fett sitzt und wie gut unsere Muskeln trainiert sind. Die Widerstände der unterschiedlichen Körpergewebe werden elektronisch exakt gemessen und umgerechnet. Das bringt den Vorteil, dass im Verlauf einer Ernährungstherapie gesehen werden kann, was genau die Patientin oder der Patient abnimmt: Depotfett, inneres Bauchfett oder ungünstigerweise Muskelmasse? Danach richten sich dann gezielt die Therapieempfehlungen.

Das Zahnrad Nr. 2: Diabetes mellitus Typ 2

Das zweite Zahnrad, Diabetes Typ 2, hängt meist mit dem ersten, der Adipositas, zusammen und wird von ihm zum Laufen gebracht. Doch was verstehen wir eigentlich unter dieser Krankheit? Bereits im antiken Griechenland war ein wesentliches Merkmal des Diabetes bekannt: der Zucker im Urin. Das gibt der Erkrankung bis heute ihren Namen. Diabetes mellitus heißt übersetzt »honigsüßer Durchfluss«. Sie haben bestimmt gehört, dass es verschiedene Arten von Diabetes gibt. Wir möchten Ihnen kurz die Unterschiede zwischen den zwei wichtigsten Typen der Zuckerkrankheit aufzeigen.

Die häufigsten Diabetes-Typen

Beim **Diabetes Typ 1** handelt es sich um eine Autoimmunerkrankung, bei der, vereinfacht ausgedrückt, das eigene Immunsystem diejenigen Zellen in der Bauchspeicheldrüse zerstört, die normalerweise das lebensnotwendige Hormon Insulin herstellen. Sie heißen Langerhans'sche Inselzellen. Die Betroffenen müssen folglich von Jugend an ihr ganzes Leben lang Insulin als Medikament spritzen. Damit ersetzen sie aber nur, was ihr Körper nicht oder nur unzureichend selbst herstellen kann. Aufgrund der frühen Symptome stellt man diese Art des Diabetes meist schon im Kindesalter fest. Ein wichtiges Merkmal dabei ist: Menschen mit Typ-1-Diabetes sind eigentlich fast immer schlank.

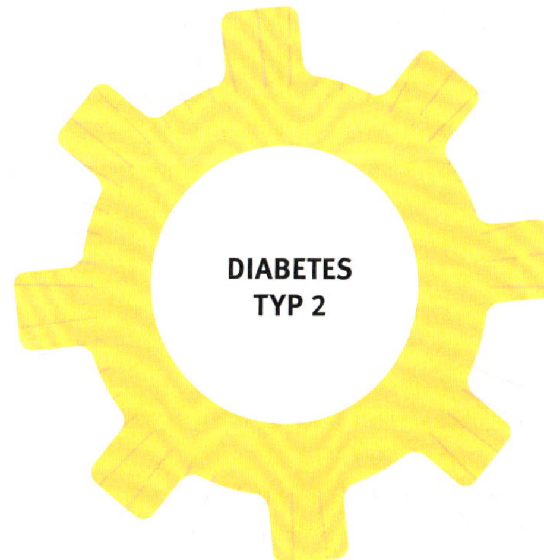

Ganz anders verhält es sich aber mit dem **Diabetes Typ 2**. Und ausschließlich um diesen geht es beim Metabolischen Syndrom. Früher nannte man ihn salopp »Altersdiabetes«. Wir wissen natürlich, dass sich mit dem Älterwerden praktisch alle Körperfunktionen verlangsamen. Und davon ist auch die Insulinproduktion in der Bauchspeicheldrüse betroffen. Menschen werden heute – nicht zuletzt durch den medizinischen Fortschritt – im Durchschnitt immer älter. Da kann es sein, dass sich auch ohne Übergewicht der Körper langsam immer schwerer tut, Kohlenhydrate zu verstoffwechseln, und der Blutzuckerspiegel deutlich ansteigt. Und manchmal lassen sich dann Medikamente, z. B. das blutzuckersenkende Metformin, nicht ganz vermeiden. Durch eine gesunde Lebensweise jedoch gelingt es auch dann, das Körpergewicht normal zu halten und damit den Verlauf der Krankheit selbst günstig zu beeinflussen. Sobald aber ein massives Übergewicht dazukommt, entwickelt sich daraus eine schwere Fehlreaktion der Zellen, die eigentlich den Zucker abbauen sollten. Aber dazu kommen wir gleich.

Die Zahl der Diabeteskranken steigt permanent

Ende des 19. Jahrhunderts waren in Europa im Durchschnitt gerade mal 5 von 1 Million Menschen an Diabetes erkrankt. Laut »Deutschem Gesundheitsbericht Diabetes 2020« der Deutschen Diabetes Gesellschaft (DDG) und der Deutschen Diabetes-Hilfe (diabetesDE) leiden aktuell von den 83 Millionen Menschen in Deutschland etwa 6,7 Millionen an Diabetes mellitus. Davon erkranken 95 Prozent am Typ-2-Diabetes. Und jährlich kommen 500 000 neu Erkrankte hinzu. Jedes Jahr erleiden ungefähr 35 000 von ihnen einen Schlaganfall, 30 000 einen Herzinfarkt. Und viele haben zusätzlich eine diabetische Nierenerkrankung. Was ist also schuld an diesen erschreckenden Zahlen? Die Beweise für einen Zusammenhang von Zuckerkonsum und Diabetes Typ 2 sind diesem Bericht zufolge erdrückend und sollten Grund genug sein, nicht wegzuschauen.

Eine kleine Anekdote vorweg: Neulich war in der Anzeige eines Pharmakonzerns eine befremdliche Produktwerbung zu sehen. Es ging um ein Basalinsulin, das man zur Unterstützung einsetzt, wenn Diät und Tabletten den Blutzucker nicht mehr ausreichend senken. Unter den schönen Abbildungen hieß es da: »Das Leben ist voller erster Momente: Meine erste Liebe – mein erstes Kind – mein erstes Basalinsulin«. Als ob es unweigerlich zum Älterwerden dazugehöre, zuckerkrank zu sein! Dieses Basalinsulin sollte besonders bei Übergewicht keinesfalls als Rechtfertigung dienen, den ungesunden Lebensstil sorglos weiterzuführen. Jeder kann in jedem Alter aus eigener Kraft seinen Stoffwechsel verbessern. Der Diabetes Typ 2 ist keine Einbahnstraße!

Deshalb wird der Begriff »Alterszucker« schon länger nicht mehr generell als Synonym für den Diabetes Typ 2 verwendet. Auch Stress und schlechter Schlaf sind für unseren Stoffwechsel Gift und schüren das Diabetesrisiko. Im Kapitel »Warum die vier Risikofaktoren so gefährlich sind« (Seite 25) haben wir dazu noch mehr Informationen.

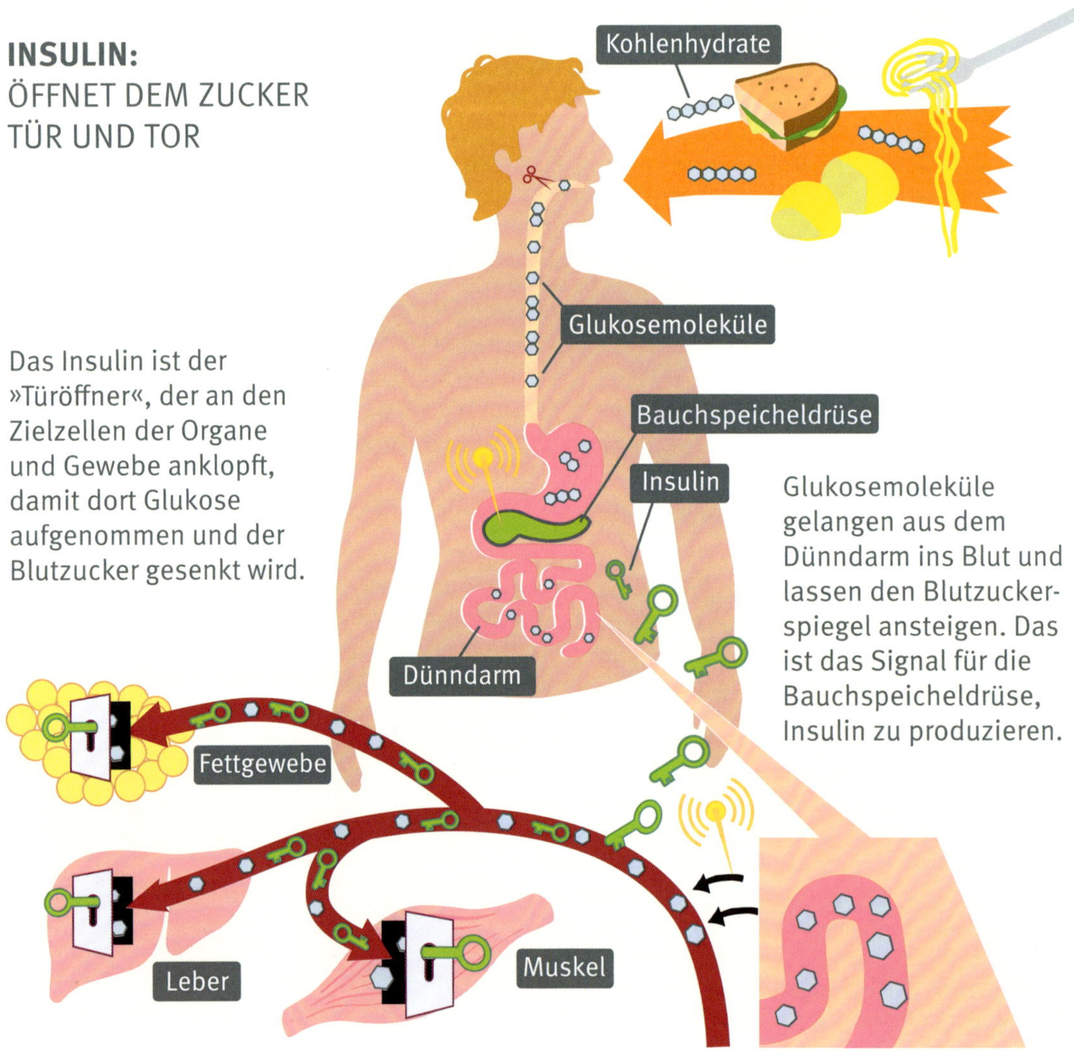

Mangiameli, F., Außen schlank – innen fett, TRIAS Verlag, 2020

Die Rolle des Hormons Insulin: ein Schlüssel-Schloss-Prinzip

Unser Körper benötigt Energie, um seine wichtigen Aufgaben wie Herzschlag, Atmung, Verdauung, Nierentätigkeit, Stoffwechsel und Bewegung zu erledigen. Diese gewinnt er, indem er Nährstoffe verbrennt. Wie schon erwähnt, wird das Stoffwechselhormon Insulin in bestimmten Zellen der Bauchspeicheldrüse hergestellt. Es ist quasi der Schlüssel, der die Türen der Muskel-, Leber- und Nierenzellen und der Zellen des Fettgewebes öffnet. Nur dadurch ist es möglich, den Blutzucker (in der Fachsprache: Glukose) einzuschleusen und in Energie umzuwandeln. Ein echtes Schlüssel-Schloss-Prinzip (siehe Abbildung linke Seite).

Die Insulinresistenz: Zentrum des Metabolischen Syndroms

Neben der Einschleusung von Glukose aus dem Blut in die Zellen übernimmt Insulin wichtige Aufgaben im Fett- und Eiweißhaushalt. Bei dauerhaft zu hohen Insulinspiegeln werden die Stresshormone Adrenalin und Cortisol vermehrt ausgeschüttet. Ihr Körper steht also sozusagen ständig unter Strom. Und auch die Blutdruckregulation erfolgt mit Hilfe von Insulin.

Wenn Sie nun ständig zu viele Kohlenhydrate verzehren und dabei die körperliche Bewegung fehlt, haben Sie dauerhaft zu viel Zucker im Blut. Ein immer wiederkehrender schneller Anstieg des Blutzuckers durch große Mengen zuckerhaltiger Speisen und Getränke, sogenannte »Blutzuckerspitzen«, überfordert auf Dauer Ihren Stoffwechsel. Denn Ihre Bauchspeicheldrüse muss sehr viel Insulin ins Blut pumpen.

Zunächst funktioniert hierbei das Schlüssel-Schloss-Prinzip noch. Der viele Zucker wird in den Leber- und Muskelzellen verbrannt. Anschließend fällt der Insulinspiegel jedoch rasch ab und Sie haben nach kurzer Zeit schon wieder Hunger, ja regelrechten Heißhunger!

Jetzt essen oder trinken Sie erneut Zuckerhaltiges und durch dieses übergroße Zuckerangebot streiken irgendwann Ihre Zellen, weil sie schon mehr als genug mit der Verbrennung beschäftigt sind. Der Nachschub ist unerwünscht, der Zucker wird nicht mehr ausreichend in die Zellen geschleust und sammelt sich im Blut – und mit ihm das Insulin, das nicht mehr ins Schloss der Zelltüren passt: Eine Hyperinsulinämie (d. h. ein dauerhaft erhöhter Insulinspiegel) ist die Folge. Eine dicke Fettschicht im Bauchraum verstärkt dabei diese ungünstige Entwicklung.

Man spricht in der Medizin dann von »Insulinresistenz der Zellen«, dem Schlüsselfaktor des Metabolischen Syndroms.

Was die Insulinresistenz bewirkt

Die Insulinresistenz sorgt dafür, dass Ihr Körper seine vielfältigen Funktionen nicht mehr richtig ausführen kann. Und so entsteht ein richtiger Teufelskreis. Das Insulin hat nämlich zwei zusätzliche Wirkungen, die das Übergewicht weiter fördern: Es hilft einerseits, Fettgewebe aufzubauen, ist gleichzeitig aber auch eine starke »Fettverbrennungsbremse«. Man bleibt also im wahrsten Sinne des Wortes auf seinen Fettpolstern sitzen. Die Insulinresistenz ist somit ein »Prädiabetes«, das unmittelbare Vorstadium des Diabetes Typ 2. Stellt Ihr Hausarzt dann einen erhöhten Wert Ihres HbA1c, also Ihres »Blutzuckergedächtnisses«, fest, ist aus dem Prädiabetes ein manifester Diabetes geworden. Wenn die Überlastung der insulinproduzierenden Zellen in der Bauchspeicheldrüse weiterhin andauert, verlieren sie irgendwann ihre Funktion und es wird kein Insulin mehr hergestellt. Das Ende vom Lied?

Während bisher vielleicht noch Tabletten in der Lage waren, die Insulinherstellung zu unterstützen, müssen Sie nun zur Insulinspritze greifen, um

Ihren Blutzucker unter Kontrolle zu halten. Seien Sie ehrlich, wollen Sie das wirklich?

Das Hormon Glucagon: Gegenspieler des Insulins

Als Sicherheitsmaßnahme gegen Unterzuckerung produziert die Leber, in geringem Umfang auch Nieren und Darm, bei jedem Menschen ständig neuen Zucker, täglich 180 bis 200 Gramm. Glukoneogenese heißt das in der Medizinersprache. Insgesamt 400 bis 450 Gramm Glukose werden als Stärke in den Muskeln und in der Leber gespeichert und wieder ins Blut abgegeben, sobald der Zuckerspiegel unter einen bestimmten Wert absinkt, also wenn eine Hypoglykämie (»Unterzuckerung«) besteht. Das ist quasi Ihre eiserne Reserve! Angekurbelt wird das Ganze vom Gegenspieler des Insulins, dem Hormon Glucagon. Aber auch durch Stress und Cortisol.

Glukose: der »Treibstoff« für unser Gehirn
Die Zuckerneubildung hat einen wichtigen Sinn: Unser Gehirn und das gesamte Nervensystem sind nämlich für ihre lebensnotwendigen Aufgaben auf Glukose angewiesen. Unsere Hirnzellen, so wie auch die roten Blutkörperchen, nehmen Zucker ohne Hilfe von Insulin auf und werden dabei immer zuerst versorgt – ziemlich egoistisch. Doch bekanntlich funktioniert ohne optimales Nervensystem in unserem Körper gar nichts. Und unsere Nervenzellen können so gut wie immer nur Glukose als Energiequelle nutzen. Mit anderen Nährstoffen wie Eiweiß und Fett können sie überhaupt nichts anfangen. Aber sie brauchen täglich nur ca. 120 g davon. Und dann wären da noch der Energiebedarf für die Arbeit unserer Muskeln – natürlich nur, falls sie auch bewegt werden – sowie die genannten Zuckervorräte in der Leber und in der Muskulatur.

Ohne diese eiserne Reserve wären immer wieder die Funktion des Gehirns und der Sauerstofftransport durch unsere roten Blutkörperchen gefährdet. Gut also, dass wir diesen Vorrat haben! Doch wenn sich zu diesem wichtigen Sicherheitsmechanismus zusätzlich auch noch Ihre Insulinresistenz gesellt, wachen Sie morgens mit eher erhöhtem Blutzucker auf, obwohl Sie die ganze Nacht nichts gegessen haben. »Dawn-Phänomen« nennen das die Mediziner.

Fazit

Bei Insulinresistenz wird Glukose vermindert in die Zellen aufgenommen und gleichzeitig vermehrt in der Leber neu gebildet. Diabetes Typ 2 ist auch deshalb so riskant, weil der viele Blutzucker zusammen mit den gefährlichen Botenstoffen aus dem inneren Bauchfett die Wände der Arterien in vielen lebenswichtigen Organen entzündet, ein übler Vorbote der Arteriosklerose. Also: Ran ans Zahnrad Nr. 1! Übergewicht senken, dann reguliert sich der Rest fast wie von Geisterhand!

Das Zahnrad Nr. 3: Fettstoffwechselstörung

Kommen wir zum Zahnrad Nr. 3, das ebenfalls vom ersten Zahnrad, der Adipositas, in Bewegung gesetzt wird. Denn wieder ist unser Ausgangspunkt das viszerale Bauchfett, also das innere, gefährlichere. Die bereits erwähnte Insulinresistenz betrifft nämlich nicht nur den Zuckerstoffwechsel, sondern wirkt sich auch unmittelbar auf den Fettstoffwechsel aus. Das Bauchfett gibt Fettsäuren ins Blut ab. Daraus werden vermehrt Triglyzeride, auch Neutralfette genannt, gebildet. Dazu kommen die Triglyzeride aus der Nahrung und diejenigen, welche die Leber aus zu viel verzehrtem Zucker selbst herstellt.

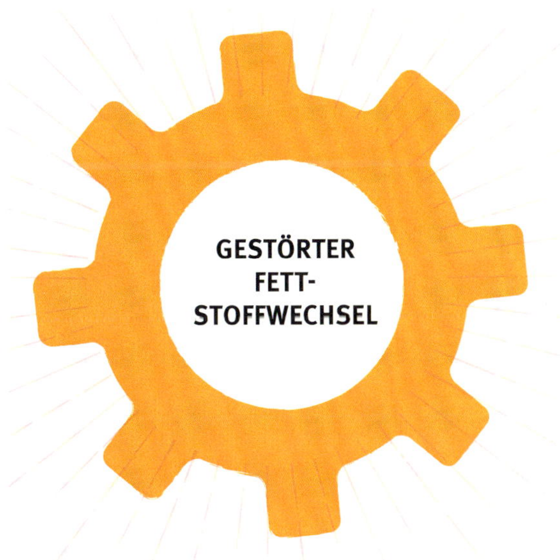

Diese Fette sind bei Ihrer Fettstoffwechselstörung das alles entscheidende Problem.

Triglyzeride werden in der Leber in die Transportform VLDL gebracht. Aus dieser entsteht durch weitere Umbauvorgänge nach und nach das kleine und relativ kompakte LDL (Low Density Lipoprotein), das dann nur noch wenige Triglyzeride und zunehmend Cholesterin enthält. Wenn viele dieser »schlechten« LDL-Partikel im Blut zirkulieren, können sie das Cholesterin an den Innenwänden der Arterien ablagern, besonders dann, wenn diese schon durch die Entzündungsboten aus dem inneren Bauchfett vorgeschädigt sind. Es entstehen die berüchtigten Cholesterin-Plaques. Letztendlich hängt Ihr Risiko für Arteriosklerose (»Gefäßverkalkung«), Herzinfarkt und Schlaganfall hauptsächlich vom LDL ab.

Das »gute« Cholesterin HDL (High Density Lipoprotein) befördert normalerweise einen Teil des Cholesterins aus den gefährdeten Arterien, bevor es sich dort festsetzt, zurück zur Leber. Von dort wird es dann in veränderter Form als Gallensäuren zum Darm geschickt und ausgeschieden. Und genau hier liegt die zusätzliche Schwierigkeit: Bei Ihrem Metabolischen Syndrom zirkuliert zu wenig HDL im Blut, wodurch dieser Entsorgungsmechanismus nur eingeschränkt funktioniert – das Cholesterin bleibt zu lange im Blut und kann sich in den Arterien ablagern. Ein gefährlicher Doppeleffekt also!

Die meisten Fette in unserer Nahrung sind, wie bereits erwähnt, Triglyzeride. Sie können sich diese chemisch wie ein großes E vorstellen: Drei – also »tri« – Fettsäuren hängen an einem Glyzerinmolekül (siehe Abbildung Seite 53) Im Stoffwechsel werden die Fettsäureketten dann vom Glyzerin abgekoppelt. Je nachdem, wie sie beschaffen sind, entwickeln sie in unserem Körper gute oder ungünstige Effekte. Es ist also wichtig zu wissen, in welchen Lebensmitteln die günstigen und in welchen die ungünstigen Fettsäuren enthalten sind. Dies werden Sie dann im Kapitel »Die drei Gruppen von Fettsäuren« (Seite 54) erfahren. Sicher ahnen Sie schon, was Ihren Fettstoffwechsel verbessert: die richtige Ernährung und die Reduktion Ihres Körpergewichts!

Fettstoffwechsel und Diabetes folgen Ihrer inneren Uhr

Nicht nur die Nährstoffzusammensetzung Ihrer Mahlzeit, sondern auch die Tageszeit, zu der Sie sie verspeisen, spielt eine wichtige Rolle für den Fett- und Kohlenhydratstoffwechsel. Es ist also nicht gleichgültig, ob Sie dieselbe Mahlzeit morgens oder am Abend essen.

Zusammen mit den Blutfetten verändert sich nämlich im Laufe des Tages auch die Insulinempfindlichkeit der Zellen. Das erklärt vermutlich, warum Ihr Körper morgens empfindlicher auf Insulin reagiert als abends. Und dass die richtige Mahlzeit zur richtigen Tageszeit Ihren Stoffwechsel günstig beeinflussen kann. Genau darauf muss eine Ernährung abgestimmt sein, die Sie aus dem Teufelskreis der vier Zahnräder führt. Der praktische Teil unseres Buches zeigt Ihnen, wie's geht!

Das Zahnrad Nr. 4: Bluthochdruck

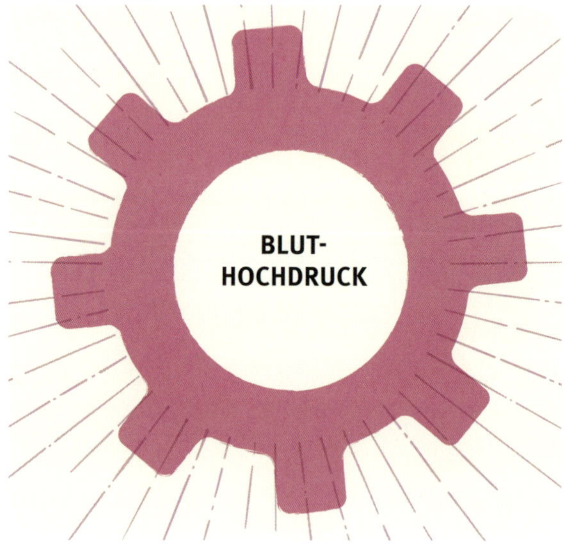

Ob Sie es glauben oder nicht: Selbst Ihr Bluthochdruck (Hypertonie), unser Zahnrad Nr. 4, hängt eng mit der Insulinresistenz (Zahnrad Nr. 2) zusammen. Wenn das Körpergewicht ansteigt (Zahnrad Nr. 1), erhöht sich oft im gleichen Verhältnis der Blutdruck. Werte, die höher sind als 130/85 mmHg, gelten als Bluthochdruck. Ist der Blutdruck dauerhaft zu hoch, wird das Herz überlastet und der Herzmuskel verdickt sich. Mit der Zeit kann es nicht mehr so viel Blut in den Kreislauf pumpen – die Kardiologen sprechen dann von einer hypertensiven Herzerkrankung.

Der Bluthochdruck ist einer der wichtigsten Risikofaktoren für die Entstehung von Arteriosklerose und damit von Herz-Kreislauf-Erkrankungen wie Herzinfarkt und Schlaganfall. Lange wusste man nicht, warum das so ist. Erst vor einigen Jahren fand ein Forscherteam (unter der Führung des Deutschen Instituts für Ernährungsforschung DIfE) die Ursache.

Ja, Sie ahnen es sicherlich schon: Auch hier sind wieder das innere Bauchfett und das Insulin im Spiel. Letzteres wird, wie wir wissen, bei korpulenten Menschen, die viel zuckerhaltige Nahrung zu sich nehmen, vermehrt produziert. Der dauerhaft erhöhte Insulinspiegel sorgt bei Übergewicht dafür, dass ein wichtiger Botenstoff für die Blutdrucksenkung, das Eiweiß ANP, seine Wirkung verliert.

Außerdem führt starkes Übergewicht dazu, dass nur sehr wenig von diesem Stoff im Blut zirkuliert – deutlich weniger als bei Normalgewichtigen.

Damit haben wir also noch einen weiteren Risikofaktor für eine Erkrankung des Herz-Kreislaufsystems mit allen seinen Folgen. Welche gefährlichen Folgen das sein können, werden wir im nächsten Kapitel (Seite 25) etwas ausführlicher besprechen.

Ein klares Resümee

Das innere Bauchfett mit seinen Entzündungsfaktoren und die Insulinresistenz sind verantwortlich für jede der vier beschriebenen Erkrankungen und damit für Ihr Metabolisches Syndrom.
Sie verstehen jetzt sicher: Dieses potenziell »tödliche Quartett« bringt Sie in die große Gefahr, eine folgenreiche Arteriosklerose zu entwickeln, die nicht nur das Herz-Kreislauf-System betrifft, sondern eine ganze Reihe anderer Organe. Die vier Erkrankungen greifen dabei wie Zahnräder ineinander. Machen Sie sich bewusst: Wenn Sie nur an einem einzigen der Rädchen drehen, bewegen sich alle anderen in die richtige Richtung mit! Und am besten ist es, zuallererst dem Zahnrad Nr. 1, der Adipositas, zu Leibe zu rücken.

Warum die vier Risikofaktoren so gefährlich sind

Das Metabolische Syndrom dürfen Sie keinesfalls auf die leichte Schulter nehmen. Jede der vier Krankheiten ist bereits ein Risikofaktor für eine Arteriosklerose mit Folgen für viele Organe. Umso mehr müssen wir vermeiden, dass alle vier Zahnräder zusammen in die falsche Richtung gedreht werden.

Wir wissen nun, dass das viszerale Bauchfett der Ausgangspunkt aller Probleme ist – hier lauert die größte Gefahr. Bei Übergewicht ist die Männerwelt klar im Nachteil, denn bei ihr sammelt sich das Fett vor allem im Bauchbereich an. Man spricht in diesem Fall vom »Apfeltyp«. Die weibliche Fettverteilung ähnelt eher der Form einer Birne und macht sich in Form von »Hüftgold« und stärkeren Oberschenkeln bemerkbar. Das sieht zwar nicht ganz so vorteilhaft aus, ist letzten Endes aber weniger gefährlich (siehe Abbildung).

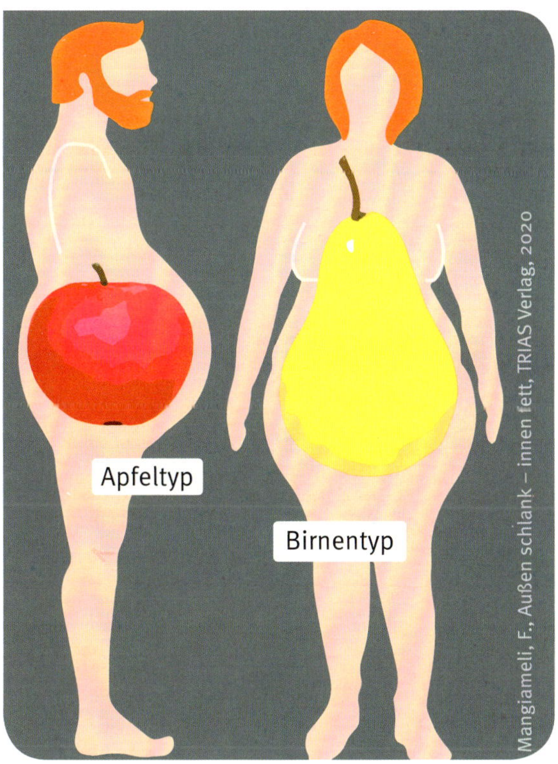

Das innere Bauchfett sammelt sich nicht nur um wichtige Organe herum, sondern verfettet diese auch. Ganz besonders betroffen davon ist die Leber.

Fettleber – ein wichtiges Merkmal des Metabolischen Syndroms

Die Leber spielt eine wichtige Rolle im Stoffwechsel unseres Körpers. Sie sitzt im rechten Oberbauch, gleich unter dem Zwerchfell. Sämtliche Substanzen, die wir über unsere Nahrung aufnehmen, sowohl Nährstoffe als auch Wirkstoffe von Medikamenten oder Giftstoffe, finden den Weg in unseren Blutkreislauf und somit auch in unsere Leber. Wichtige Nährstoffe wie Glukose, Vitamine und Mineralstoffe können in der Leber gespeichert werden und sie versorgt Körper und Organe im Notfall mit diesen eingelagerten Vorräten. Ein Leben ohne sie wäre unmöglich und trotzdem gibt es kaum ein anderes Organ, das wir konsumorientierten Menschen stiefmütterlicher behandeln als unsere Leber. Und bis weit in die 1990er Jahre bagatellisierte man das Problem »Fettleber«. »So eine mitteleuropäische Fettleber hat man eben, das ist doch nicht so schlimm«, war der Tenor. Na ja, heute weiß man es besser.

Ungefähr 85 Prozent aller adipösen Menschen weisen eine stoffwechselbedingte Fettleber auf, die sogenannte nichtalkoholische Fettlebererkrankung, NAFLD. Diese »Non Alcoholic Fatty Liver Disease« gilt in der Medizin als Lebermanifestation des Metabolischen Syndroms. Das Schlimme daran: Die Verfettung der Leberzellen setzt krankhafte Prozesse im Zucker- und Fettstoffwechsel in Gang, und zwar lange bevor Sie irgendetwas davon ahnen! Die Fettleber macht sich allenfalls durch ein leichtes Druckgefühl im rechten Oberbauch bemerkbar. Und zwar dann, wenn sie sich durch die Fetteinlagerungen langsam vergrößert und dadurch die Leberkapsel, also das umhüllende Gewebe, spannt. Die entzündungsfördernden Botenstoffe aus dem viszeralen Bauchfett – Sie erinnern sich, Zahnrad Nr. 1 – und die Insulinresistenz der Zellen – bei Zahnrad Nr. 2 – heizen diese Prozesse immer weiter an.

In der Abbildung (Seite 27) sehen Sie, wie eng zu hoher Zuckerverzehr mit Ihrer Adipositas, der Entstehung einer Fettleber und der Insulinresistenz zusammenhängt – mit all ihren gefährlichen Folgen. Nicht dass wir uns falsch verstehen: Unser System benötigt Zucker, um reibungslos zu funktionieren, jedoch nur eine bestimmte Menge. Gemeint ist damit natürlich nicht nur der Haushaltszucker, sondern die Menge der Kohlenhydrate im Allgemeinen. Diese erscheinen nämlich letztlich als Traubenzucker oder Fruchtzucker im Blut.

Zuckerüberschuss: Wohin damit?

Vielleicht fragen Sie sich jetzt, was dann mit dem überschüssigen Zucker geschieht, den unser Organismus gar nicht benötigt?

Er wird in der Leber in Fett umgewandelt, nämlich in die beim Zahnrad Nr. 3 bereits erwähnten Triglyzeride. Zusätzlich zu den direkt in der Nahrung enthaltenen Triglyzeriden werden sie einerseits in die Fettdepots an Bauch und Hüften transportiert, andererseits lagern sich die Fetttröpfchen in den Leberzellen ab. Die Fettleber hat eine gefährliche Wechselwirkung mit dem Diabetes Typ 2 – das Risiko steigt. Nur wenn Sie Gewicht verlieren, nimmt nach und nach auch das Leberfett und damit das Diabetesrisiko ab. Medikamente gibt es hierfür keine!

Bitten Sie also doch beim nächsten Gesundheitscheck Ihren Hausarzt um eine Ultraschalluntersuchung der Leber. Eine Fettleber zeigt sich dort nämlich bereits lange, bevor Ihre Leberwerte im Blut steigen.

Die gefährliche Fruktose

Heute wissen wir, dass insbesondere der Fruchtzucker die Verfettung der Leber ankurbelt. Und zwar deshalb, weil Fruktose im Gegensatz zu Glukose praktisch unkontrolliert die Leber überflutet, da sie nicht gespeichert werden kann. Das führt – nach chemischer Umwandlung – unweigerlich zur raschen Fetteinlagerung. Nicht ohne Grund hat man schon früher auf den Bauernhöfen Gänse von Hand mit fruktosereichem Mais gemästet, also gestopft. Dadurch wurden sie besonders schnell fett – auch ihre Leber. Und eine Gänsestopfleber gilt ja in der Haute Cuisine als besondere Delikatesse: die Pâté de foie gras.

Leider gelingt es auch dem Menschen, sich so eine Fettleber anzufuttern! In unserer Praxis beraten wir immer wieder Patienten, die seit vielen Jahren jeden Tag riesige Mengen an süßem Obst verspei-

DIE ENTSTEHUNG EINER FETTLEBER UND MÖGLICHE FOLGEN

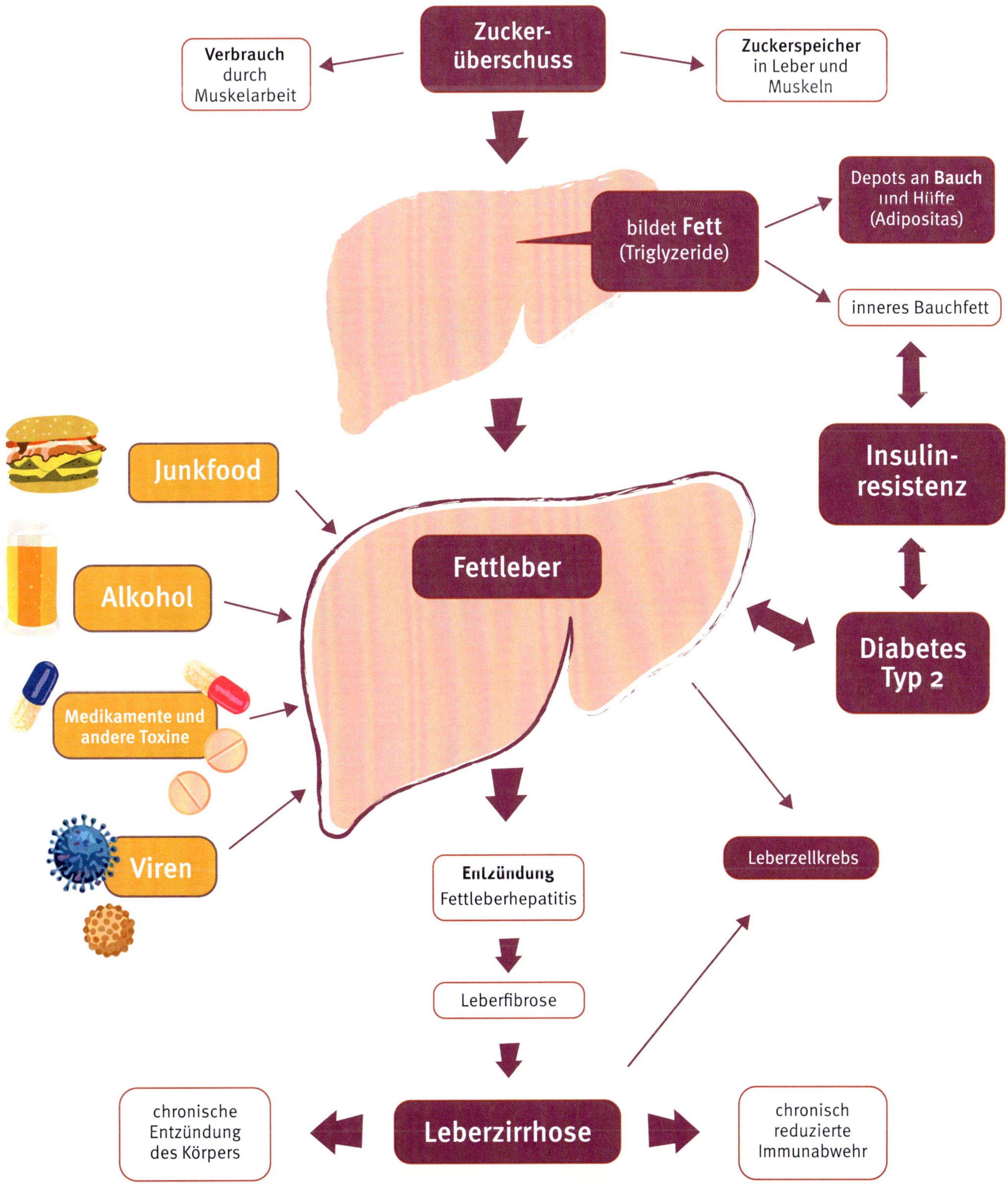

sen, weil sie Gemüse und Salat nicht mögen. Sie versuchen, auf diese Weise ihre Vitamine zu sich zu nehmen, laufen aber Gefahr, sich durch die hohe Fruktosezufuhr schließlich eine Fettleber einzuhandeln. Obst in moderater Menge ist natürlich in Ordnung! Vor allem dann, wenn der Fruchtzucker nicht aus natürlichen Nahrungsquellen stammt, sondern den Lebensmitteln bei der industriellen Verarbeitung zugesetzt wird, entwickelt sich eine Fettleber besonders oft. In den USA wurde durch ein besonderes Herstellungsverfahren Mais entwickelt, der noch mehr Fruktose enthält: »High Fructose Corn Syrup«, also »mit Fruktose angereicherte Maisstärke«, die Isoglukose, auch als Glukose-Fruktose-Sirup (GFS) bekannt. Sie liefert vor allem in flüssiger Form noch mehr Süße mit immer größerem Gewinn für die Lebensmittelindustrie und gesundheitlichem Schaden für uns. Früher gab es sogar Kekse, Schokolade und andere Süßigkeiten mit Fruchtzucker, speziell für Diabetiker. Man dachte, das sei besser für den Stoffwechsel als Traubenzucker – bis man schließlich merkte, dass das Gegenteil der Fall ist. Sie wurden schnell vom Markt genommen. Also: Bitte Finger weg von Fertigprodukten!

Gicht durch zu viel Fruchtzucker

Hätten Sie damit gerechnet, dass zwischen erhöhter Harnsäure – also drohender Gicht – und dem Metabolischen Syndrom ein Zusammenhang besteht? Das liegt unweigerlich ebenfalls am Verzehr von zu viel Fruchtzucker! Also an reichlich Obst und Fruchtsäften und vor allem an der Fruktose, die ganz vielen Fertigprodukten zugesetzt ist. Nicht nur die Purine in bestimmten Lebensmitteln, sondern auch ein Zuviel an Fruchtzucker zusammen mit der unheilvollen Insulinresistenz können die Bildung von Harnsäure ankurbeln: Hyperurikämie.

Und permanent zu viel Harnsäure im Blut kann Gichtanfälle auslösen (wer schon mal einen erlitten hat, weiß, wie schlimm die Schmerzen sind!) und ist mitverantwortlich für Bluthochdruck, Diabetes und chronische Nierenschwäche. Sie fördert unmittelbar das Metabolische Syndrom und ist ein zusätzlicher Risikofaktor für Arteriosklerose, also für Herzinfarkt und Schlaganfall. Ein weiterer Teufelskreis also!

Lebenswichtige Entgiftung durch die Leber

Eine überlebenswichtige Funktion: Die Leber ist das einzige Organ, das unseren Körper entgiften kann. Und zusätzlich muss sie sich auch um den Abbau von Medikamenten kümmern – davon müssen Sie wahrscheinlich jeden Tag einige nehmen, nicht wahr? Diese Entgiftung funktioniert schlechter, wenn die Leberzellen mit Fetttröpfchen gefüllt sind. Es gibt einige Stoffe, die die Leber besonders belasten. Dazu gehören auch Antibiotika, Medikamente zur Behandlung von Epilepsie, bestimmte Schmerzmittel (NSAR), aber auch eine ganze Reihe von scheinbar harmlosen Pflanzenwirkstoffen und Nahrungsergänzungsmitteln. Wir fragen deshalb unsere Patienten immer, ob sie diese frei verkäuflichen Pillen wirklich schlucken und sich so einem zusätzlichen Gesundheitsrisiko aussetzen möchten. Auf jeden Fall sollten Sie Ihren Arzt darüber informieren!

Regelmäßiger Alkoholkonsum in größeren Mengen führt über kurz oder lang zu einer Fettleber, der sogenannten »alkoholischen Fettleber«. Besonders riskant wird es, wenn Sie Ihre stoffwechselbedingte Fettleber im Rahmen einer ungesunden Lebensweise noch reichlich mit Alkohol begießen. Schauen Sie im praktischen Teil nach, wie viel Ihre Leber maximal vertragen kann (Seite 90). Übrigens ist es Ihrer Leber völlig gleichgültig, auf welche Art und Weise sie verfettet: Durch das starke Übergewicht allein, die falschen Lebensmittel, Alkohol oder zu viele Medikamente. Sie sollten auf jeden Fall wissen, dass eine Fettleber zu unangenehmen Folgeerkrankungen führen kann.

Fettleber kann zu einer Leberzirrhose führen

Die gute Nachricht: Solange eine Fettleber »nur« eine Fettleber ist, können Sie sie durch eine rasche Umstellung Ihrer Lebensweise noch vollständig rückgängig machen. Mit jedem Kilo Gewichtsreduktion entfettet auch Ihre Leber!

Die Fettleber kann sich aber auch entzünden: Leberzellen sterben ab. An ihre Stelle tritt Bindegewebe ohne Funktion; diese Umwandlung nennt man Leberfibrose. Wenn sie fortschreitet, entsteht die gefürchtete Leberzirrhose. Dann kann die Leber ihre Aufgaben im Stoffwechsel nicht mehr erfüllen und nicht mehr für die Entgiftung des Körpers sorgen. Der ganze Körper entzündet sich chronisch. Denken Sie an Zahnrad Nr. 1. Auch die Abwehr von Keimen wird immer weniger möglich. Und das kann lebensgefährlich sein!

Leider kann so eine Leberzirrhose noch zu weiteren lebensbedrohlichen Erkrankungen führen.

Folgeerkrankungen einer Leberzirrhose können sein:

- Schädigung des Herzmuskels und der Herzkranzgefäße
- Schädigung der Lungenarterien und des Lungengewebes
- Hirnschädigung/Psychose
- Nierenschädigung/Nierenversagen
- Verlust von Knochenmasse (Osteoporose) und Muskelmasse
- Leberzellkrebs

Aus der Zirrhose entsteht häufig Leberkrebs. In einer sehr fortgeschrittenen Fettleber kann sich direkt - ohne den Umweg über eine Zirrhose - Leberzellkrebs, ein sogenanntes »hepatozelluläres Karzinom«, entwickeln. Dieser aggressive Tumor tritt heute leider immer häufiger auf, weil sich das Metabolische Syndrom so explosionsartig ausbreitet. Hier kann dann höchstens noch eine Lebertransplantation helfen. Doch auch Knochenmasse baut sich bei Leberzirrhose ab bis hin zu einer schweren Osteoporose. Herzmuskel und Arterien der Herzwand, Nieren und Lunge werden geschädigt, was zu einem Herzinfarkt, Nieren- oder Leberversagen führen kann. Eine weitere mögliche Folge ist die sogenannte »hepatische Enzephalopathie«, ein Hirnschaden, bei dem die Patienten schwerste Psychosen entwickeln.

Sicher werden Sie sich jetzt fragen, ob man nicht rechtzeitig Medikamente gegen die Fettleber einnehmen kann, damit sich diese gefährlichen Folgeerkrankungen gar nicht erst entwickeln: Leider nein! Bisher kann nur eine konsequente Umstellung Ihrer Lebensweise mit weniger zuckerhaltiger Ernährung, moderatem Konsum tierischer Lebensmittel, Reduktion oder Weglassen von Alkohol und mit viel körperlicher Aktivität die gefährlichen Folgen verhindern. Vielleicht motiviert Sie das, gleich damit zu beginnen!

Damoklesschwert Herzinfarkt und Schlaganfall bei Arteriosklerose

Das Metabolische Syndrom greift aber nicht nur Ihre Leber an. Auch Ihre Arterien leiden. Haben Sie in letzter Zeit mal wieder Ihr Blut untersuchen lassen? Wie sehen Ihre Cholesterinwerte – also das »gute« HDL und das »schlechte« LDL – aus? Wie hoch sind die Triglyzeride? Zur Bewertung Ihres Risikos für Arteriosklerose wird heute insbesondere beim Metabolischen Syndrom nicht mehr wie bisher das Verhältnis dieser beiden zueinander herangezogen. Das sogenannte »Non-HDL-Cholesterin«, also das Gesamtcholesterin minus Ihr leider meist niedriges HDL-Cholesterin, ist hier deutlich aussagekräftiger. Je höher dieses ist, desto größer das Risiko. Bei Zahnrad Nr. 1 haben Sie von den gefährlichen Botenstoffen im inneren Bauchfett gehört, die eine Entzündung im Körper auslösen. Von dieser chronischen Entzündung sind auch die Wände Ihrer Arterien betroffen, überall in Ihrem Körper.

Klein, aber fein – **gesunde Helfer** gegen Fettleber

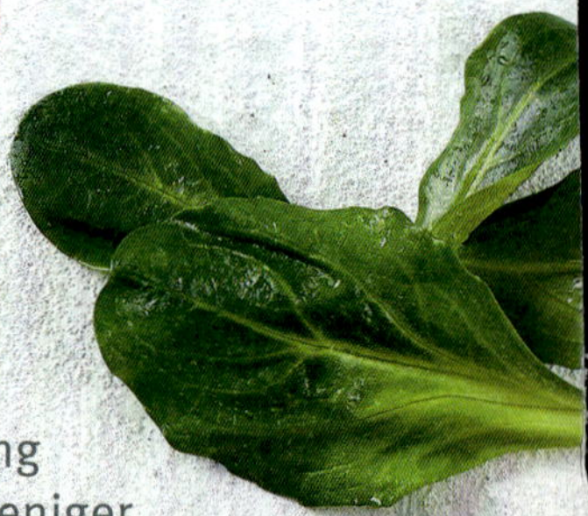

Alkohol oder zu viele Medikamente, aber vor allem auch eine falsche Ernährung können eine Fettleber verursachen. Sie sollten daher zuallererst versuchen, weniger Fruktose zu sich zu nehmen, die besonders in industriellen Fertigprodukten enthalten ist. In unserer Nahrung gibt es einige Wirkstoffe, die die Leber unterstützen und bei der Leberentfettung helfen.

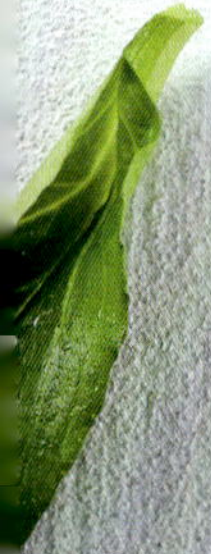

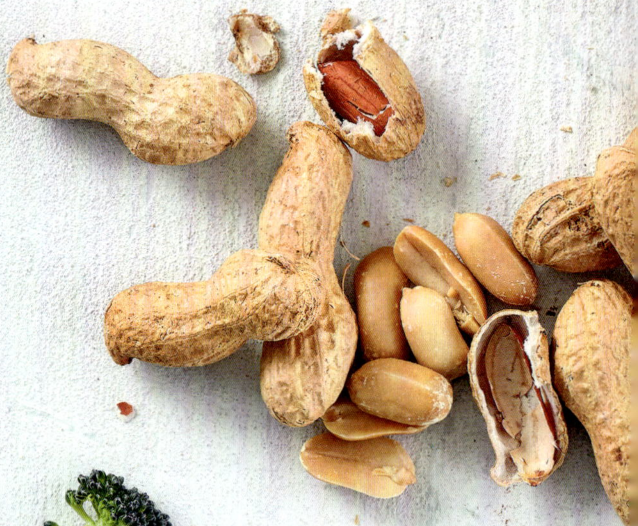

Folsäure (Vitamin B_9) tut Ihrer Leber besonders gut! Toplieferanten sind Weizenkeime, Haferkeime und Haferflocken, Kichererbsen, Kidneybohnen, weiße Bohnen und Linsen, Grünkohl, Endivie, Rosenkohl, Brokkoli und Blumenkohl, Petersilie, Kresse, Spargel, Erbsen, Lauch und Feldsalat, Spinat, Soja und Ei, Nüsse (vor allem Erdnüsse), Rote Bete, Kirschen und Erdbeeren.

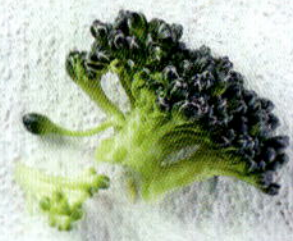

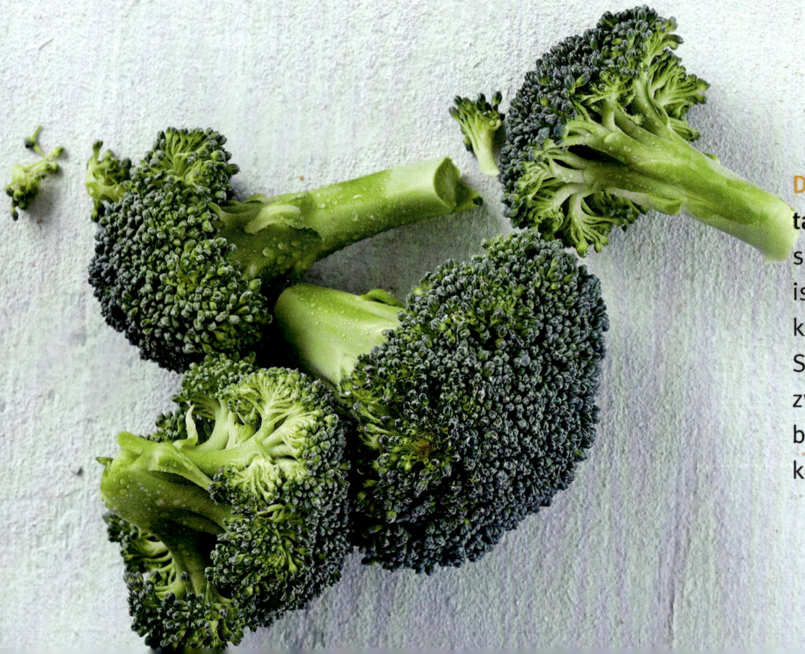

Die Vitamine B_6 und B_{12} und die fettlöslichen **Vitamine A, D, E und K, Vitamin C** sowie die Mineralstoffe **Selen** und **Zink** bieten Zellschutz. Vitamin B_{12} ist u. a. in Milch enthalten, Vitamin E z. B. in Weizenkeimen, Vitamin K in grünem Gemüse (Seite 92). Selen findet sich in Paranüssen (täglich maximal zwei davon!), Haferflocken, Cashews und Sonnenblumenkernen; Zink in Kürbiskernen, Käse, Ei, Vollkorngetreide oder Fleisch.

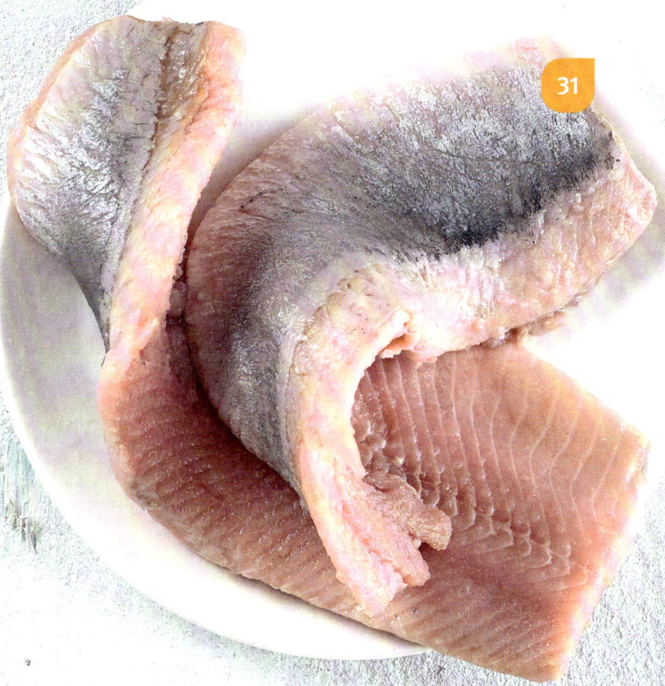

Die Aminosäuren Ornithin und Arginin unterstützen die Leber bei der Entgiftung von Ammoniak. Ornithinhaltige Lebensmittel sind vor allem Fisch, Milch, Eier und Fleisch. Arginin findet sich außer in Milchprodukten und Geflügel auch in pflanzlichen Nahrungsmitteln wie Erdnüssen, Weizenkeimen, Walnüssen, Buchweizen, Pinienkernen, Haferflocken und Sojabohnen.

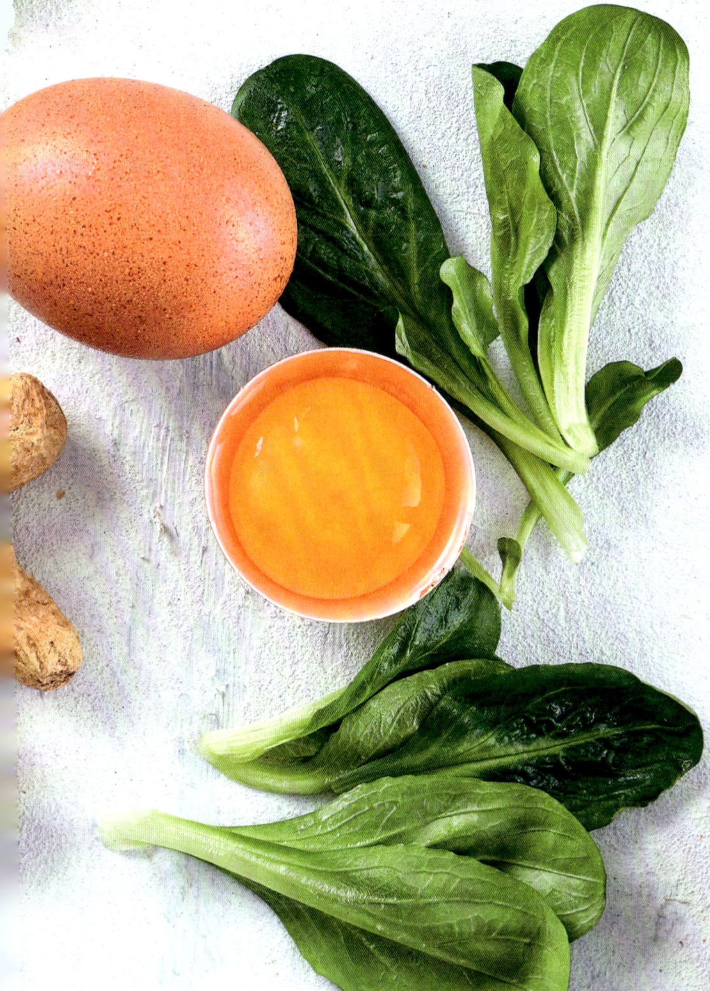

Die Aminosäuren Cholin und Carnitin verbessern die Regeneration der Leber und fördern den Energie- und Fettstoffwechsel. Cholin findet sich vor allem in Eiern, Milchprodukten und Hering, Vegetarier decken ihren Bedarf z. B. mit Erdnüssen, Weizenkeimen oder auch Kohlgemüse ab. Fleisch, Geflügel, Milchprodukte und Fisch sind die reichsten Carnitinquellen, pflanzliche Nahrungsmittel enthalten deutlich weniger Carnitin, hier sind z. B. Pilze und Avocado die Favoriten.

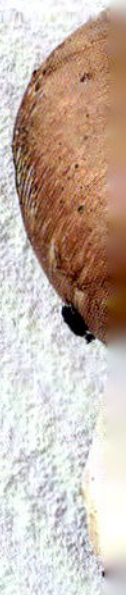

Sie sehen: Alle vier Aminosäuren bekommen Sie durch eine abwechslungsreiche Kost reichlich ab – Nahrungsergänzung ist also auch hier nicht sinnvoll.

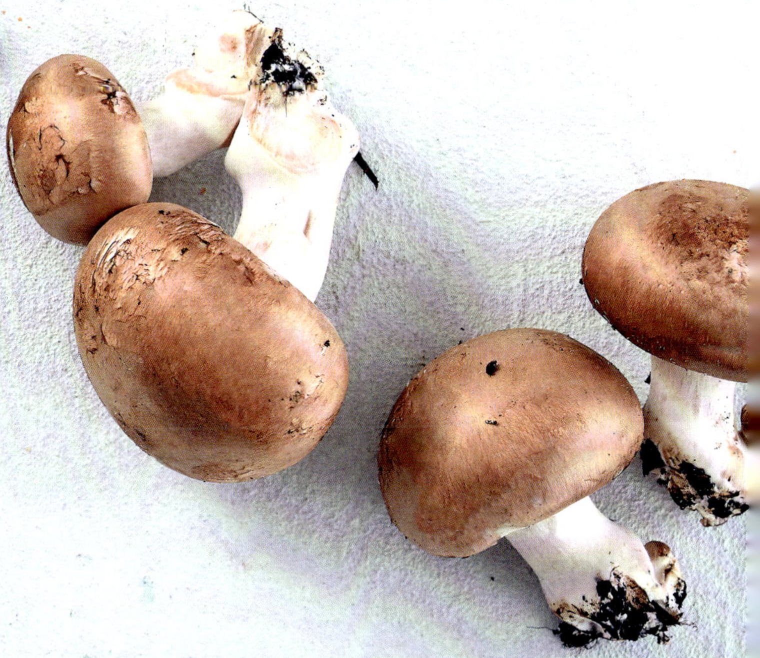

Beta-Glucane – das sind lösliche Ballaststoffe – helfen prima bei der Leberentfettung. Sie kommen vor allem in Hafer (Seite 60/61) und Gerste, aber auch in Pilzen und Algen vor.

Und genau da liegt der Knackpunkt! An den entzündeten Stellen kann sich Cholesterin anlagern. Es kommt zu Arteriosklerose. Wenn diese Cholesterin-Plaques größer werden, können sie letztendlich die Arterie ganz verschließen. Besonders gefährdet sind dabei die Herzkranzgefäße und die hirnversorgenden Arterien.

Um zu sehen, wie sich das bei Ihnen verhält, sollten Sie Ihre Halsschlagadern mit Ultraschall, einer sogenannten Farbduplex-Sonografie, checken lassen. Da kann man solche Plaques gut erkennen, vielleicht sogar rechtzeitig einem Schlaganfall vorbeugen. Und weil man annimmt, dass sich Ihre Herzkranzgefäße in einem ganz ähnlichen Zustand befinden, natürlich auch einem Herzinfarkt.

Zusammen mit den schon erwähnten »Blutzuckerspitzen« durch zu viele zuckerhaltige Lebensmittel und Weißmehlprodukte schädigen diese Ablagerungen auch die kleinen Arterien am Augenhintergrund und in den Nieren. Erblindung und Nierenversagen können dann die Folge sein. Arteriosklerose der Beinarterien löst die bekannte »Schaufensterkrankheit« mit heftigen Beinschmerzen beim Gehen aus und im schlimmsten Fall führt die Durchblutungsstörung zur Amputation von Zehen oder gar des Unterschenkels.

Um solche Gefahren künftig auszuschließen, fangen Sie auch hier wieder damit an, am Zahnrad Nr. 1 zu drehen: Durch Gewichtsreduktion und die damit verbundene Leberentfettung gehen Sie all diesen Problemen dann von vornherein aus dem Weg.

Schlafapnoe: Das Gehirn leidet mit

Viele adipöse Menschen sind häufig müde, selbst morgens gleich nach dem Aufstehen, obwohl sie meinen, gut geschlafen zu haben. Kennen Sie das auch?

Ihr Partner klagt über Ihr Schnarchen und Sie leiden unter Bluthochdruck? Spätestens dann wird Ihr Hausarzt wahrscheinlich hellhörig und vermutet eine Schlafapnoe. Sehr oft wird diese Diagnose dann im Schlaflabor tatsächlich bestätigt. Sie entsteht durch mehr als sieben bis zehn nächtliche Atempausen. Durch die häufigen Pausen kommt es zu einem Sauerstoffmangel im Gehirn. Das führt dann zu den genannten Beschwerden, aber auch zu Merkfähigkeits- und Konzentrationsstörungen. Die Probleme bessern sich, sobald Sie abnehmen.

Der Schlaf ist ein wichtiger Faktor, der auch Ihr Metabolisches Syndrom maßgeblich beeinflusst, oftmals jedoch sträflich vernachlässigt wird. Nachts laufen nämlich wichtige regenerative Stoffwechselprozesse ab. Sie sollten also auf Ihrem Weg zu einem gesünderen Lebensstil auch auf ausreichenden Schlaf achten. Dazu mehr im Kapitel »Ihr Weg zu einem bewussteren Lebensstil« (Seite 41).

Wenn Sie mit Adipositas schwanger werden ...

Bei starker Adipositas wird jede Schwangerschaft zum Risiko für Mutter und Kind und die Komplikationen sind programmiert. Immer wieder entwickeln die betroffenen Frauen einen Schwangerschaftsdiabetes, auch Gestationsdiabetes genannt, häufig kombiniert mit der Entstehung von Bluthochdruck. Einige von Ihnen sind vielleicht von diesem Problem betroffen und erst einmal über die Diagnose erschrocken. Und jetzt? Sie werden sich sicher fragen, was Sie dagegen unternehmen können. Ihr Frauenarzt hilft Ihnen hier mit Medikamenten. Und wenn Sie außerdem schon in der Frühschwangerschaft in Schwung kommen – 30 Minuten Bewegung jeden Tag – und Ihre Ernährung umstellen, senken Sie damit das Risiko für Ihr Baby und sich selbst besonders effektiv.

Die werdende Mutter muss sich darüber im Klaren sein, dass sie aufgrund dieses Schwangerschaftsdiabetes mit hoher Wahrscheinlichkeit innerhalb von zehn Jahren einen Diabetes Typ 2, möglicherweise sogar ein komplettes Metabolisches Syndrom, entwickeln wird. Umso wichtiger ist es, nach der Entbindung den gesunden Lebensstil beizubehalten und auch in der Familie zu pflegen. Denn Ihr Kind hat durch Ihren Schwangerschaftsdiabetes ebenfalls ein erhöhtes Risiko für Übergewicht und Diabetes. Zusätzliche Informationen zu diesem Thema finden Sie im Kapitel »Das Mikrobiom« (Seite 35).

Vorsicht – auch die Krebsgefahr kann steigen

Durch massives Übergewicht und das Metabolische Syndrom ist das Risiko für mehrere Krebsarten erhöht. Erwiesen ist dieser Zusammenhang bei Brustkrebs, Darmkrebs, Speiseröhren- und Magenkrebs, Bauchspeicheldrüsenkrebs sowie bei Karzinomen der Gebärmutter, der Eierstöcke, der Prostata, der Nieren und der Gallenwege.

Zudem kann, wie schon beschrieben, in einer Fettleber, die noch reichlich mit Alkohol begossen wird, im fortgeschrittenen Stadium Leberkrebs entstehen. Zu hoher Alkoholkonsum über einen längeren Zeitraum birgt obendrein das Risiko von Krebserkrankungen der Brust, des Darms, der Speiseröhre und der Mundhöhle.

Sicher ist: Krebs entsteht manchmal schicksalhaft und hat vielfältige Ursachen, kann aber – leider – zum Teil auch selbst mitverschuldet sein. Sorgen wir also vor, so gut es geht! Einen ganz wesentlichen Schritt können Sie hierbei auf jeden Fall tun, indem Sie Ihre Lebensweise dauerhaft umstellen.

Überlastung des Bewegungsapparats

Wenn Ihre Wirbelsäule und Ihre Gelenke über lange Zeit viel zu viel Gewicht mit sich herumschleppen müssen, wird das nicht spurlos an ihnen vorübergehen. Die Knorpelschichten auf den Gelenkflächen, die Bandscheiben und die als »Schmiere« dienende Flüssigkeit in den großen Gelenken haben die Aufgabe, reibungslose Bewegungen zu ermöglichen und Erschütterungen abzufedern. Mit der Zeit werden diese Puffer aber durch die permanente Überlastung abgebaut, es kommt zum Gelenkverschleiß: Arthrose. Knochen reibt auf Knochen; die Orthopäden nennen das gerne »Knorpelglatze«. Die Gelenke sind nur noch schlecht beweglich und jeder Schritt schmerzt. An der Wirbelsäule ist am häufigsten der Lendenbereich vom Verschleiß betroffen. Nicht selten ist ein Bandscheibenvorfall Folge der Überlastung. Wegen der Schmerzen fällt auch die Bewegung zunehmend schwer – man schont die Gelenke.

Aber genau da haben wir einen neuen Teufelskreis, denn mangelnde Bewegung macht dick und die Gelenke werden immer unbeweglicher. Sie können leider schon vorhandene Abnutzungen nicht mehr reparieren – außer durch eine aufwendige Operation. Früher oder später werden künstliche Hüft- oder Kniegelenke notwendig. Aber durch eine Umkehr Ihrer Lebensweise können Sie verhindern, dass die Arthrose fortschreitet!

Und noch etwas: Die Entzündungsstoffe Ihres inneren Bauchfetts sorgen auch für gehäufte Gelenkentzündungen: Arthritis.

Mythos Übersäuerung – die Fakten

Haben Sie auch schon gehört, dass jeder Zweite heute angeblich total übersäuert ist und deshalb unter allen möglichen Beschwerden und Erkrankungen leidet? Die Idee einer Übersäuerung des Körpers kam bereits vor über hundert Jahren auf. Doch nicht nur die Idee, auch die Theorie, die dahintersteckt, ist schon älter. Die aktuellen Erkenntnisse aus der Wissenschaft lassen diese unsinnige Vorstellung von der Übersäuerung heute geradezu absurd erscheinen. Menschen mit einer tatsächlichen, im Labor nachweisbaren Übersäuerung – also einer sogenannten Azidose – befinden sich in akuter Lebensgefahr und müssen sofort in einer Klinik intensivmedizinisch behandelt werden.

Richtig ist, dass für den Ablauf von Stoffwechselfunktionen ein ausgeglichener Säure-Basen-Haushalt sehr wichtig ist. So wichtig, dass der Körper den pH-Wert im Blut und Gewebe streng reguliert und sich dabei gleich auf mehrere Mechanismen stützt. Wenn Ihre Nieren gesund sind und Sie keine akute oder chronische Lungenerkrankung mit gestörtem Gasaustausch in den Lungenbläschen und schweren Atembeschwerden oder einen entgleisten Diabetes haben, ist eine Übersäuerung Ihres Körpers gar nicht möglich. Ihr Körper »puffert« nämlich überflüssige Säuren ab, scheidet sie über die Nieren aus oder atmet sie über die Lunge ab. Der pH-Wert unseres Blutes kann im Labor genau bestimmt werden und bewegt sich in einem definierten Bereich. Diesen verteidigt unser Körper mit allen Mitteln.

Nur wenn die »saure Grenze« nach unten überschritten wird, entsteht besagte Azidose, eine Übersäuerung. Aber niemand isst sich sauer! Verwechselt wird das Ganze gerne mit lokalen Säureproblemen, zum Beispiel bei Gastritis, also einer Magenschleimhautentzündung, die öfters mit einem Reflux in die Speiseröhre, dem »Sodbrennen«, verbunden ist. Oder mit der kurzfristigen Übersäuerung der total ausgepowerten Muskulatur, die ein Leistungssportler unmittelbar nach dem Wettkampf verspürt. Hier ist selbstverständlich der Ausgleich mit einem basischen Getränk sinnvoll, damit die Muskeln sich schneller regenerieren. Aber eben nur dann. Lassen Sie sich also nicht von der Werbung für zum Teil wirklich unsinnige basische Produkte beeindrucken! Säurebildende Nahrungsquellen gleichen Sie ganz leicht durch die richtige Lebensmittelauswahl wieder aus, denn die Basis einer gesunden Ernährung ist basisch, und das genügt normalerweise! Mehr dazu im zweiten Teil dieses Buches (Seite 49).

Und wie Sie längst wissen: Ihr Problem entsteht einzig und allein aus der dauerhaften Entzündung Ihres Körpers durch Ihr vermehrtes inneres Bauchfett.

Das Mikrobiom: Können Darmbakterien dick machen?

Unserem Darm fällt beim Metabolischen Syndrom eine wichtige Rolle zu. Denn die Schaltzentrale Darm regelt nicht nur die Verdauung, sondern produziert auch Hormone und steuert unser Immunsystem. Hier befindet sich eine Unzahl von Bakterien: das Mikrobiom.

Jeder von uns beherbergt ungefähr 100 Billionen Bakterien, mehr als 95 Prozent davon leben auf der unglaublichen Fläche von ca. 400 Quadratmetern Darmschleimhaut, hauptsächlich im Dickdarm, in kleinerer Menge jedoch auch im Dünndarm. Hier handelt es sich um unsere größte Kontaktfläche zur Außenwelt. Dass diese riesige Fläche überhaupt Platz in unserem Bauchraum findet, ist nur durch die intensive Fältelung und Zottenbildung möglich. Die Zahl der Bakterien überschreitet die Gesamtzahl all unserer Körperzellen um das Dreifache! Und sie machen ungefähr 2 Kilogramm unseres Körpergewichts aus.

Die Vielfalt ist unvorstellbar: »Gute« Bakterien sind unter anderem Laktobazillen, Bifidobakterien und Enterokokken; zu den »Krankmachern« gehören EHEC, Yersinien und Campylobacter. Auch harmlose Viren, Hefen und Pilze leben hier. Man nennt die Gesamtheit unserer »Mitbewohner« und all ihrer vielen speziellen Eigenschaften das Mikrobiom. Es ist sozusagen unser körpereigenes Ökosystem. Hier sitzt auch die genetische Information für Stoffwechselabläufe, das sogenannte Metagenom. Es ist absolut lebensnotwendig. Seine Aufgaben im Körper und auch die Zusammenhänge mit ganz vielen Erkrankungen werden seit einigen Jahren auf Hochtouren erforscht. Vielleicht kennen Sie ja den fruher verwendeten schön klingenden Namen dafür: »Darmflora«.

Einige »Bio«-Labore in Deutschland bieten – meist zu hohen Preisen – Analysen der Darmflora an. Solche »Darmökogramme« haben aber in der medizinischen Diagnostik keinen Stellenwert und lassen keinesfalls gezielte Therapieempfehlungen zu. Lassen Sie sich daher keine solchen »Untersuchungen« andrehen! Das Mikrobiom ist individuell sehr unterschiedlich, es gibt also gar keinen allgemeingültigen Normalbefund. Auch ist jede dieser Untersuchungen nur eine kurze Momentaufnahme, die allein schon durch die Ernährung der vergangenen paar Tage oder die Tageszeit verändert sein kann. Wirklich hieb- und stichfeste Informationen bekommt man erst durch aufwendige mikrobiologische Untersuchungen, die die genetische Information – eben dieses Metagenom – bestimmen. Die Analysen sollten aber unbedingt in der Hand von Spezialisten bleiben, die mit molekularbiologischen Verfahren vertraut sind.

Die Entwicklung des Mikrobioms beginnt mit der Geburt, im Mutterleib ist der Darm noch unbesiedelt. Säuglinge und Kleinkinder besitzen daher noch ein intaktes und zunehmend stabiles Mikrobiom. Durch die ungünstige Ernährungsweise in der westlichen Welt kann dieses aber schnell erheblich gestört werden. Spätestens jetzt versteht man, wie wichtig auch beim Essen das gute Vorbild der anderen Familienmitglieder ist. Wenn schon Mama und Papa viele Fertigprodukte und wenig Frisches auf den Tisch stellen, wie soll das Kind dann lernen, was gesunde Ernährung ist?

Probiotika und Präbiotika – was ist was? In den Medien hört man öfter mal von den zwei Begrifflichkeiten »Probiotika« und »Präbiotika«. Wo liegt der Unterschied? **Probiotika** sind die beschriebenen lebenden Mikroorganismen, die, in ausreichender Menge verabreicht, dem Körper einen gesundheitlichen Nutzen bringen können. Bei **Präbiotika** handelt es sich um nicht verdauliche Nahrungsbestandteile, die das Mikrobiom positiv beeinflussen und dadurch Ihre Gesundheit fördern. Sie sind quasi »Bakterienfutter«, beispielsweise lösliche und unlösliche Ballaststoffe. Mehr Informationen finden Sie auf den Seiten über die besten Ballaststoffquellen (Seite 60/61).

Warum ein gesundes Mikrobiom so wichtig ist

Ein gesundes Mikrobiom ist unerlässlich für lebenswichtige Funktionen:

- Aufspaltung der Nahrung und Verdauung
- Herstellung lebenswichtiger Enzyme und Vitamine
- Abwehr und Transport von schädlichen Stoffen (Toxinen)
- Bildung von Immunzellen und Abwehrstoffen, sogenannten Immunglobulinen

In der Abbildung unten binden Antikörper in der Mukusschicht (Schleimschicht) Antigene, d. h. Fremdstoffe, und aktivieren einen Signalweg, der über die Zellen der Darmwand die Zellen des Immunsystems aktiviert. So können schädliche Stoffe oder krankmachende Bakterien und Viren aus dem Darm abgewehrt werden. Wenn das Mikrobiom geschädigt ist, funktioniert diese Abwehr nicht und Fremdstoffmoleküle können nahezu ungehindert durch die vermehrt durchlässige Darmwand ins Blut gelangen – in der Abbildung ganz links.

Die Darmschleimhaut ist eine wesentliche Basis unseres Immunsystems. Gesunde Zellen geben dort Schleim ab. Dieser legt sich wie eine Schutzfolie auf

DARMWAND MIT MIKROBIOMFUNKTION

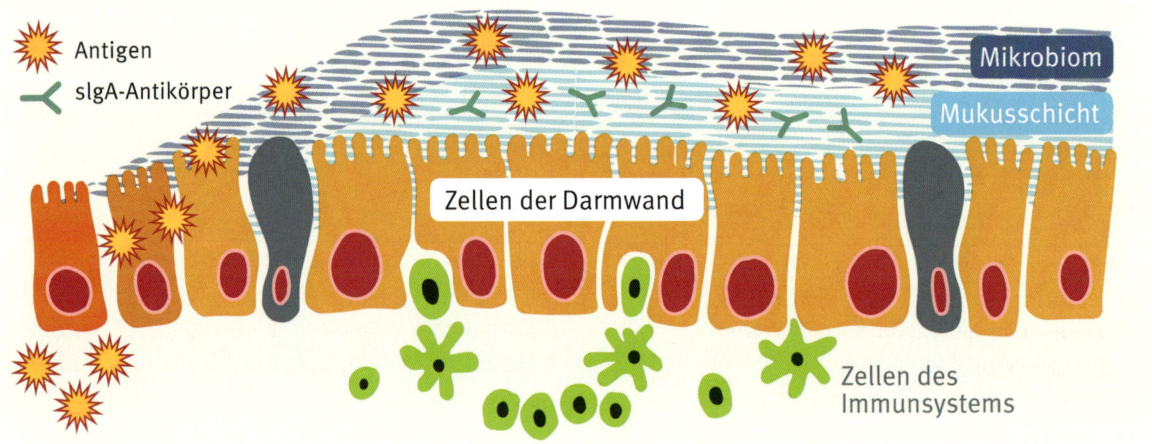

die Schleimhaut. Hier finden sich bestimmte Abwehrstoffe: das Immunglobulin A. Die Schleimhaut fängt auch krank machende Bakterien, kleinere unverdaute Nahrungsanteile und Gifte ab und verhindert, dass diese in Ihren Körper eindringen. Sie werden stattdessen mit dem Stuhl ausgeschieden.

Gesunde Keime im Dünndarm können Katalysatoren für den Stoffwechsel, also Enzyme, herstellen und unterstützen so die Aufschlüsselung und Aufnahme der Nährstoffe in den verschiedenen Abschnitten des 3 bis 5 Meter langen Dünndarms. Sie stellen auch Hormone her, die für den Zuckerstoffwechsel enorm wichtig sind. Wenn aber bei Ihrem Metabolischen Syndrom mehr der falschen Bakterien Ihren Darm besiedeln, müssen Sie solche Hormone dann manchmal als Medikament einmal pro Woche in die Bauchdecke spritzen.

Vielleicht ist das der einen oder dem anderen von Ihnen vertraut. Sie sehen also, dass Sie das Mikrobiom aus eigener Kraft positiv beeinflussen können – durch gesunde Ernährung und eine Kampfansage an das Zahnrad Nr. 1! Eine gute Option, oder?

Die verschiedenen Verdauungsabschnitte

In der Abbildung rechts sehen Sie die einzelnen Darmabschnitte genauer. Im Zwölffingerdarm werden vor allem Mineralstoffe, Spurenelemente und Zucker aufgenommen, im Leerdarm (dem oberen Teil des Dünndarms) die wasserlöslichen B-Vitamine und Vitamin C sowie Eiweißbausteine. Im Krummdarm (dem letzten Abschnitt des Dünndarms) folgen dann die fettlöslichen Vitamine A, D, E und K, Fette, das Vitamin B_{12} und Gallensäuren.

Bestimmte Bakterien sind zusätzlich in der Lage, Vitamine herzustellen. Vorwiegend sind das B-Vitamine wie Biotin (B_7), Folsäure (B_9), Thiamin (B_1), Riboflavin (B_2) und Cobalamin (B_{12}) sowie Vitamin K, das zu einer normalen Blutgerinnung und zum Erhalt der Knochendichte beiträgt. Zwar

DIE VERDAUUNGSABSCHNITTE

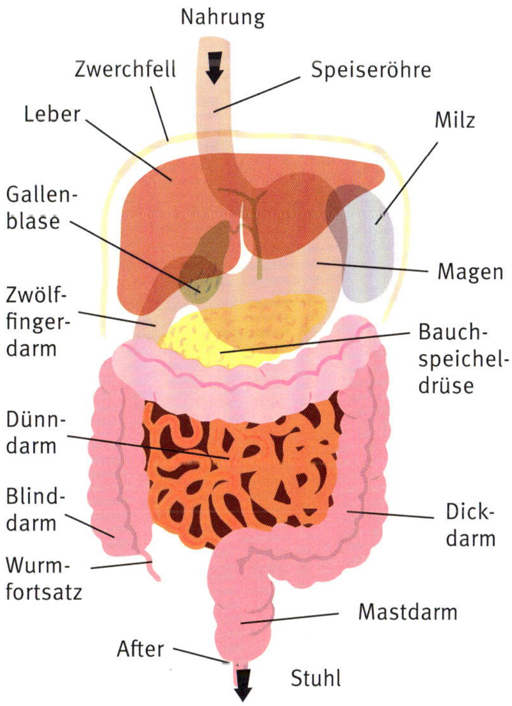

deckt die hergestellte Menge bei Weitem nicht unseren Tagesbedarf – Sie müssen also zusätzlich geeignete Lebensmittel essen –, aber hier gilt das Motto: »Kleinvieh macht auch Mist!«

Die Bakterien im Dickdarm stellen aus unverdaulichen Ballaststoffen unserer Nahrung – diese kommen vor allem aus Obst, Gemüse, Hülsenfrüchten, Vollkorn, Nüssen und Saaten – bestimmte kurzkettige Fettsäuren wie Buttersäure, Essigsäure und Propionsäure her und liefern damit der Darmschleimhaut Energie für Verbrennungsvorgänge im Körper. Sie halten zusätzlich krankmachende Keime in Schach. Die kurzkettigen Fettsäuren regen außerdem die Peristaltik, d. h. die Beweglichkeit der glatten Darmmuskulatur, an. Sie sorgen so für den erfolgreichen Transport des Nahrungsbreis durch den Darm und wirken der leidigen Verstopfung entgegen. Hier erfolgt auch die Wiederauf-

Auch andere Erkrankungen beginnen im Darm – gestörte Schutzbarriere der Darmwand

Mittlerweile ist die Wissenschaft noch um einiges weiter: Sie geht davon aus, dass eine große Zahl von Erkrankungen – von Stoffwechselerkrankungen wie dem Metabolischen Syndrom über chronisch entzündliche Darmerkrankungen wie Colitis ulcerosa und Morbus Crohn bis hin zu Angstzuständen und Depressionen – mit der Zusammensetzung der Darmbakterien und dem genetischen Code des gesamten Mikrobioms zusammenhängt. Sie hat herausgefunden, dass eine extrem fettreiche westliche Ernährungsweise und Alkohol einen schlechten Einfluss auf die Durchlässigkeit der Darmwand, ihre »Barrierefunktion«, haben. Diese sorgt normalerweise dafür, dass unerwünschte Substanzen aus dem Darm nicht in den Körper gelangen, z. B. gefährliche Schadstoffe. Auch Medikamente, besonders Entzündungshemmer wie Ibuprofen und Diclofenac oder Antibiotika, können bei zu häufigem Gebrauch diese Schutzbarriere schädigen. Viele Menschen nehmen dauerhaft Säureblocker gegen Magenschleimhautentzündung und Sodbrennen, fast so, als wären es Bonbons! Die Namen der Tabletten enden auf »-prazol« – kommt Ihnen das bekannt vor? In der Forschung wird diskutiert, inwiefern die ständige Einnahme dieser Tabletten das Mikrobiom verändern kann.

nahme von Wasser in den Körper. Der wässerige Dünndarminhalt würde sonst ungebremst durch den Mastdarm zum Darmausgang rauschen! Die Folgen wären abzusehen.

Mikrobiom und Adipositas

Jahrelange Fehlernährung mit viel Zucker, Fett und Salz mögen Ihre guten Darmbakterien überhaupt nicht. Die Forschung zeigt, dass bei adipösen Menschen die Artenvielfalt des Mikrobioms kleiner ist als bei Normalgewichtigen. Das ideale Gleichgewicht zwischen den günstigen Bacteroides und den weniger günstigen Firmicutes gerät aus dem Lot. Dadurch wird die Energieaufnahme aus der Nahrung gesteigert. Die falschen Darmbakterien ziehen sozusagen aus eigentlich unverdaulichen Ballaststoffen noch das letzte bisschen Energie heraus. Kurz: Starkes Übergewicht vermehrt die ungünstigen Bakterien und diese fördern umgekehrt die Adipositas, den Diabetes und die schon bekannte Fettleber mit all ihren gefährlichen Folgen. Hier stellt sich also die Frage: Was ist Henne und was Ei?

Weil Ihre Darmbakterien nicht nur irgendwelche Keime sind, sondern wichtige genetische Informationen vermitteln, wird Adipositas auch diesbezüglich zum Problem. War Ihre Oma stark übergewichtig? Ihr Vater auch? Dann wird es allerhöchste Zeit für Sie, den Schalter umzulegen! Die Forschung hat herausgefunden, dass ab der vierten Generation, die sich falsch ernährt, die Vielfalt der Darmbakterien derart gelitten hat, dass diese Veränderungen mit all ihren Gefahren für die Gesundheit auch durch konsequente Lebensumstellung nicht mehr rückgängig gemacht werden können. Das Mikrobiom hat praktisch eine Art »Gedächtnis« für Übergewicht. Das heißt, die Nachkommen haben es enorm schwer, gegen das Risiko Adipositas überhaupt noch wirksam vorzugehen. Irgendwie schon eine beunruhigende Vorstellung, finden Sie nicht?

Wäre es also nicht vernünftig, Ihr Bauchfett abzubauen, das da von unten gegen den Magen drückt und dafür sorgt, dass die Säure in die Speiseröhre zurückfließt? Sobald Sie abnehmen und das innere Bauchfett schmilzt, geht auch die Entzündung in Ihrem Körper zurück. Sie brauchen dann auch weniger oder gar keine Schmerztabletten mehr und Ihre gesunden Darmbakterien gewinnen wieder die Oberhand. Ihre für lange Zeit überlasteten Hüft- und Kniegelenke und auch der Rücken werden schon bald weniger schmerzen! Erinnern Sie sich hier einfach daran, was Sie über das Zahnrad Nr. 1, die Adipositas, und das innere Bauchfett schon wissen.

Wie schnell man seine gesunden Darmbakterien durch falsches Essen und Trinken zerstören kann, zeigt eindrucksvoll der Selbstversuch eines sportlichen jungen Mannes aus England mit gesundem Mikrobiom. Als »Versuchskaninchen« für eine medizinische Universitätsstudie ernährte er sich vier Wochen lang ausschließlich von den Produkten einer bekannten Fastfood-Kette. Zusätzlich zu einer Gewichtszunahme fühlte er sich schlapp und motivationslos. Danach waren seine gesunden Darmbakterien fast komplett zerstört. Hier die gute Nachricht: In kurzer Zeit konnte er durch gesunde Ernährung alles wieder ins Lot bringen. Warum sollten Sie das nicht ebenfalls schaffen?

Das darmabhängige Immunsystem

Von der Zusammensetzung Ihres Mikrobioms und dessen Signalwirkung für Ihr Immunsystem hängen auch Ihre körpereigenen Abwehrkräfte ab. Man spricht vom »darmabhängigen Immunsystem«. Wie wichtig es ist, haben wir hautnah in unserer eigenen Familie erlebt:

Unser Jüngster war als Jugendlicher extrem häufig erkältet. Zwischen zwei zum Teil heftigen Infekten lagen meist nur einige Tage. Durch längerfristige Einnahme von Kapseln mit gesunden Darmbakterien zusammen mit einer ballaststoffreicheren Ernährung – der Nahrungsquelle für die guten Bakterien – trat bis heute keine einzige Erkältung mehr auf.

Vergessen wir also nie: Unsere lebensnotwendigen »Mitbewohner« wollen gehegt und gepflegt werden!

Gesunde Darmbakterien helfen dem Immunsystem
Auch in der Sprechstunde verordne ich meinen Patienten begleitend zu manchmal erforderlichen Antibiotika immer gesunde Bakterien, also Probiotika, in Kapsel- oder Pulverform. Denn was krank machende Bakterien bekämpft, schadet leider ebenso den gesunden. Auch in der Therapie des klassischen Reizdarms sieht man einen positiven Effekt, wenn zusätzlich zu einer angepassten Ernährung über einen langen Zeitraum gesunde Darmbakterien zugeführt werden. Hochwertige Präparate mit breitem Bakterienspektrum können zwar das Mikrobiom nicht komplett wiederherstellen, unterstützen seine Funktion aber merklich. Allerdings klappt auch das dauerhaft nur in Verbindung mit ausreichend Flüssigkeit und Ballaststoffen, denn genau das ist das Futter für unsere gesunden Darmkeime.

Unser »Bauchhirn«: das enterische Nervensystem

Die neuere Forschung hat noch etwas Interessantes herausgefunden: Der gesamte Darm steuert über ein extrem dichtes Nervengeflecht all die beschriebenen Funktionen, also unseren Stoffwechsel und die Verdauung, die Darmdurchblutung und unser Immunsystem. Es steht in enger Beziehung zum Mikrobiom und ist völlig eigenständig, arbeitet aber mit dem vegetativen Nervensystem zusammen. Wir können es nicht mit unserem Willen beeinflussen. Es enthält mehr als 100 Millionen Nervenzellen und gibt Informationen direkt an unser Gehirn weiter – die sogenannte Darm-Hirn-Achse. Man nennt es »enterisches Nervensystem«

(ENS), im Volksmund wird es auch »Bauchhirn« genannt. Neueste Untersuchungen lassen vermuten, dass auf diesem Weg sogar unsere Stimmung beeinflusst wird. Sie kennen doch bestimmt den Ausspruch: »Mein Bauchgefühl sagt mir …«. Was für eine spannende Sache!

Mikrobiom und Krebs

Erschreckenderweise können die falschen Darmbakterien aber auch Darmkrebs und andere Krebsarten fördern. Stoffwechselstörungen, die durch ein ungünstig zusammengesetztes Mikrobiom entstehen, sind ein klarer Risikofaktor für die Entstehung von Darmkrebs. Für die Forschung stellt es zwar momentan noch eine große Herausforderung dar, gesunde von kranken mikrobiellen Ökosystemen zu unterscheiden und somit das Risiko für Darmkrebs abzuschätzen, dennoch haben bestimmte Merkmale in der Bakterienzusammensetzung des Darms wohl einen Einfluss auf die Krebsentstehung. Wenn es Ihnen also gelingt, Ihre Lebensweise dauerhaft umzustellen und gesünder zu essen, können sich auch Ihre gesunden Darmbakterien wieder ausbreiten. Alle Körperfunktionen verbessern sich: Gesund zu leben bedeutet also auch, Ihr Krebsrisiko zu vermindern.

Sie sehen einmal mehr, das lohnt sich!

Fazit

Die Bakterien, die unseren Darm besiedeln, sind ein wahrer Segen. Wer sie mit dem Richtigen füttert, wird seltener krank und lebt oft länger.
Auch wenn wir uns heutzutage kaum vor ungünstigen Umwelteinflüssen schützen können, haben wir dennoch die Möglichkeit, einen »mikrobiomfreundlichen« Lebensstil zu pflegen. Unsere Darmbewohner freuen sich über einen abwechslungsreichen Speiseplan mit viel Frischkost und Ballaststoffen. Sie sind Ihnen dankbar, wenn Sie den Alkohol reduzieren und auf Nikotin verzichten, Ihr tägliches Stresslevel herunterfahren und die Bewegung nicht vergessen.
Damit haben wir schon wieder den Beweis dafür, dass alles mit allem zusammenhängt: Eine ungesunde Ernährung mit vielen industriell verarbeiteten Lebensmitteln schädigt das Mikrobiom und fördert dadurch auch Adipositas, Diabetes, Fettstoffwechselstörungen und Fettleber mit allen Folgen. Das triggert also förmlich Ihr Metabolisches Syndrom.
Und bitte lassen Sie sich nicht eine der allseits beliebten »Darmspülungen« aufschwatzen. Sie sind ein Heilmittel der Antike und heute wissenschaftlich nicht mehr haltbar.
Die schädlichen Bakterien werden Sie dadurch nicht los. Ein »sauberer« Darm ist nur vor einer Darmspiegelung bei Ihrem Gastroenterologen wichtig, also zur Diagnostik oder alle zehn Jahre zur Darmkrebsvorsorge – gehen Sie unbedingt hin!

Ihr Weg zu einem bewussteren Lebensstil

Jetzt sind Sie gefragt! Packen Sie das Hauptproblem beim Schopf: Wenn Sie das Übergewicht, unser Zahnrad Nr. 1, reduzieren, drehen Sie automatisch auch die anderen drei Zahnräder in die richtige Richtung. Auf ein paar Dinge sollten Sie vor der Ernährungsumstellung achten.

Sie werden sehen, das schaffen Sie: In dem Moment, in dem sich das Zahnrad Adipositas in die richtige Richtung dreht, nämlich »Gewicht nach unten«, bewegen Sie automatisch die anderen Zahnräder mit. Klingt das nicht verlockend? Gehen Sie einfach schrittweise vor. Bevor Sie mit der Ernährungsumstellung beginnen, möchten wir Ihnen ein paar Kniffe ans Herz legen.

Hilfreiche Tipps – so geht's leichter

Ganz entspannt: Gehen Sie es unverkrampft an – ohne Zwang, sonst werden Sie Ihre Pläne irgendwann über Bord werfen. Sobald Sie sich warmgelaufen haben, wird es von Tag zu Tag leichter und kleine Rückschläge sind völlig normal. Im Großen und Ganzen am Ball bleiben – das ist die Devise, mit der Sie sich endgültig aus dem Teufelskreis der Zahnräder befreien. Wie gesagt: Sie können Berge versetzen!

Aus den Augen, aus dem Sinn: Misten Sie Ihre Küche, die Vorratsschränke und die Tiefkühltruhe aus. Sie wollen doch nicht weiterhin pausenlos in Versuchung geraten! Denn was Sie zu Hause haben, werden Sie auch verspeisen. Eine angebrochene Tafel Schokolade oder eine geöffnete Chipstute uberlebt meist nicht sehr lange!

Keine Hamsterkäufe: Kaufen Sie nicht auf Vorrat ein, sondern maximal für die nächsten zwei Tage. So können Sie die Menge im Auge behalten, auf industriell stark verarbeitete Dauerwaren verzichten und auf frische Lebensmittel zurückgreifen. Sie vermeiden dadurch auch, Essen wegzuwerfen, und werden die Nahrung wieder mehr wertschätzen.

Augen auf im Supermarkt: Lassen Sie sich nicht von den raffinierten Marketingstrategien der Industrie verleiten und ignorieren Sie am besten die Werbeblöcke im Fernsehen und Radio! Die Hersteller ziehen uns mit einem riesigen Angebot in ihre Fänge. Hochgradig verarbeitete Lebensmittel, wie wir sie in den Supermärkten finden, machen uns krank. Sie reizen durch bunte Verpackungen, deren Farben wir mit bestimmten angenehmen Gefühlen oder Erwartungen verbinden. Und der Inhalt erscheint nicht weniger verlockend: Von herrlich süßer Fruchtbuttermilch in schillernden Flaschen über »Low Carb«-und »High Protein«-Cerealien in moderner Aufmachung bis hin zu leckerer Schokopizza ist alles dabei. Und es gibt in allen Märkten ein ganz besonderes Regal: Tüten mit Fertigsuppen und »Fix«-Produkten. Dieses Angebot ist Gift für Ihren Stoffwechsel! Vielleicht haben Sie schon bemerkt, dass die Verkaufstaktik immer die gleiche ist. Die teureren und meist nicht so gesunden Waren liegen in den Regalen auf Augenhöhe, die gesünderen und günstigeren hingegen ganz oben oder unten. Eine Einkaufsliste auf einem Zettel oder per App auf Ihrem Handy hilft Ihnen, aus dem riesigen Angebot ganz gezielt zu wählen. Die neue Lebensmittelkennzeichnung Nutri-Score unterstützt Sie dabei ganz einfach mit den Ampelfarben.

Irreführung mit »Health Claims«: Viele Produkte werben mit einer Art Gesundheitsversprechen: »Tun Sie Ihrem Körper etwas Gutes und essen Sie laktose- oder glutenfrei!« Egal, ob Sie mit Milchprodukten oder Getreide ein wirkliches Problem haben – heutzutage gehört es ja schon fast zum guten Ton, eine »Intoleranz« zu haben. Dabei ließe sich eine Reihe von Intoleranzen ganz einfach durch einen H_2-Atemtest beim Facharzt feststellen. Für diese »Health Foods« muss man schon den einen oder anderen Euro mehr auf den Ladentisch legen, oft ganz ohne Grund. Wussten Sie, dass Sie Ihr Diabetesrisiko zusätzlich erhöhen, wenn Sie ohne nachgewiesene Zöliakie oder Glutenunverträglichkeit dauerhaft glutenfrei essen?

Knabbern – die ewige Versuchung: Kaufen Sie keine süßen oder salzigen Knabbereien mehr ein – was nicht zu Hause ist, wird auch nicht gegessen! Die verlockende Kombination aus Zucker, Fett und Salz schürt förmlich das permanente Hungergefühl, besonders wenn zusätzlich Geschmacksverstärker im Spiel sind. Paradebeispiel sind hier die Kartoffelchips. Genau das ist von der Lebensmittelindustrie gewollt – die Menschen auf ihre Produkte zu polen und damit die Gewinnspanne zu vergrößern. Und das funktioniert auch beim zahlungskräftigen Verbraucher von morgen, den Kindern. Viele Süßigkeiten finden sich deshalb im Bereich der Kassen. Da werden sie von Mama oder Opa schnell gekauft, damit das quengelnde Kind Ruhe gibt. Jeder von uns ist schon einmal auf den einen oder anderen Marketing-Trick hereingefallen.

Jeder kann kochen! Wählen Sie frische Waren und kochen Sie öfter selbst, statt ein Fertiggericht in die Mikrowelle zu schieben. Wenn Sie bisher keine

Der Nutri-Score: Orientierung bei der Lebensmittelauswahl

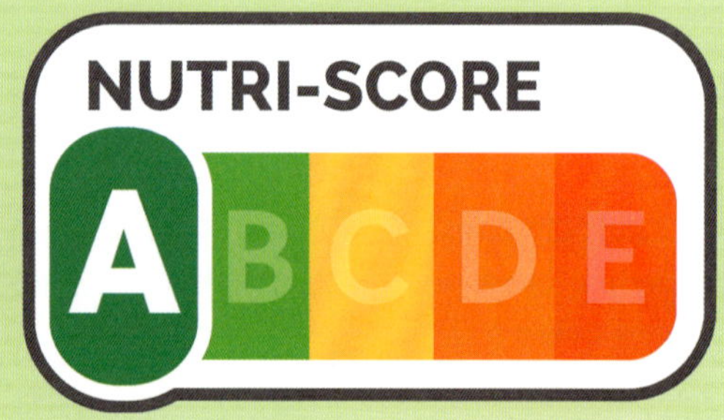

- Mit Hilfe des Nutri-Scores können Sie Lebensmittel auf einen Blick miteinander vergleichen: Auf der Skala von A bis E wird der Nährwert eines Produkts angezeigt, wobei der günstigste Nährwert A mit grüner, der ungünstigste Nährwert E mit roter Ampelfarbe angezeigt wird.
- Bei den Produkten werden die Kalorienzahl sowie für unsere Ernährung günstige (z. B. Eiweiß, Ballaststoffe) und ungünstige Nährstoffe (gesättigte Fettsäuren, Zucker, Salz) miteinander verrechnet.
- Der Nutri-Score gibt Ihnen eine Übersicht, wie gesund ein Produkt wirklich ist. Es dürfen nur gesundheitlich unbedenkliche Lebensmittel gekennzeichnet werden.

Übung im Kochen haben: Jeder kann es lernen! Dabei sollten Sie aber nicht zu häufig abschmecken. Sonst kann schnell eine ganze Menge schon vor dem eigentlichen Essen zusammenkommen. Wie zum Beispiel bei einer Teilnehmerin in einem unserer Ernährungskurse, einer Köchin in der Kantine einer großen Firma: Sie legte jeden Bissen, den sie sonst nebenbei probiert hätte, auf einen Teller. Dieser war gefüllt, noch bevor sie fertig gekocht hatte – eine zusätzliche Mahlzeit, ohne dass sie sich dessen bewusst gewesen wäre!

Mit allen Sinnen genießen: Nur wenn Ihr Essen schön angerichtet ist, gut riecht und gut schmeckt, können Sie es richtig genießen! Das gelingt sicher nicht, wenn man »schaufelt«. Sie merken dann gar nicht, dass Sie eigentlich schon satt sind. »Wenn's am besten schmeckt, soll man aufhören« – ein oft zitierter Spruch mit wahrem Kern! Langsam zu essen ist gar nicht so schwer: Legen Sie nach jedem Bissen Ihr Besteck auf den Teller und schieben Sie den nächsten erst nach, wenn Ihr Mund wieder leer ist. Und achten Sie auf die Portionsgröße, eventuell auf kleinere Teller umsteigen.

Nichts zwischen Tür und Angel: Essen Sie morgens nicht hektisch im Gehen oder geschwind in der Bäckerei. Haben Sie auch schon beobachtet, dass jeder Zweite auf der Straße einen Kaffeebecher, ein belegtes Brötchen oder ein süßes Teilchen in der Hand hat? »Street Food« und »to go« sind angesagt. Dabei wäre es doch wunderbar, zumindest einmal am Tag am schön gedeckten Tisch mit der Familie zu essen und zu horen, was jeder tagsüber erlebt hat. Und falls Sie in Ihrem stressigen Alltag keinen Platz für eine ausgeprägte Esskultur haben: Vielleicht können Sie da ja ein wenig an Ihrem Zeitmanagement arbeiten?

Droge Alkohol: Versuchen Sie, den Alkoholkonsum nicht zu einer Gewohnheit werden zu lassen. Wenn die Leber mit dem Alkoholabbau beschäftigt ist, bleibt die Fettverbrennung auf der Strecke – genau das wollen Sie doch nicht, oder?

Nikotinverzicht versteht sich ja eigentlich von selbst. Leider ist Alkohol als gesellschaftsfähige Droge ständig präsent. »Das Feierabendbier habe ich mir doch redlich verdient nach dem stressigen Tag! Ein Gläschen Wein oder ein Schnäpschen kann doch nicht so schlimm sein«. Vielleicht sind Sie schon einmal über einen Ausspruch von Philipp Theophrastus Bombast von Hohenheim, auch unter dem Namen Paracelsus bekannt, gestolpert? Er lebte als Arzt im 16. Jahrhundert und prägte den klugen Satz: »Alle Dinge sind Gift, und nichts ist ohne Gift; allein die Dosis macht, dass ein Ding kein Gift sei.« Allzu wahr! Dazu aber im zweiten Teil unseres Buches mehr!

Bloß keine Crash-Diäten! Lassen Sie am besten die Finger von Diäten. Egal welche Frauenzeitschrift Sie aufschlagen, irgendeine tolle Diät ist immer darin zu finden. Der kurzfristige und meist sehr einseitige Verzicht auf Nahrung führt jedoch dazu, dass Ihr Stoffwechsel träge wird. Dieser langsame Stoffwechsel bleibt auch dann gedrosselt, wenn Sie hinterher wieder »normal« essen. Die mühsam abgehungerten Kilos sind dann schneller wieder an Bauch und Hüften, als Ihnen lieb ist: Das ist der berüchtigte Jo-Jo-Effekt! Je öfter Sie Diät halten, desto schneller geht's. »Diät-Karrieren«, bei denen man kontinuierlich nur noch zunimmt, sind die Folge. Und wie Sie vom Zahnrad Nr. 1 schon wissen, ist das Bauchfett der Ausgangspunkt für das Metabolische Syndrom.

Ausreichend Schlaf – wichtig für die Gesundheit: Wie Sie bereits erfahren haben, hat die Ernährung Einfluss auf Ihren Schlaf. Gleichzeitig hat ein guter Schlaf aber auch Auswirkungen auf Ihr Metabolisches Syndrom. Während der Nacht finden wichtige regenerative Prozesse in Ihrem Körper statt. Schlafentzug und mangelnde Bewegung tagsüber fördern Adipositas und somit die Entstehung eines

Metabolischen Syndroms. Ausreichender und erholsamer Schlaf ist also auf dem Weg zu einem aktiven und bewussten Lebensstil keinesfalls zu vernachlässigen.

Das Hormon Melatonin spielt dabei eine große Rolle. Es beeinflusst die biologische Uhr des Körpers enorm. Denn das »Schlafhormon« wird nachts in der Dunkelheit von der Zirbeldrüse des Gehirns ausgeschieden. Der Spiegel sinkt wieder, sobald der Tag anbricht. Wird dieser biologische Rhythmus aber ignoriert oder manipuliert wie z. B. bei der Zeitumstellung oder bei der Nachtschichtarbeit, so kann das langfristig erhebliche gesundheitliche Folgen haben.

Es gibt ein paar Dinge, die Sie beachten sollten, um zukünftig besser zu schlafen und sich im Alltag allgemein erholter zu fühlen:

- Ein guter **Schlafrhythmus** ist für einen gesunden Schlaf elementar. Das heißt, Sie sollten einerseits versuchen, ausreichend zu schlafen, gleichzeitig aber auch darauf achten, möglichst immer zur gleichen Zeit ins Bett zu gehen und zur gleichen Zeit morgens wieder aufzustehen. Reduzieren Sie grelle Lichtquellen vor dem Zubettgehen. Wie Sie wissen, wird unser Tag-Nacht-Rhythmus vor allem über das Licht gesteuert. Sicherlich dauert es eine Weile, bis sich Ihr persönlicher Rhythmus eingependelt hat, aber Sie werden schnell sehen, wie gut es Ihnen tut!
- Geben Sie sich und Ihrem Körper ein paar Stunden Zeit vor dem Schlafengehen, um Ihr **Abendessen** gut zu verdauen, denn Ihre Verdauung läuft danach auf Hochtouren. So sind große Rohkost- und Salatportionen am Abend nicht unbedingt förderlich für Ihren Schlaf. Gegartes Gemüse oder eine warme Suppe z. B. werden von vielen abends besser vertragen. Hören Sie dabei also in sich hinein.
- Oft hilft es auch, am Abend nichts **Koffeinhaltiges** mehr zu trinken. Das zentrale Nervensystem und der Stoffwechsel werden durch das Koffein in Kaffee, Grün- oder Schwarztee angeregt: Sie fühlen sich wacher und aktiver. Abends ist das eher ungünstig.
- Und bitte **bewegen Sie sich tagsüber viel**, um nachts besser schlafen zu können – auch gerne an Ihrem Feierabend. Treiben Sie nur spätabends keinen **Sport** mehr, das kann sich negativ auf Ihren Schlaf auswirken. Denn auch hier braucht der Körper wieder seine Zeit, um sich von der erhöhten Herzfrequenz und Körpertemperatur durch die Sporteinheit zu erholen.
- Trinken Sie am Abend auch gerne mal eine Tasse heiße Milch mit Honig? Sicherlich entspannt ein heißes Getränk im Bauch vor dem Zubettgehen. Doch Honigmilch lässt Ihren Blutzucker so spät am Abend nur unnötig nach oben schnellen. Den nahezu identischen Effekt hat **eine Tasse heißer Tee** – Wärme für Ihr vegetatives »Sonnengeflecht«. Probieren Sie es doch einfach einmal aus!

Last but not least – Bewegung: Bleiben Sie in Bewegung – oder fangen Sie damit an, selbst wenn Sie bisher eher ein »Sportmuffel« waren. Verbringen Sie manchmal Stunden am Handy, vor dem Fernseher oder schauen Serien auf Netflix? Einen Teil dieser Zeit könnten Sie doch auch mit einer Walking-Einheit an der frischen Luft nutzen, meinen Sie nicht?

Sport macht glücklich!

In Werbeanzeigen diverser Abnehminstitute kann man lesen: »Bei uns nehmen Sie ab, ganz ohne Sport!« Für manche klingt das natürlich sehr verlockend. Da muss man sich nicht aus seiner Komfortzone herausbewegen. Aber wir können Ihnen versichern: Das wird garantiert langfristig nicht funktionieren! Sie werden durch eine Ernährungsumstellung allein nicht dauerhaft abnehmen und dann Ihr neues Gewicht auch halten – aber auch nicht allein durch Sport. Nur in der Kombination können Sie ans gewünschte Ziel gelangen.

Welche Art von Bewegung Ihnen guttut

Besonders beim **Ausdauersport** benötigen die Muskeln Energie für ihre Arbeit. Diesen Energieverbrauch können Sie anfangs vermutlich noch nicht gut einschätzen. »Nach dem einstündigen Spaziergang habe ich mir doch bestimmt eine Tafel Schokolade oder einen Hamburger verdient!« Wussten Sie, dass Sie ungefähr 2 Stunden bei einem Tempo von 10 km/h joggen müssten, um den Energiegehalt einer dieser Kalorienbomben zu verbrennen? Ein Marathonläufer verheizt auf der 42,2 km langen Strecke ungefähr 3500 zusätzliche Kalorien. Natürlich hängt das auch vom Geschlecht, Alter und Gewicht des Läufers ab. Es ist klar, dass dafür seine wenigen Zuckervorräte in der Muskulatur nicht lange vorhalten. Er muss auf jeden Fall viele Kohlenhydrate vor und auch während des Laufs zu sich nehmen, um durchzuhalten.

Sie sollen ja keinen Marathonlauf anstreben, aber dreimal wöchentlich leicht schweißtreibende sportliche Betätigung wie Aquatraining oder Bahnenschwimmen, Radfahren in der Natur oder auf dem Hometrainer, Nordic Walking oder einfach nur etwas flotter gehen – da ist doch auch etwas für Sie dabei? Kombiniert mit gezieltem Krafttraining, z. B. mit Thera-Band oder Hantel, bildet Ihr Körper mit jeder aufgebauten Muskelfaser neue Mitochondrien, also Zellkraftwerke! Dazu brauchen Sie gar nicht unbedingt ein Fitnessstudio.

Mindestens genauso wichtig ist Ihr bewegter, **aktiver Alltag**: Treppe statt Aufzug, eine Haltestelle früher aus dem Bus aussteigen und die restliche Strecke zu Fuß gehen, für kleine Wege das Auto stehen lassen. Wahrscheinlich fällt es Ihnen anfangs schwer, weil Sie aus der Puste kommen oder Ihre Gelenke schmerzen. In kleinen Schritten kann aber jeder in jedem Alter mit dem Training beginnen! »Wer sich nicht bewegt, hat auch keinen Anspruch auf viele Kohlenhydrate« – das klingt hart. Aber Sie wissen ja, Kohlenhydrate sind Brennstoff. Werden sie nicht durch Muskelbetätigung verheizt, wandelt Ihr Stoffwechsel sie in Fett um.

»Runner's High«: das Glückshormon Serotonin

Warum tut uns nach einem stressigen Tag ein wenig Bewegung denn so gut? Alles eine Frage unseres Aminosäuren-Stoffwechsels! Tryptophan, einer der Eiweißbausteine aus der Nahrung (Seite 51), konkurriert mit anderen Aminosäuren, den BCAA, um Einlass ins Gehirn. Dort wird aus Tryptophan nämlich unser »Glückshormon« Serotonin und daraus wiederum das schlafanstoßende Melatonin gebildet. Wenn Sie Ihre Muskeln beanspruchen, werden die BCAA dort benötigt und vom Gehirn abgezogen. Dafür wird mehr Tryptophan in das Gehirn befördert und in Serotonin umgewandelt. Und siehe da, der Stress fällt förmlich von uns ab und wir fühlen uns glücklich und entspannt. Läufer nennen diesen Zustand »Runner's High«.

Jetzt stellen Sie sich mal vor, Sie kombinieren dieses »Runner's High« mit dem »Fasten-High« nach ein paar Stunden Essenspause – ein schier unglaubliches Wohlbefinden stellt sich ein. Man kann also auch ohne Bierchen oder Schlaftablette abschalten! Und das Tolle: Wenn Sie sich sportlich betätigt haben, verbrennen Sie danach auf dem Sofa stundenlang deutlich mehr Energie als Ihr Sitznachbar, der faul war!

Gesundes Essen und Bewegung – ein unschlagbares Duo

Zusammen führen sie zum Erfolg:

- ausgewogene Ernährung
- bewegter Alltag (mit Schrittzähler/Fitnesstracker) und mindestens dreimal wöchentlich 30–45 Minuten Ausdauertraining und gezieltes Muskeltraining

Nun werden Sie sich vielleicht fragen, wie Sie diese vielen Tipps denn umsetzen sollen? Ja, aller Anfang ist schwer! Am besten suchen Sie sich für die erste Zeit professionelle Unterstützung in einer anerkannten Fachpraxis für Ernährungsmedizin, die eng mit Ihrer Hausärztin oder Ihrem Hausarzt zusammenarbeitet. Das ist deshalb so wichtig, weil Ihre Medikamente dem Verlauf Ihres Erfolges angepasst werden müssen. Hierbei werden Sie üblicherweise von Ihrer Krankenkasse unterstützt. Wenn Sie sich dagegen auf die oft abenteuerlichen Ratschläge von »Dr. Google« oder auf irgendwelche selbsternannten Ernährungsberater verlassen, kann das ganz schön gefährlich für Sie werden.

Hunger oder Appetit? Das ist die Frage

Auf Ihrem Weg zu einem gesünderen Lebensstil sollten Sie auch Ihrem Hunger- und Sättigungsgefühl besondere Aufmerksamkeit schenken. Sobald Sie anfangen zu essen, beginnt die Magenwand sich zu dehnen und es werden Sättigungssignale an den Hypothalamus gesendet. Das ist ein Bereich unseres Gehirns, der unter anderem Hunger und Sättigung steuert. Ihrem Magen ist es dabei aber völlig gleichgültig, ob Sie ihn mit einem Glas Wasser ganz ohne Energie oder einem Stück Schwarzwälder Kirschtorte dehnen! Jetzt werden Sie zu Recht sagen: Von einem Glas Wasser wird man doch nicht satt! Aber es lohnt sich, zunächst ein Glas Wasser zu trinken, wenn Sie Heißhunger haben. Warten Sie dann »magische« fünf Minuten. Der Drang, sich sofort auf etwas Essbares zu stürzen, lässt nach!

Und schon können Sie viel besser steuern, was Sie eigentlich essen möchten. Womit wir wieder beim langsamen Essen wären. Wer nicht schlingt, merkt früher, wann er satt ist.

Auch die Hormone Ghrelin und Leptin steuern Hunger und Sättigung. Leptin wird in den Fettzellen gebildet und sorgt im Gehirn für die Bildung von Sättigungshormonen. Bei sehr ausgeprägtem Übergewicht kommt es – vergleichbar mit der Insulinresistenz – zur »Leptinresistenz«. Das bedeutet, dass die Nervenzellen im Hypothalamus nicht mehr oder nur noch eingeschränkt auf den Botenstoff reagieren und Sie ständig Hunger haben. Nehmen Sie aber ab, kommt das wieder ins Lot.

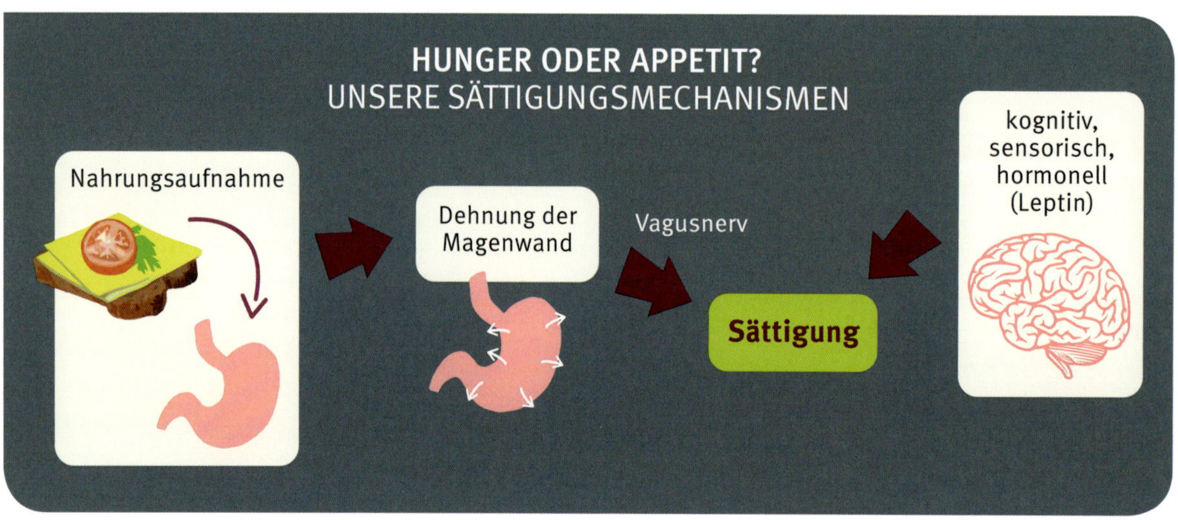

Sklave des Insulins? Das muss nicht sein!

Alles aus der Ernährung herausholen und dann erst zur Tablette greifen – so lautet das erfolgreiche Motto in unserer Praxis.

Die Wissenschaft empfiehlt, bei Diabetes Typ 2 möglichst frühzeitig mit einer Insulintherapie zu beginnen, um das Risiko von Herz-Kreislauf-Erkrankungen niedrig zu halten. Klar – wenn Sie nichts gegen Ihr Übergewicht tun, ist das schon gerechtfertigt. Aber die Ursache Ihres Metabolischen Syndroms werden Sie dadurch nicht los. Das Medikament fördert genau wie die zu hohe körpereigene Insulinmenge – Zahnrad Nr. 2 – die Einlagerung von Fett und bremst genauso Ihre Fettverbrennung. Kennen Sie das? Sie nehmen weiter zu, brauchen noch mehr Insulin, nehmen dadurch wahrscheinlich wieder zu und benötigen eine weitere Erhöhung der Dosis. Sie werden feststellen, Gewicht abzunehmen gestaltet sich dadurch immer schwieriger. Eine permanente Spirale nach oben! Doch es tut sich auch für Sie eine Lösung auf: Mit guter Motivation und Weitblick krempeln Sie zunächst einmal Ihr Leben um und drehen dabei das Zahnrad Adipositas in die andere Richtung! Sicher erinnern Sie sich an die Geschichte des Patienten am Anfang des Buches. Ist sein Erfolg nicht ein wunderbarer Ansporn?

Wann ein chirurgischer Eingriff sinnvoll ist

Wie gesagt, es lohnt sich immer, die Zügel zuerst einmal selbst in die Hand zu nehmen. Im folgenden Kapitel zeigen wir Ihnen, wie's geht. Nur bei massiv ausgeprägter Adipositas mit ihren Folgeerkrankungen kann in ausgewählten Fällen ein chirurgischer sogenannter »bariatrischer« Eingriff zur Gewichtsreduktion erwogen werden. Die Erfahrung zeigt, dass sich danach relativ rasch der ganze Stoffwechsel deutlich verbessert und sich sogar das gestörte Mikrobiom wieder erholen kann. Die Risiken der Operation dürfen aber nicht unterschätzt werden. Je nach OP-Verfahren verändert sich nämlich anschließend die Art und Weise, wie Sie sich ernähren können, und damit leider auch ein Teil Ihrer Lebensqualität. Diese Therapieform sollte immer als letzte Möglichkeit in Betracht kommen.

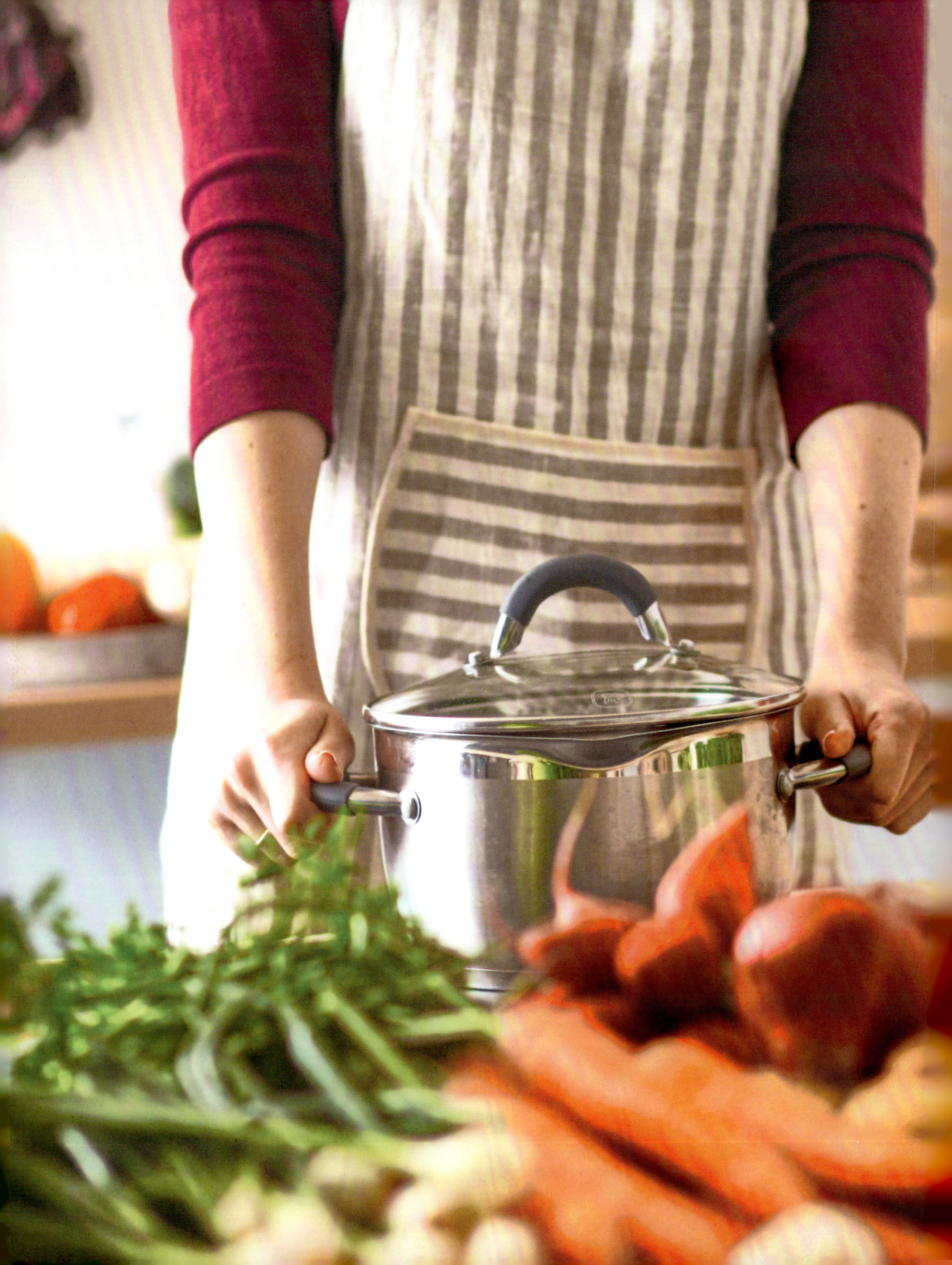

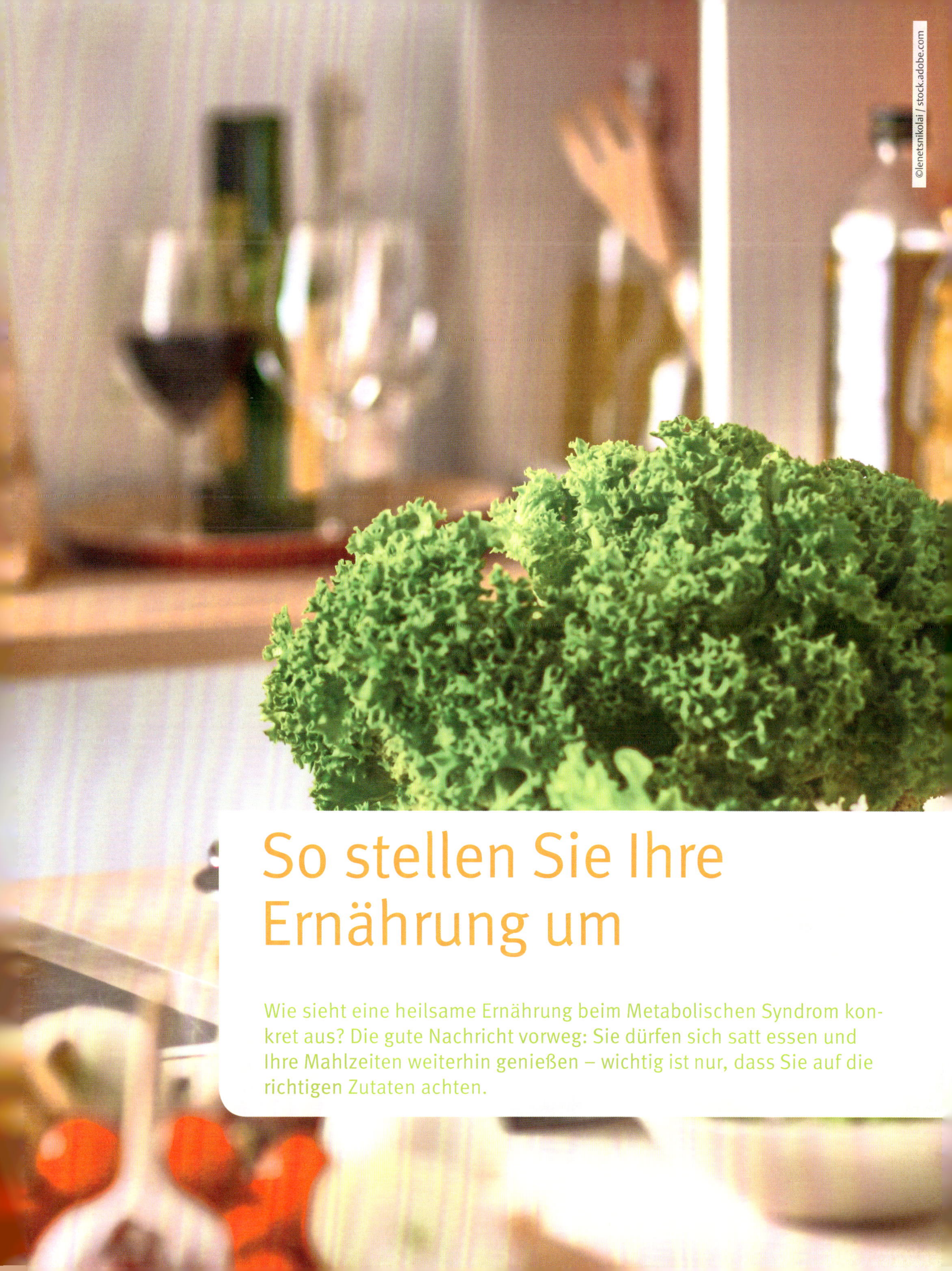

So stellen Sie Ihre Ernährung um

Wie sieht eine heilsame Ernährung beim Metabolischen Syndrom konkret aus? Die gute Nachricht vorweg: Sie dürfen sich satt essen und Ihre Mahlzeiten weiterhin genießen – wichtig ist nur, dass Sie auf die **richtigen** Zutaten achten.

Unsere Nährstoffe – die Basics

Bevor Sie mit der praktischen Umsetzung der neuen Ernährung beginnen, möchten wir Ihnen gerne die Energielieferanten etwas näher vorstellen, die unseren Organismus am Laufen halten: die Makronährstoffe Eiweiß, Fett und Kohlenhydrate.

Eiweiß ist Leben

Wir fangen mit dem Eiweiß oder Protein an. Warum? Weil ohne Eiweiß Leben nicht möglich wäre. Essen ohne Fette könnten wir viel länger aushalten als Nahrung ohne Eiweiß, auf Kohlenhydrate könnten wir sogar dauerhaft verzichten, wenn es sein müsste. Nicht umsonst heißt das griechische Wort »Protein« so viel wie »an erster Stelle«. Die alten Griechen haben das also auch schon erkannt!

Da Ihr Körper im Grunde nur ein einziges Interesse verfolgt, nämlich möglichst lange zu überleben, müssen Sie sich jeden Tag so viel Nahrung zuführen, bis Ihr System sagt: Prima, es war genug Eiweiß dabei! Denn erst wenn Ihr Hunger nach Eiweiß gestillt ist, hören Sie auf zu essen – Sie sind pappsatt. Greifen Sie oft und gerne zu zuckerreichen Lebensmitteln? Dann können Sie vermutlich Unmengen davon in sich hineinstopfen – ohne wirkliches Sättigungsgefühl. Der Appetit auf immer noch mehr hört nicht auf. Erst wenn nebenbei auch genug Eiweiß zusammengekommen ist, verschwindet das Hungergefühl.

Chemisch müssen Sie sich die lebenswichtigen Eiweißmoleküle wie lockere Wollknäuel aus langen Aminosäureketten vorstellen.

Proteine sind wichtig

Proteine sind für alle Organfunktionen wichtig und erfüllen im menschlichen Körper viele Aufgaben:

- Alle unsere Körperzellen bestehen zu einem großen Teil aus Eiweiß.
- Als Antikörper dienen sie zur Abwehr von Infektionen.
- Als Kollagene, die bis zu einem Drittel des gesamten Körpereiweißes ausmachen können, sind sie Bestandteil der Haut, des Bindegewebes und der Knochen.
- In Form von Keratin bilden sie Haare und Nägel.
- In den Muskeln sorgen die Eiweißkörper Aktin und Myosin für Muskelkontraktion und damit für Bewegung.
- Enzyme sind ebenfalls Eiweiße. Sie wirken als Biokatalysatoren, übrigens ganz ähnlich wie der Katalysator in Ihrem Auto, und ermöglichen so unsere Stoffwechselabläufe.

- Als hochspezialisierte Trägerproteine übernehmen sie den Transport von Körpersubstanzen. Eines davon ist das Hämoglobin, das auf den roten Blutkörperchen sitzt und den Sauerstoff in unsere Körperzellen schickt. Ja, das kenne ich, werden Sie sagen, – von meinem Blutbild!
- Auch unsere Hormone sind nichts anderes als spezielle kleine Proteine.
- Wir würden verbluten, wenn nicht Eiweiße als Gerinnungsfaktoren wirkten und das Blut stocken ließen. Auch bei Wunden erkennen Sie den beginnenden Heilungsprozess an einer gelblichen Auflagerung. Nein, das ist kein Eiter, wie man meinen möchte, sondern Eiweiß! Fibrinfäden für den Wundverschluss.

Um Körperzellen aufzubauen, zu erhalten und zu erneuern und für alle genannten Aufgaben brauchen wir eine Nahrung, die ausreichend Eiweiß enthält. Je nach Lebensalter und Lebensumständen kann der Bedarf ganz unterschiedlich sein. Beispielsweise brauchen schwangere Frauen sowie Kleinkinder, Kinder und Jugendliche in der Wachstumsphase oder auch Leistungssportler mehr Eiweiß in der Nahrung. Ebenso Senioren und mangelernährte kranke Menschen. Die durchschnittliche deutsche Mischkost enthält mit etwas über 100 Gramm pro Tag mehr als genug Protein, oft ist der Verzehr von tierischem Eiweiß dabei aber zu hoch und der von pflanzlichem zu gering.

Wie hoch sollte der tägliche Eiweißanteil sein?

Mit genau diesem Eiweißanteil in Ihrem Essen können Sie den Zuckerhunger in den Griff bekommen. Das heißt nicht, dass Sie jetzt unbegrenzt Eiweiß essen sollen. Es gilt: Bei einer guten Nierenfunktion sollten Sie pro Tag ungefähr 1 Gramm Eiweiß pro Kilogramm Körpergewicht zu sich nehmen. Das lässt sich leicht ausrechnen. Wenn Sie stark übergewichtig sind, bezieht sich die benötigte Eiweißmenge jeweils auf das Normalgewicht bei Ihrer Körpergröße, nicht auf Ihr tatsächliches Körpergewicht. Übergewichtige brauchen nicht mehr Eiweiß als normalgewichtige Menschen. Aber Sie sollten darauf achten, wenig tierisches mit viel pflanzlichem Eiweiß zu kombinieren. Warum, erfahren Sie unter »Biologische Wertigkeit« (Seite 52).

Oft wird behauptet, dass eine proteinreiche Ernährung zum Knochenschwund, also einer Osteoporose, führen könne. Das konnte bisher durch Studien nicht eindeutig belegt werden. Wenn ein Patient bereits unter einer Osteoporose leidet, ist es dennoch sinnvoll, die pflanzlichen Eiweißquellen gegenüber den tierischen zu erhöhen. Das schädliche Leberfett können Sie durch eine proteinreiche, weniger energiedichte Ernährung effektiver abbauen als durch eiweißarme Kost. Auch die Entzündung geht zurück.

Aber aufgepasst: Ihre Nieren sind, wie Sie aus dem zweiten Kapitel schon wissen, durch Ihre Erkrankung von vornherein gefährdet. Hat Ihr Arzt Ihnen gesagt, dass bei Ihnen bereits eine Funktionsschwäche der Nieren entstanden ist, müssen Sie beim Eiweißverzehr ganz genau hinschauen. Hier geht es nicht ohne die Beratung durch eine speziell ausgebildete Ernährungsfachkraft, die Ihnen zeigt, wie Sie es richtig handhaben.

Aminosäuren – Grundbausteine von Eiweiß

Aus 20 Aminosäuren baut Ihr Stoffwechsel körpereigenes Eiweiß auf. Acht davon sind essenziell, das heißt, sie müssen in Ihrem Essen enthalten sein, weil Ihr Körper sie nicht selbst herstellen kann. Für uns Menschen sind das Valin, Leucin, Isoleucin, Lysin, Methionin, Phenylalanin, Threonin und Tryptophan. Aha, werden Sie sich erinnern, Tryptophan ist doch die Aminosäure, die auf Umwegen durch mehr Bewegung glücklich macht!

Wie gesagt, der Durchschnittsdeutsche verzehrt etwas mehr als 100 Gramm Eiweiß pro Tag. Das kommt ganz schnell zusammen, weil so viele Menschen – vor allem Männer – tierisches Eiweiß bevorzugen. Aber wie gesagt, nur ein Drittel des Eiweißverzehrs sollte aus tierischen Nahrungsquellen kommen, zwei Drittel dagegen aus pflanzlichen. Und da wird's schon schwieriger, den Eiweißbedarf zu decken! Dafür müssen Sie sehr viel Gemüse, Salat, Hülsenfrüchte, Vollkorn, Nüsse und Saaten essen. Wie Sie das hinbekommen, sehen Sie im Kapitel über unseren Lebensmittel-Baukasten (Seite 69).

Die biologische Wertigkeit von Eiweiß

Wenn Sie die anteiligen pflanzlichen und tierischen Eiweißquellen (⅔ : ⅓) in einer Mahlzeit kombinieren, kann Ihr Körper sich aus den einzelnen Aminosäuren besseres körpereigenes Protein aufbauen. Das bedeutet: Sie schaffen dadurch einen Mehrwert für Ihren Körper.

Diese Aminosäuren holen wir uns einfach aus unseren gesunden Lebensmitteln, obwohl uns die Werbung immer mal wieder weismachen möchte, dass dazu Proteinsupplemente, also Proteinpulver oder Ähnliches, erforderlich seien. Übrigens brauchen Sie diese Zusätze nicht einmal, wenn Sie sich dazu entschließen, im Fitnessstudio Muskeltraining zu betreiben. Das normale Nahrungseiweiß reicht sogar dem geübten Bodybuilder zum Muskelerhalt!

Fett ist nicht an allem schuld – Umdenken ist nötig

Als ich – die medizinische Autorin dieses Buches – 1994 meine Praxis eröffnete, hatte gerade überall der »Light«-Wahnsinn begonnen. Sogar von offizieller Seite wurden nur die Nahrungsfette für das immer mehr um sich greifende Übergewicht, die Herzinfarkte und Schlaganfälle verantwortlich gemacht. Die Lebensmittelindustrie eröffnete mit der Entwicklung von Light-Produkten einen neuen, riesigen Markt. Fett, der angeblich alleinige Krankmacher, musste aus dem Speiseplan möglichst weitgehend gestrichen werden. Fettarme Garmethoden mit speziell dafür entwickelten Töpfen und Pfannen eroberten unsere Küchen. Leider blieben aber bei dieser Art der Zubereitung sehr viele Vitamine auf der Strecke – insbesondere die fettlöslichen Vitamine A, D, E und K. Ohne ein wenig Fett in Gemüse und Salat werden diese nur unvollständig oder gar nicht im Darm aufgenommen. Weswegen man zu sinnlosen Nahrungsergänzungsmitteln griff – welche viele auch heute in immensen Mengen konsumieren, zur Freude der Hersteller. Kurzum: Der erhoffte Erfolg blieb aus; das Metabolische Syndrom breitete sich weltweit rasant aus. Also konnte das Fett in der Nahrung ja nicht der alleinige Sündenbock sein!

In den Köpfen der Menschen hat sich diese Fettphobie jedoch derart eingebrannt, dass die Light-Industrie nach wie vor Riesengewinne macht.

Da müssen wir dringend umdenken, denn Fette und Öle gehören zu unseren wichtigsten Grundnährstoffen.

Fette haben wichtige Aufgaben

Speisefette sind mit 9,3 kcal pro Gramm zwar viel energiedichter als die beiden anderen Makronährstoffe Eiweiß und Kohlenhydrate, sie sind jedoch unverzichtbar, also ein essenzieller Nährstoff.

Fette sind Bestandteile aller Zellwände, sie liefern uns Energie und dienen zum Teil auch als dünner Schutzmantel für Nieren, Herz und Nervensystem. Auch sonst hat Fettgewebe durchaus sinnvolle Aufgaben: Der »Babyspeck« schützt unsere Jüngsten vor Unterkühlung und Energiemangel. Das »Depotfett« der älteren Kinder und Erwachsenen, also das Unterhautfettgewebe, wäre hauptsächlich als Energiespeicher für Notzeiten gedacht, die wir alle aber glücklicherweise nicht mehr kennen. Es produziert im Gegensatz zum bereits bekannten inneren Bauchfett keine gefährlichen Botenstoffe.

Nahrungsfette sind Aroma- und Geschmacksträger und sorgen für die richtige Konsistenz (Festigkeit) von Lebensmitteln. Sie sind, wie gesagt, unerlässlich für die Aufnahme der fettlöslichen Vitamine A, D, E und K. Zu viel davon, vor allem von den ungünstigen Fetten, führt Sie allerdings wegen des hohen Energiegehalts ins Übergewicht und wieder in den alten Teufelskreis des Metabolischen Syndroms.

Alle Fette, also diejenigen, die im Körper als Baustoff verarbeitet sind, und die Nahrungsfette, enthalten immer eine Mischung aus unterschiedlichen Fettsäuren.

Auf die chemische Zusammensetzung kommt es an

Das A und O ist die richtige Auswahl. Denn Fett ist nicht gleich Fett – und die richtigen Fette im richtigen Maß machen auch nicht fett. Doch aufgepasst! Da Fett im Vergleich zu Eiweiß und Kohlenhydraten mehr als doppelt so viel Energie enthält und damit eine hohe Energiedichte aufweist, müssen Sie auch bei vernünftiger Auswahl auf eine insgesamt moderate Zufuhr achten. Sonst klappt's nicht mit der Energiebilanz! Bevorzugen Sie die richtigen Fette, dürfen diese 35 bis 40 Prozent Ihrer täglichen Energiezufuhr ausmachen. Welche Fettsäuren günstig für Ihr Herz-Kreislauf-System sind, sehen Sie gleich im Kapitel über die drei Gruppen von Fettsäuren (Seite 54). Nicht nur die aufgenommene Menge, sondern vor allem die Art der Fettsäuren ist ausschlaggebend. Und pflanzliche Öle enthalten Vitamin E als natürlichen Zellschutz vor freien Radikalen – wirken also als Antioxidantien, ganz ohne Nahrungsergänzungsmittel.

Wie sind Fette aufgebaut?

Fettsäuren sind Bestandteile von Fetten und Ölen. Doch was ist was? Zu den Fetten gehört alles, was bei 20 Grad Raumtemperatur fest ist, Öle sind bei gleicher Temperatur flüssig.

Fett ist nicht wasserlöslich – »hydrophob« nennt man das auch. Weil Fett leichter ist als Wasser, können Sie auf Salatsoßen oder Suppen Fettaugen schwimmen sehen. Ganz kurz haben wir Ihnen die verschiedenen Fette weiter vorne beim Zahnrad

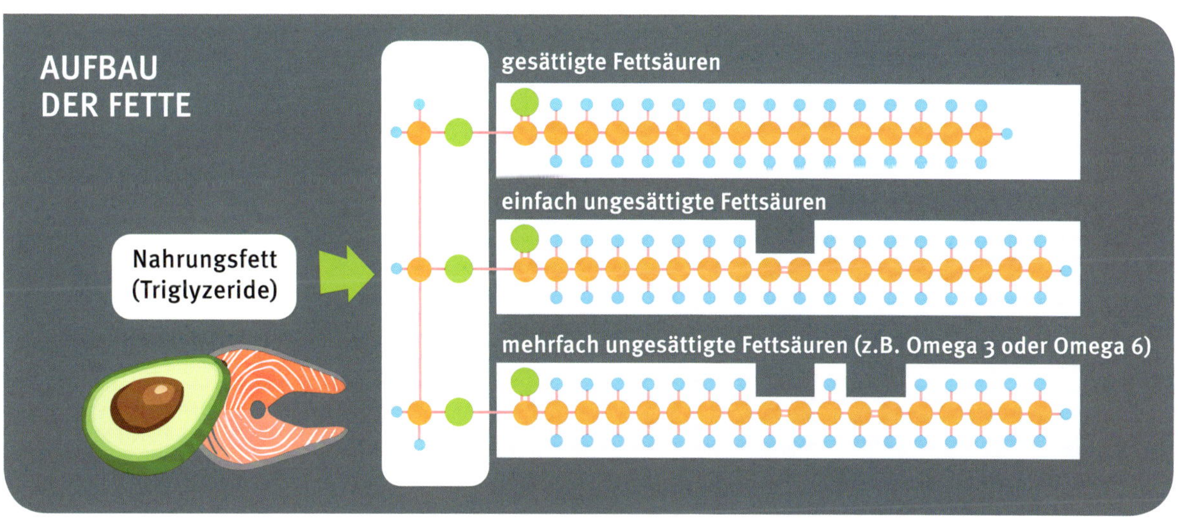

Nr. 3, den Fettstoffwechselstörungen, schon vorgestellt. Sicher interessiert es Sie nun genauer, welche Wirkungen die verschiedenen Fette auf Ihren Körper und damit auf Ihre Gesundheit haben.

Chemisch gesehen sind alle Fette nach dem gleichen Prinzip aufgebaut: Jeweils drei Fettsäuren sind mit dem Grundgerüst der Fette, dem Alkohol Glyzerin, verbunden. Es sind also Triglyzeride. Sie sehen das in der Abbildung (Seite 53). Man bezeichnet sie auch als »Neutralfette«.

Über 100 verschiedene Fettsäuren sind bekannt, nur ca. 20 davon spielen eine Rolle in unserer Ernährung. Je nachdem, welche Fettsäuren am Glyzerin hängen und wie diese aufgebaut sind, ergibt sich eine günstige oder weniger günstige Wirkung auf unsere Gesundheit. Sind die Fettsäuren vom Glyzerin abgekoppelt, spricht man von »freien« Fettsäuren, die in unterschiedlichen Ölen vorkommen. In hochwertigen Nahrungsfetten und -ölen sind diese unerwünscht und senken die Qualität.

Die drei Gruppen von Fettsäuren

Die Fettsäuren werden in drei Gruppen eingeteilt: die gesättigten, einfach ungesättigten und mehrfach ungesättigten. Sicher haben Sie diese Bezeichnungen schon einmal gehört und sich gefragt, was sie wohl bedeuten. Fettsäuren ohne Doppelbindung werden als »gesättigt«, Fettsäuren mit einer Doppelbindung als »einfach ungesättigt« und Fettsäuren mit zwei oder mehr Doppelbindungen als »mehrfach ungesättigt« bezeichnet. Wenn Sie sich die Abbildung (Seite 53) noch einmal anschauen, sehen Sie, was wir meinen.

Entscheidend ist die Konsistenz der Fette

Grundsätzlich gilt: Die Mischung macht den Unterschied. Je mehr ungesättigte Fettsäuren in einem Fett vorhanden sind, desto weicher oder sogar flüssiger wird es; ein höherer Anteil von gesättigten Fettsäuren macht es fester und höher erhitzbar. Auch die Länge der Fettsäuren spielt eine wichtige Rolle: Je länger sie sind, desto höher sind sie erhitzbar.

Die gesättigten Fettsäuren

Anders als ungesättigte Fettsäuren kann der Körper – wie Sie schon erfahren haben – gesättigte Fettsäuren aus Kohlenhydraten, Alkohol und sogar aus Eiweiß herstellen. Dies ist ein weiterer Grund dafür, dass man auch bei fettarmer Ernährung zunehmen kann – oder trotz »Pumpen« im Fitnessstudio, wo gerade junge Leute für den Muskelaufbau oft riesige Mengen an Proteinshakes verdrücken und als Folge davon dann zusätzlich Speckröllchen ansetzen.

Gesättigte Fette können kurz-, mittel- oder langkettig sein und sind relativ unempfindlich gegen Licht, Luft und Hitze. Sie sind daher hoch erhitzbar und auch lange haltbar. Man findet sie vor allem in tierischen Lebensmitteln wie Fleisch und Wurstwaren, Milchprodukten mit hoher Fettstufe, in Butter und Schmalz. Im Pflanzenreich kommen sie in tropischen Ölen vor, also in Kokos- und Palmfett, aber auch in Erdnuss- und Kakaoöl, und landen dann in fettigen Backwaren, beispielsweise in Blätterteig oder Pommes. Ihre Leber bastelt, wie schon erwähnt, aus genau diesen Fettsäuren das körpereigene Cholesterin. Sie sollten maximal 7 bis 10 Prozent Ihrer täglichen Energie aus solchen Lebensmitteln beziehen. Im Rezeptteil des Buches werden Sie sehen, was für leckere Gerichte Sie auch mit nur geringen Mengen dieser Zutaten zaubern können!

Die einfach ungesättigten Fettsäuren

Die wichtigste einfach ungesättigte Fettsäure ist die Ölsäure, die in Oliven, Raps, Avocados, verschiedenen Nüssen und den daraus hergestellten Ölen reichlich vorkommt. Die einfach ungesättigten Fettsäuren sollten den überwiegenden Teil Ihrer Nahrungsfette ausmachen, weil sie dabei helfen, das LDL-Cholesterin (Seite 23) im Blut zu senken. Aus dieser Sparte dürfen Sie sich also großzügiger bedienen!

Die mehrfach ungesättigten Fettsäuren
Je nach Lage der Doppelbindung teilt man mehrfach ungesättigte Fettsäuren in zwei Familien ein: die langkettigen Omega-3- und die Omega-6-Fettsäuren. Wir müssen sie mit unserer Nahrung aufnehmen, unser Stoffwechsel kann sie im Gegensatz zu den gesättigten nicht selbst herstellen. Man nennt sie daher »essenzielle Fettsäuren«.

Sie haben ziemlich komplizierte Namen, die man kaum aussprechen, geschweige denn im Gedächtnis behalten kann. Trotzdem wollen wir sie Ihnen kurz vorstellen:

Zu den **Omega-3-Fettsäuren** gehört die Alpha-Linolensäure (ALA), die Sie in Leinsamen, Raps, Walnüssen, Soja und deren Ölen finden. Die Eicosapentaensäure (EPA) und die Docosahexaensäure (DHA) kommen vor allem in fetten Seefischen wie Lachs, Makrele, Thunfisch und Hering sowie in Sardellen und Sardinen vor. Früher dachte man deshalb, man dürfe sie wegen ihres Fettgehaltes nur ab und zu essen. Aber jetzt wissen wir es besser! Sie enthalten die richtigen Fette, die Ihre Gesundheit fördern, weil sie vor allem die chronische Entzündungsreaktion in Ihrem Körper reduzieren. Zudem sind sie auch wichtig für die Senkung Ihres erhöhten Blutdrucks – also genau das Richtige, wenn Sie am Metabolischen Syndrom leiden!

Zu den **Omega-6-Fettsäuren** gehören die Arachidonsäure, die ausschließlich in tierischen Lebensmitteln vorkommt, sowie die Linolsäure, die in pflanzlichen Ölen wie Sonnenblumen-, Distel- und Maiskeimöl enthalten ist. Sie haben leider keine so günstige Wirkung auf Ihr Metabolisches Syndrom, denn sie fördern die Entzündungsreaktion und den Bluthochdruck.

Heute weiß man, dass sie – im Übermaß genossen – eben wegen dieses entzündungsfördernden Effekts das Herzinfarktrisiko erhöhen und sogar für die Allergiebereitschaft, Entwicklungsstörungen bei Kleinkindern und ADHS mitverantwortlich sind. Schuld ist die häufige Fehlernährung schon in jüngstem Alter. Denn gerade in den so bequemen Fertigprodukten (»Convenience Foods«) sind reichlich Omega-6-Fettsäuren enthalten. Also: So weit wie möglich reduzieren!

Das ideale Verhältnis von Omega-3- zu Omega-6-Fettsäuren in unserer Ernährung wäre 1:3 bis höchstens 1:5, die Realität sieht aber anders aus: Es ist durchschnittlich weit über 1:8 – viel zu wenig Omega-3- und viel zu viel Omega-6-Fettsäuren stecken in unserem Essen. Aber das können Sie direkt im Kochtopf oder auf Ihrem Teller regeln! Bauen Sie regelmäßig Kaltwasserfische wie Lachs, Makrele, Hering und Thunfisch oder Heilbutt und Forelle in Ihre Mahlzeiten ein. Das darin enthaltene Selen kann zusätzlich helfen, Gelenkschmerzen bei Arthrose zu lindern.

Und verwenden Sie hauptsächlich die oben erwähnten Pflanzenöle mit hohem Linolensäuregehalt, also noch mal viele Omega-3-Fettsäuren.

Was sind eigentlich Transfette?
Transfettsäuren sind ungesättigte Fettsäuren, deren chemische Struktur sich wie in einem Spiegelbild verändert hat. Die ursprünglich geknickten Ketten wurden dabei in eine fast gestreckte Form gezwungen. Dadurch bleiben sie nicht flüssig, sondern werden hart. Sie entstehen sowohl durch natürliche wie auch durch lebensmitteltechnologische Prozesse.

Natürlicherweise entstehen Transfettsäuren durch Bakterien, vor allem im Pansen von Wiederkäuern, und gelangen in sehr geringer Menge in zahlreiche Lebensmittel, z. B. in Milch und damit auch in

Milchprodukte. »Sind denn Milchprodukte folglich ungesund?«, werden Sie sich jetzt fragen. Ganz klar nein, wenn man die richtigen in geeigneter Menge verzehrt!

In der Lebensmitteltechnologie wird die Fetthärtung dazu verwendet, um die Beschaffenheit und die Stabilität von Ölen zu verändern. Aus flüssigen Ölen sollen streichfähige Produkte entstehen, z. B. Margarine, indem die ungesättigten Fettsäuren in gesättigte umgewandelt werden. Auch bei der Erhitzung von pflanzlichen Ölen können Transfettsäuren entstehen – z. B. bei der Herstellung industriell veränderter, also raffinierter Öle, bei der unerwünschte Geschmacksstoffe entfernt werden. Dabei geben diese sekundären Pflanzenstoffe und natürlich vorkommenden Aromen dem Öl erst seine besondere Geschmacksnote! Das Gleiche passiert, wenn Sie ein naturbelassenes Öl in Ihrer Bratpfanne oder gar in der Fritteuse zu stark erhitzen. Dabei entstehen dann auch krebserregende Stoffe, z. B. das giftige Acrolein.

Gesund oder ungesund?

Für Transfettsäuren ist keine einzige positive Auswirkung auf unseren Organismus bekannt. Die negativen Auswirkungen auf den Stoffwechsel sind jedoch eindeutig: Sie erhöhen die Triglyzeride, das LDL-Cholesterin, senken den HDL-Spiegel im Blut und haben auch eine toxische Wirkung auf die Leberzellen. Das Risiko einer koronaren Herzkrankheit (KHK) und somit eines Herzinfarkts oder auch eines Schlaganfalls steigt direkt mit einer erhöhten Zufuhr von Transfettsäuren. Ja, genau – Sie heizen beim Verzehr von Frittiertem, Croissants, Donuts, Crackern und Co., aber auch von Tütensuppen und Crunchy-Cerealien Ihr Metabolisches Syndrom so richtig an – also möglichst meiden!

Wie ist das jetzt mit dem Cholesterin?

Der Irrglaube, dass Cholesterin generell ganz gefährlich sei, ist weit verbreitet. Cholesterin ist aber kein Gift, sondern ein lebensnotwendiger Baustoff: Er ist wichtig für die Funktion der Zellmembranen und bildet die Grundlage verschiedener Hormone. Wir brauchen es also dringend – wohlgemerkt in der richtigen Menge. Das heißt: Reduzieren Sie vor allem gesättigte Fette und achten Sie ein kleines bisschen auf das Nahrungscholesterin. Sehr große Mengen an Cholesterin in der Nahrung sind nämlich doch gefährlich, aber einige Eier pro Woche sollten kein Problem sein. Hier kommt schon wieder Paracelsus ins Spiel: »Allein die Menge macht's, ob ein Ding ein Gift sei!« Worauf Sie dabei achten sollten, lesen Sie später im praktischen Teil.

Insgesamt ist die Ernährung nur zu etwa einem Viertel für den Cholesterinspiegel verantwortlich. Denn einen beträchtlichen Teil des Cholesterins bildet Ihre eigene Leber, und zwar aus zu vielen gesättigten Fettsäuren. Hauptsächlich entscheidet die genetische Veranlagung, ob unser Körper viel oder wenig Cholesterin produziert. In manchen Familien haben aus diesem Grund fast alle Mitglieder erhöhte Cholesterinspiegel: eine familiäre Hypercholesterinämie. Wer kaum zum Arzt geht, weiß davon oft gar nichts. Immer mal wieder treten dann plötzlich schon in jungen Jahren typische Beschwerden einer koronaren Herzkrankheit oder gar Herzinfarkte auf. Spätestens dann ist die Sache klar.

Menschen ohne genetische Vorbelastung, die regelmäßig Sport treiben und reichlich Gemüse und Obst mit vielen Ballaststoffen essen, erreichen einen leichten Anstieg des »guten« HDL (Seite 23) und müssen sich um ihren Cholesterinspiegel kaum Gedanken machen.

Fettkonsum beim Metabolischen Syndrom

In einigen Ernährungsratgebern wird die abenteuerliche These vertreten, dass der Verzehr von mehr gesättigten Fetten das HDL erhöhen könne. Also ran an Schweinebraten und Schmalzbrote? Neuere Forschungsergebnisse aus dem Jahr 2019 zeigen ganz klar, dass das nicht wirklich schlau wäre, sondern dass es darauf ankommt, was man wodurch ersetzt.

Sie drehen – wie Sie ja längst wissen – alle vier Zahnräder Ihres Metabolischen Syndroms durch Gewichtsabnahme wirkungsvoll in die richtige Richtung. Das schaffen Sie, wenn Sie weniger und vor allem keine »schnellen« Kohlenhydrate zu sich nehmen und mehr Ballaststoffe essen. Allein dadurch reduzieren Sie schon die leberverfettenden Triglyzeride. Und das ist beim Metabolischen Syndrom erst mal das Wichtigste! Gesättigte tierische und pflanzliche Fette nehmen Sie sparsam zu sich und erhöhen dafür deutlich den Anteil vor allem der einfach und auch mehrfach ungesättigten Omega-3-Fettsäuren. Also insgesamt weniger Kohlenhydrate und mehr Fett – aber das richtige. Stark verarbeitete Lebensmittel mit ihren Transfettsäuren sollten Sie unbedingt aus Ihrem Speiseplan streichen und nur moderat Alkohol konsumieren.

Selbstredend sollten Sie auf Nikotin verzichten und sich jeden Tag reichlich bewegen. So kann Ihr HDL ein wenig ansteigen und Sie senken das ungünstige LDL. Und darauf kommt es an!

Kohlenhydrate – die verschiedenen Zucker

Der Begriff »Zucker« bezeichnet eine ganze Gruppe von Stoffen, die unserem Körper am schnellsten Energie zur Verfügung stellen und ausschließlich aus pflanzlichen Quellen stammen. Sie kommen als Einfach-, Zweifach- und Mehrfach-/Vielfachzucker vor. Das können Sie sich folgendermaßen vorstellen – schauen Sie sich einfach die folgende Abbildung an:

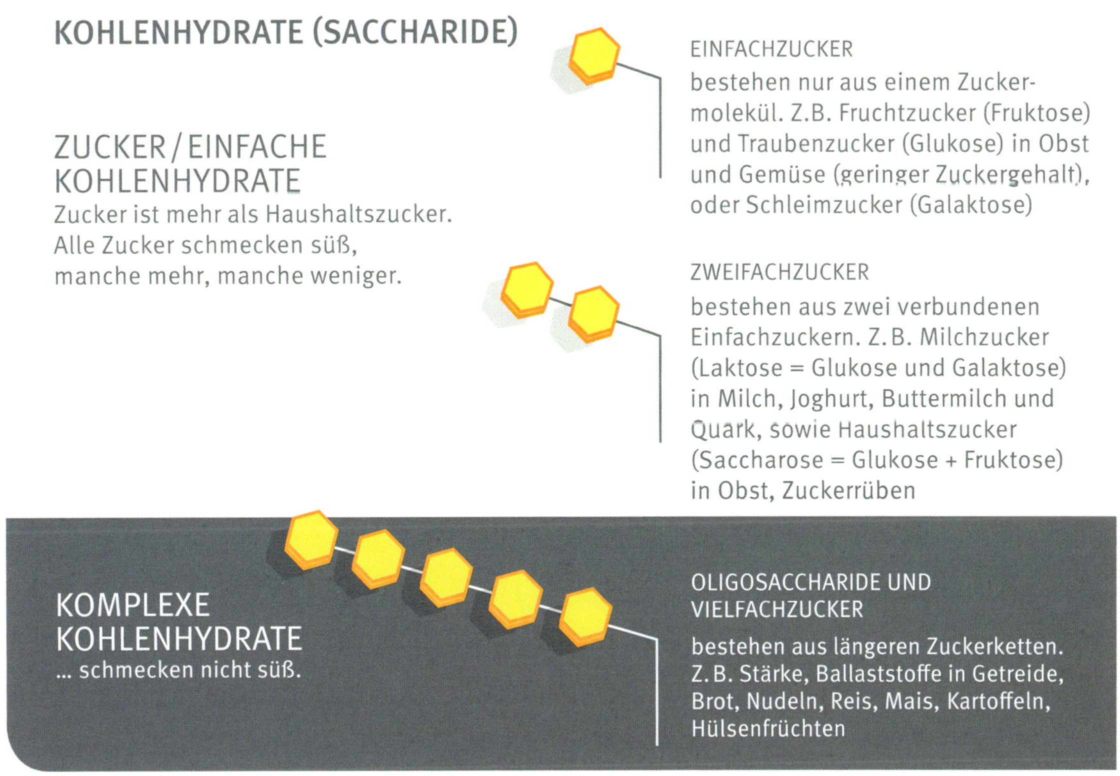

Greimel, J., Ernährung PCO-Syndrom, TRIAS Verlag, 2019

Einfachzucker (Monosaccharide):

- Traubenzucker = Glukose
- Fruchtzucker = Fruktose
- Schleimzucker = Galaktose

Zweifachzucker (Disaccharide):

- Haushalts-, Rohr-, Rübenzucker = Saccharose = Glukose + Fruktose
- Milchzucker = Laktose = Glukose + Galaktose
- Malzzucker = Maltose = Glukose + Glukose

Einfach- und Zweifachzucker sind »schnelle« Zucker. Sie »schießen« förmlich ins Blut, locken jede Menge Insulin und verursachen die bereits erwähnten gefährlichen Blutzuckerspitzen. Sie heizen die chronische Entzündung an und locken viel Insulin aus der Bauchspeicheldrüse. Was das bedeutet, wissen Sie schon: viel Fetteinlagerung, wenig bis gar keine Fettverbrennung und ständigen Hunger.

Mehrfach-/Vielfachzucker (Oligo-/Polysaccharide):

- Stärke = Vielfachzucker aus Glukose
- Inulin = Vielfachzucker aus Fruktose

Mehrfach- und Vielfachzucker finden sich als verschieden lange Zuckerketten beispielsweise in Vollkorngetreide oder Gemüse, quasi wie Perlschnüre. Hier haben die spaltenden Verdauungsenzyme zunächst einmal richtig Arbeit! Mehrfachzucker kommen erst nach und nach im Blut an und sind deshalb »langsame« Kohlenhydrate. Sie locken wenig Insulin, erzeugen kaum Entzündungen und sorgen für wenig Fetteinlagerung, einen konstanten Blutzuckerspiegel und weniger Hunger.

Glykämischer Index und glykämische Last – was ist eigentlich relevant?

Wie stark steigt mein Blutzucker, wenn ich bestimmte Lebensmittel esse? Diese Frage lässt sich durch die Bestimmung des glykämischen Index, vereinfacht »Glyx« oder »GI«, beantworten. Je niedriger die Blutzuckerwirkung der enthaltenen Kohlenhydrate, desto weniger Insulin wird für den Abbau benötigt und desto länger sind Sie satt.

Ein niedriger GI liegt definitionsgemäß unter 55, ein mittlerer zwischen 56 und 69, ab 70 handelt es sich um einen hohen GI. Angeblich sind die Lebensmittel im unteren Bereich Schlankmacher, die im oberen hingegen Dickmacher. Doch das stimmt so nicht.

Der Blutzuckeranstieg ist von einigen Einflüssen abhängig:

- Fett und Eiweiß verzögern die Magenentleerung Ihrer Mahlzeit, der Blutzucker steigt nicht so schnell und verursacht nicht so leicht die berüchtigten »Blutzuckerspitzen«.
- Ballaststoffe in Ihrem Essen bremsen ebenfalls den schnellen Blutzuckeranstieg; deshalb ist Vollkorn günstiger als Weißmehl.
- Hülsenfrüchte sind der Knaller (Seite 76): Sie enthalten neben Kohlenhydraten so viel Eiweiß und Ballaststoffe, dass hier der Blutzucker nur wenig beeinflusst wird!
- Wenn Sie Nudeln »mit Biss« – also al dente – zubereiten, sind sie weniger blutzuckerwirksam (Seite 73)!
- Je höher der industrielle Verarbeitungsgrad der Kohlenhydrate, desto schneller steigt ihr Zucker im Blut.
- Der Blutzuckeranstieg durch die Laktose in Milchprodukten fällt durch den Eiweißgehalt etwas geringer aus; noch günstiger sind Sauermilchsorten.

Am Beispiel Möhre zeigt sich ganz gut, dass die alleinige Verwendung des GI irreführend ist:

Möhren haben mit 85 einen hohen GI und liegen damit angeblich im ungünstigen Bereich für die Blutzuckerwirkung. Darf man also als Mensch mit Diabetes keine Möhren mehr essen? Aber natürlich dürfen Sie! Sie sehen sofort, wo der Fehler liegt:

Egal wie viele Möhren Sie essen, der GI bleibt immer gleich, nämlich mit 85 im zu hohen Bereich.

50 g Traubenzucker lassen Ihren Blutzucker sehr schnell ansteigen, sie müssten aber ungefähr 600 g gekochte Möhren essen, um den gleichen Spiegel zu erreichen. Aber wer isst schon ein ganzes Pfund Möhren auf einmal? Wenn Sie sich Ihre Portionsgröße als Beilage anschauen, sind das ja nur ca. 150 g. Die wirken sich auf Ihren Blutzucker natürlich deutlich günstiger aus. Im Umkehrschluss wäre dann ja wegen des niedrigen GI von Vollkornbrot angeblich auch bei Verzehr größerer Mengen keine große Blutzuckerwirkung zu erwarten. Die vielen Kohlenhydrate im Brot lassen aber Ihren Zucker trotz des niedrigen GI ganz ordentlich ansteigen! Reine »GI-Diäten« haben folglich überhaupt keinen Sinn.

Sie orientieren sich besser an der **glykämischen Last** eines Lebensmittels, also am GI, bezogen auf den tatsächlichen Kohlenhydratgehalt der Portion, die Sie auf dem Teller haben. Ihre Beilage aus gedünsteten Möhren hat eine glykämische Last von nur 15, das ist wenig. Das bedeutet:

$$\frac{\text{GI des Lebensmittels x Kohlenhydratmenge Ihrer Portion}}{100}$$

Fangen Sie jetzt aber bitte nicht zu rechnen an – es gibt viele gute Tabellen, aus denen Sie ganz einfach die Kohlenhydratmenge in 100 g Lebensmittel ablesen und dann auf Ihre Portionsgröße umrechnen können. Am Ende zählt die glykämische Last, die Sie Ihrem Stoffwechsel bis zum Abend zugeführt haben.

Die Energiedichte

Sie brauchen keine Kalorien zu zählen, um herauszufinden, wie viel Energie in Ihrer Mahlzeit steckt. Wie war das doch gleich mit Hunger und Sättigung? Ach ja, die Magenwand dehnen, um Sättigungssignale auf den Weg zum Gehirn zu schicken. Am besten mit einer Mahlzeit, die satt macht und lange satt hält, ohne übermäßig Energie zu enthalten. Die alles entscheidende Frage lautet also: Was muss ich auf meinen Teller legen, um das zu erreichen? Viel Fett, kombiniert mit Zucker, praktisch ohne Ballaststoffe und mit niedrigem Wassergehalt ist rasend schnell verschlungen und dehnt den Magen nicht wirklich. Enthält sehr viel Energie, macht aber nicht anhaltend satt. Bald brauchen Sie Nachschub.

Viel schlauer ist es, wasser- und ballaststoffreiche Nahrungsmittel mit hohem Volumen in den Magen zu füllen und so die Magenwand zu dehnen. Das sind vor allem Gemüse und ein bisschen Vollkorn. Wenn Sie damit hochwertiges Eiweiß und gesunde Fette kombinieren, bleiben Sie mit wenig Energie lange satt – Ihre Mahlzeit hat also eine geringe Energiedichte und enthält gleichzeitig viele gute Nährstoffe. Im Rezeptteil finden Sie hierfür viele leckere Gerichte.

Aber daraus dürfen Sie nicht schließen, fettarme Nahrung habe wenig Energie und sei deshalb richtig. Durch eine der rein fettarmen Diäten zur Gewichtsabnahme, die Ihnen in vielen Zeitschriften und Internetauftritten immer noch angepriesen werden, senken Sie die bei Ihrem Metabolischen Syndrom entscheidenden Triglyzeride nicht. Also, wozu sollten Sie sich dann damit abmühen, wenn es Ihnen ohnehin nicht weiterhilft?

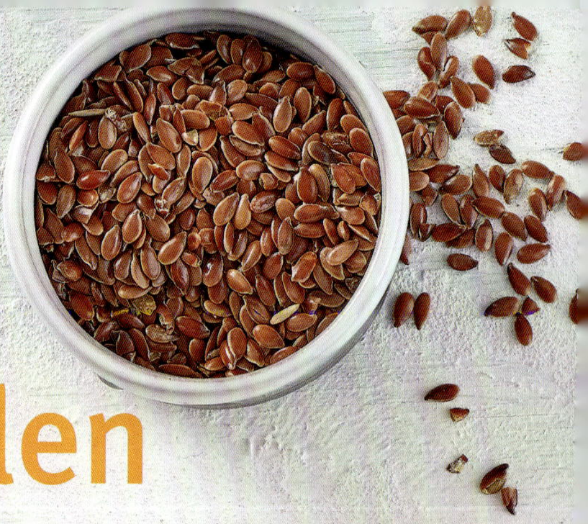

Die besten **Ballaststoffquellen**

Ballaststoffe haben ihren Namen aus dem früheren Irrglauben heraus, dass sie für den Körper nur ein Abfall- und Ausscheidungsprodukt seien, da sie weitgehend unverdaulich sind. Inzwischen wissen Sie, dass das keinesfalls stimmt: Sie sind Futter für Ihre gesunden Darmbakterien, Fänger von Giftstoffen im Darm und unerlässlich für eine gesunde Verdauung. Sie wirken sich positiv auf den Blutzucker- und Cholesterinspiegel aus und senken nachweislich das Risiko, an Darmkrebs zu erkranken.

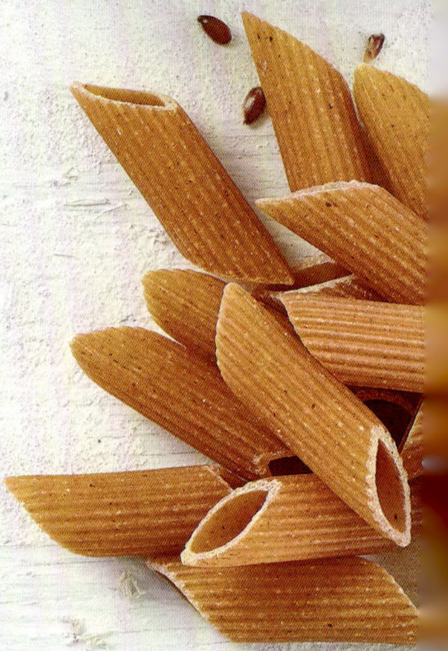

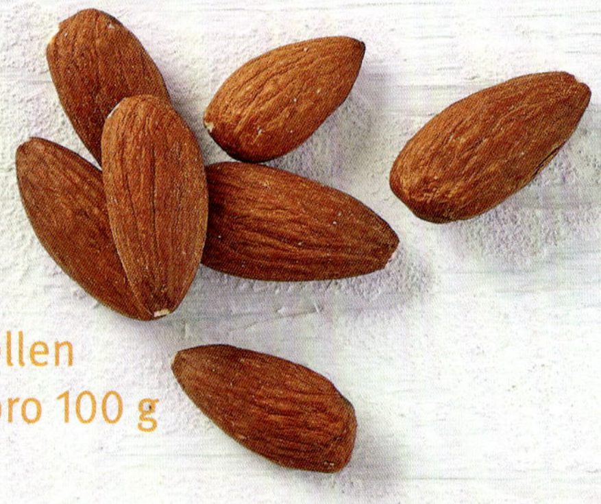

Die Top Ten Ballaststoffquellen und ihr Ballaststoffgehalt pro 100 g

- Leinsamen (23 g)
- Mandeln (15 g)
- Dinkelvollkorn (10 g)
- Haferflocken (10 g)
- Vollkornnudeln (8 g)
- Weiße Bohnen (6 g)
- Himbeeren (5 g)
- Erbsen (gegart: 5 g)
- Brokkoli (5 g)
- Linsen (5 g)

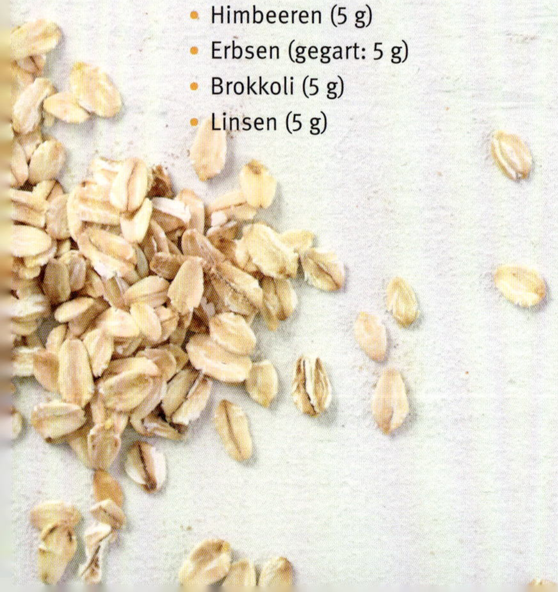

Wie viele Ballaststoffe täglich?

Ballaststoffe kommen hauptsächlich in pflanzlichen Lebensmitteln vor. Täglich 30 Gramm davon sind ideal. Es darf aber gerne auch mehr sein! Essen Sie nach der mediterranen Pyramide (Seite 65), nehmen Sie ganz automatisch genügend Ballaststoffe zu sich.

Eine geeignete »Tagesration« von 30 Gramm wären z. B.:
2 Scheiben Vollkornbrot + 1 mittelgroßer Apfel + 125 g Heidelbeeren + 3 mittelgroße Kartoffeln + 150 g Brokkoli + 20 g Mandeln

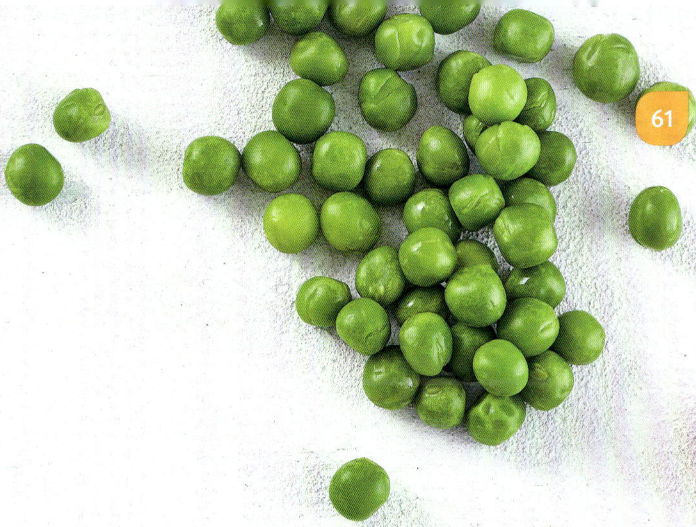

Worauf Sie achten sollten

Am besten quellen Ballaststoffe in Kombination mit viel Flüssigkeit. Trinken Sie also immer ausreichend – 1,5 bis 2 Liter jeden Tag! Gut gequollene Ballaststoffe sorgen so auch dafür, dass Sie sich länger satt fühlen.

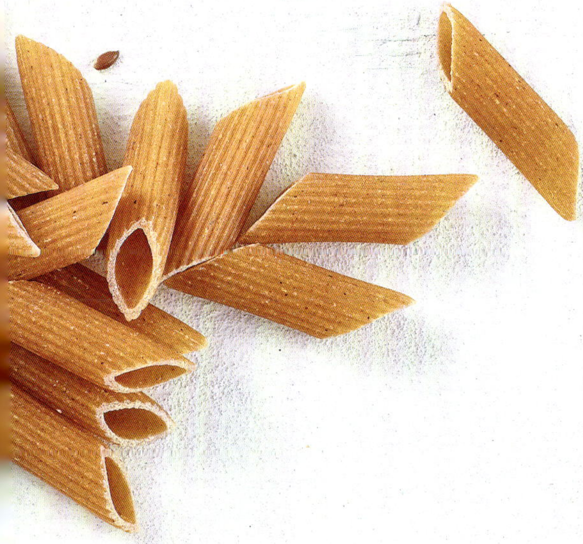

Lösliche und unlösliche Ballaststoffe

- Lösliche Ballaststoffe sind z. B. Inulin, Pektin, Oligofruktose, Beta-Glucane und lösliche Hemizellulosen. Sie sind vor allem in Obst und Gemüse enthalten, Beta-Glucane vor allem in Hafer und Gerste.
- Unlösliche Ballaststoffe wie etwa Zellulose, unlösliche Hemizellulose oder Lignin finden sich vorwiegend in Getreide und Hülsenfrüchten.

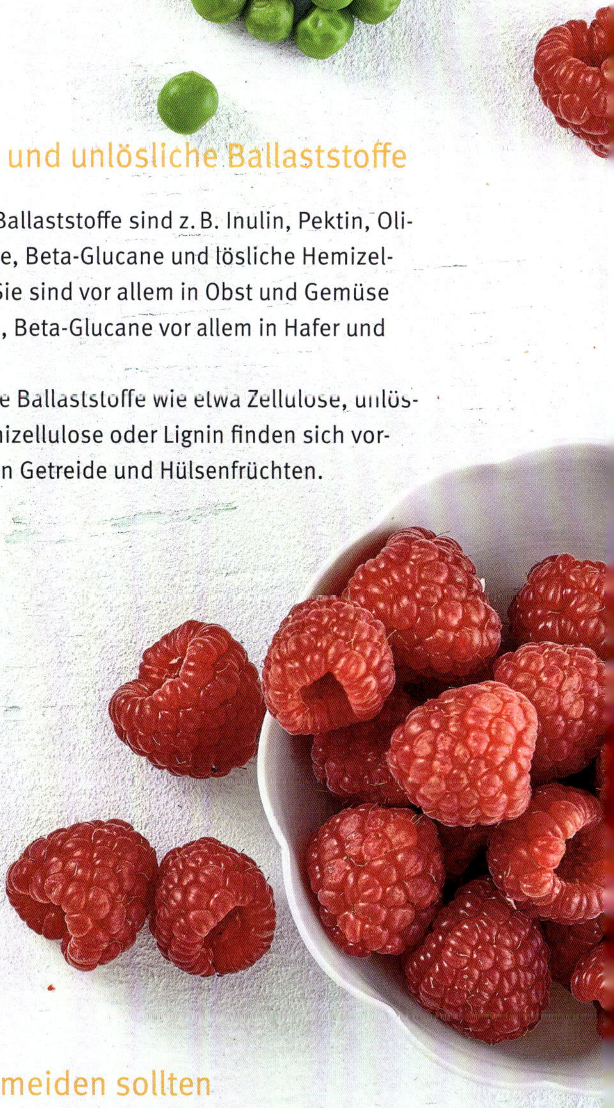

Wenn Sie selbst Brot backen

Je weniger ausgemahlen das Mehl ist, desto mehr Ballaststoffe sind darin – also ist Dinkelmehl Type 1050 empfehlenswerter als Type 605. Am besten ist hier natürlich Dinkelvollkornmehl!

Was Sie meiden sollten

Getrocknete Früchte wie Rosinen, Datteln und Co. haben deshalb so viele Ballaststoffe, weil ihnen das Wasser entzogen wurde. Leider steigt dadurch auch der Fruktosegehalt – also Finger weg beim Metabolischen Syndrom!

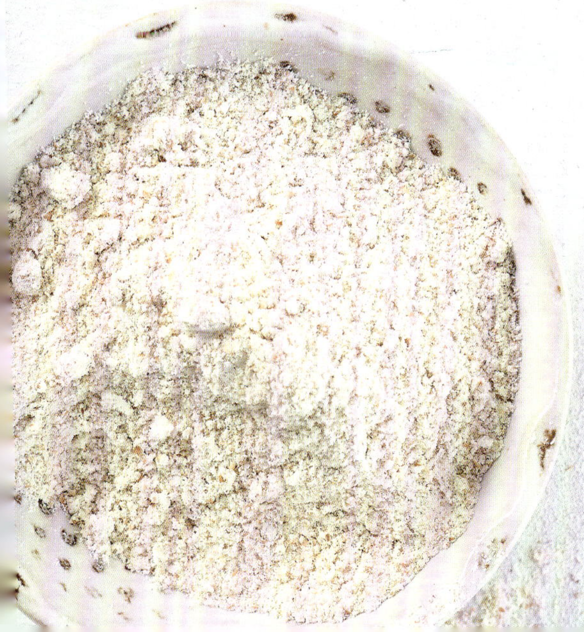

Süßstoff als Alternative?

Der Lösungsversuch mit Süßstoff ergibt nur teilweise Sinn. Natürlich können energiereduzierte Süßungsmittel hilfreich sein. Zwei Dinge sollten Sie dabei aber beachten:

- Unterscheiden Sie zwischen natürlichen und synthetischen Quellen und nehmen Sie nicht zu viel davon.
- Es spricht nichts dagegen, diese Stoffe gelegentlich zu verwenden, um Zucker einzusparen und trotzdem ein wenig Süßes genießen zu können. Aber bitte achten Sie auf die Menge, Sie wollen doch weg vom ständigen Zuckerhunger!

Zuckeraustausch- oder Zuckerersatzstoff?

Diese Begriffe werden häufig verwechselt, meinen aber zwei verschiedene Dinge.

Zuckeraustauschstoffe sind mit einer einzigen Ausnahme nicht energiefrei. Vielleicht haben Sie sich schon gewundert, als Sie »zuckerfreie« Bonbons gekauft haben und plötzlich auf der Packung gesehen haben, dass in 100 g davon 200 kcal enthalten sind!

Zu diesen Zuckeralkoholen (keine Sorge, sie wirken nicht berauschend), die als Zusatzstoffe zugelassen sind, gehören Sorbit (E420), Mannit (E421), Isomalt (E953), Lactit (E966), Xylit (E967) und Erythrit (E968). Sie beeinflussen Ihren Blutzucker weniger als Traubenzucker oder gar nicht.

Xylit, auch als Birkenzucker bekannt, enthält durch bakterielle Fermentation nur noch 40 Prozent Traubenzucker, süßt aber ähnlich. Er wird aus natürlichen Pflanzenfasern von Birkenholz und anderen Harthölzern oder landwirtschaftlichen Reststoffen wie Maiskolben, Stroh und Getreidekleie hergestellt und besitzt abführende Wirkung, was unangenehm sein kann.

Erythrit ist zu 100 Prozent fermentierter Traubenzucker aus Birnen, Melonen und anderen reifen Früchten. Es enthält also gar keine verwertbare Energie mehr und hat keinen Einfluss auf Ihren Blutzucker. Im Unterschied zu Xylit verursacht es auch keine Darmbeschwerden und gilt als unbedenklich.

Zu den Zuckeraustauschstoffen gehört auch das zuckerähnliche **Maltodextrin**, ein wasserlösliches Gemisch aus Maltose und Dextrose. Diese »modifizierte Stärke« schmeckt nicht süß, hat aber den gleichen Energiegehalt wie Haushaltszucker. Somit ist sie keine schlaue Alternative für Ihren Stoffwechsel. Leider finden wir Maltodextrin reichlich versteckt in vielen Fertigprodukten.

Auch der **Fruchtzucker** (Fruktose) zählt eigentlich zu den Zuckeraustauschstoffen. Er ist vielen Fertigprodukten zugesetzt. Beim Metabolischen Syndrom ist dies aber absolut tabu! Sie wissen ja nur zu gut, welche gefährlichen Folgen die Fruktose für Ihren Stoffwechsel hat.

Zuckerersatzstoffe sind synthetische Süßstoffe. In der Europäischen Union zugelassen sind Acesulfam, Aspartam, Cyclamat, Saccharin, Stevia, Thaumatin und Neohesperidin. Sie haben keine nennenswerte Wirkung auf den Blutzucker.

Stevia wird aus den Blättern der Steviapflanze gewonnen, gilt daher als »natürliches« Süßungsmittel und ist kalorienfrei. Aber Vorsicht: Im Supermarkt finden sich auch hier Mogelpackungen, die Maltodextrin mit viel Energie und nur einen geringen Anteil von Steviapulver enthalten. Stevia ist auch in flüssiger Form erhältlich. Die Kalorienangabe auf der Packung deckt den Schwindel leicht auf. »Kann mir nicht passieren!«, sagte neulich eine Zuhörerin in unserem Ernährungsvortrag. »Ich habe Steviapflanzen im Blumentopf und zerreibe mir die Blätter.« Auch eine Möglichkeit – wenn der leicht bittere Nachgeschmack nicht stört.

In welchen Lebensmitteln stecken welche Nährstoffe?

Nährstoff	Lebensmittel	kcal/Gramm
Protein	**tierisches Eiweiß**: Fisch, Fleisch, Fleisch- und Wurstwaren, Milchprodukte, Eier **pflanzliches Eiweiß**: Gemüse, Kartoffeln, Hülsenfrüchte, Vollkorngetreide, Nüsse, Saaten	4 kcal/Gramm
Fett	**tierische gesättigte Fettsäuren**: Fleisch, Fleisch- und Wurstwaren, Milchprodukte, Butter, Schmalz, Eier **pflanzliche gesättigte Fettsäuren**: tropische Öle wie Kokos- und Palmfett **einfach ungesättigte Fettsäuren**: Oliven, Raps, Nüsse, Avocado und ihre Öle **mehrfach ungesättigte Fettsäuren:** Omega-3-Fettsäuren in fetten Fischen (Lachs, Makrele, Hering, Thunfisch), Walnüssen, Raps und ihren Ölen Omega-6-Fettsäuren in Sonnenblumenkernen, Maiskeimen, Weizenkeimen, Sojabohnen und ihren Ölen	9,3 kcal/Gramm
Kohlenhydrate	Brot, Gebäck, Nudeln, Reis, Mais, Hülsenfrüchte, Kartoffeln, Gemüse, Obst	4 kcal/Gramm

Der Süßhunger bleibt

Was kann denn passieren, wenn ich Süßstoff, Light-Getränke und zuckerreduzierte Süßigkeiten zu mir nehme?, fragen Sie sich jetzt wahrscheinlich. Wie gesagt, Sie kommen dann nicht weg vom Zuckerhunger – manche unserer Patienten sind geradezu »zuckersüchtig«. Die Geschmacksknospen Ihrer Zunge gaukeln Ihrem Gehirn vor, dass es jetzt Nährstoffe bekommt: Glukose! Aber siehe da, es geht leer aus, weil Sie ja Süßstoff verwendet haben. Und Ihr Gehirn rächt sich: Sie bekommen Hunger, Hunger auf Süßes, Glukosehaltiges. So besteht die Gefahr, dass Sie unbewusst weiterhin zu kohlenhydratreichen Lebensmitteln und Getränken greifen, da kein echtes Umlernen erfolgt.

Wer viel Süßstoff nimmt, aktiviert jene ungünstigen Darmbakterien, die nach einer kohlenhydrathaltigen Mahlzeit verstärkt Glukose ins Blut schleusen – Firmicutes –, und bremst die gesunden Mikroorganismen aus. Im Kapitel »Das Mikrobiom« (Seite 35) haben wir Ihnen die vielfältigen Aufgaben der Mikrobiota schon vorgestellt. Aufgrund der bisherigen Forschungsergebnisse lässt sich sogar vermuten, dass so die Energieausbeute aus der Nahrung zunimmt und letztendlich der Schuss nach hinten losgeht! Künstliche Süßstoffe, die eigentlich dafür entwickelt wurden, Energie einzusparen, bewirken das Gegenteil. Und das ist gar nicht gut für Ihren Diabetes!

Richtig, Fette enthalten mehr als doppelt so viel Energie wie Eiweiß und Kohlenhydrate. Aber wie wir Ihnen oben schon erläutert haben, dürfen Sie sie essen, wenn Sie die richtigen auswählen! In überschaubarer Menge, versteht sich. Ansonsten gerät Ihre tägliche Energiebilanz aus dem Lot. Im Kasten auf dieser Seite können Sie leicht erkennen, dass Fett im Vergleich zu den anderen Makronährstoffen deutlich mehr Energie enthält. Wie gesagt, hier ein wenig aufpassen! Wie Sie diese Dinge praktisch umsetzen können, das erfahren Sie im folgenden Kapitel.

Ganzheitliche Ernährung – jetzt sind Sie dran!

Nun geht es an die praktische Umsetzung der neuen Ernährung. Was müssen Sie beim Einkaufen und Kochen jetzt beachten? Sie werden sehen, dass es großen Spaß machen kann, sich bewusst zu ernähren – und schon bald werden sich erste Erfolge auf der Waage zeigen!

Immer hungrig? Das können Sie ändern! Vergessen Sie einfach das Kalorienzählen, beachten Sie stattdessen die Energiedichte Ihrer Mahlzeiten und konzentrieren Sie sich beim Essen auf Qualität statt auf Quantität. Lassen Sie Ihren Körper den Rest erledigen! Ihr Körper ist nämlich schlau, wenn Sie ihm dazu Gelegenheit geben.

Ein einfaches Motto

Ihr Essen soll gesund sein, es muss schmecken und vor allem satt machen! Das heißt, Sie müssen ausreichende Mengen vom Richtigen essen, um abzunehmen, sonst droht der permanente Jo-Jo-Effekt. Und das Ganze mit weniger »schnellen« Kohlenhydraten und mehr wertvollem Eiweiß, ergänzt mit gesunden Fetten und Ölen.

Sie lernen mit der Zeit, intuitiv zu essen, also selbst zu erkennen, was Ihr Körper gerade braucht oder eben auch nicht. Aber das gelingt Ihnen sicherlich erst nach und nach, wenn Sie Hunger und Appetit unterscheiden können und auch Ihre Sättigungssignale erkennen.

Klar, süßer Geschmack löst schon bei Säuglingen Wohlbefinden aus, weil unsere ganze Zunge an allen Punkten süß schmecken kann, nicht nur an der Zungenspitze, wie oft angenommen. Aber trotzdem wird es Ihnen mit ein wenig »Übung« und ein paar hilfreichen Kniffen sicher gelingen, den Zuckerhunger zu überlisten. Süßes wird Ihnen dann gar nicht mehr so verlockend erscheinen!

Alles ist erlaubt!

Es gibt in der Ernährung keine Verbote. Sie müssen einfach nur lernen, wovon Sie mehr essen können und was Sie lieber nur seltener in kleinen Mengen zu sich nehmen.

Für Menschen mit Metabolischem Syndrom gelten im Grunde die gleichen Ernährungsempfehlungen wie für Stoffwechselgesunde, die »in shape« bleiben möchten.

Wovon esse ich wie viel?

Die »LOGI-Pyramide« (LOGI steht für **Lo**w **G**lycemic **I**ndex) wurde von Professor David Ludwig von der Harvard Medical School auf wissenschaftlicher Basis entwickelt. Wir haben sie an die gesunden mediterranen Ernährungsgewohnheiten angepasst. Dazu später Genaueres (Seite 66). Die Pyramide unten zeigt Ihnen, wie Sie die verschiedenen Lebensmittel über den Tag verteilen und welche aus der jeweiligen Nährstoffgruppe günstig sind. Das sind die Etagen, aus denen Sie sich bedienen:

Das Erdgeschoss – die Basis der Ernährung: ballast- und nährstoffreiche Gemüse und Salate mit hohem Wasseranteil sowie Pilze und Knoblauch; zuckerarme Obstsorten wie Beerenfrüchte, Äpfel, Zitrusfrüchte, Wassermelone, Papaya und Aprikosen.

Die erste Etage: Milchprodukte mit naturbelassener Fettstufe, besonders in fermentierter Form als Quark, Joghurt, Kefir, Skyr, Hüttenkäse und Sauermilchkäse (Harzer Käse, Handkäs oder Quäse), Milch in kleinen Mengen, Eier, fette und magere Fische, Meeresfrüchte und Bio-Geflügel, unverarbeitetes rotes Fleisch wie Rind, Lamm, Wild, gelegentlich (in kleinen Mengen) Schwein.

Die zweite Etage: zuckerreichere Obstsorten wie Banane, Ananas, Süßkirschen, Maracuja, Weintrauben in kleiner Menge; fettreichere Käsesorten wie Brie und Camembert, Feta, Mozzarella, Frischkäse und Parmesan, Nüsse, Oliven und Hülsenfrüchte. Hierher gehört auch die kohlenhydratfreie Avocado mit ihren vielen ungesättigten Fettsäuren (trotzdem unter ökologischen Gesichtspunkten nicht zu häufig verzehren). **Mit diesen zwei Etagen kombinieren Sie die Basis.**

DIE MEDITERRANE LOGI-PYRAMIDE

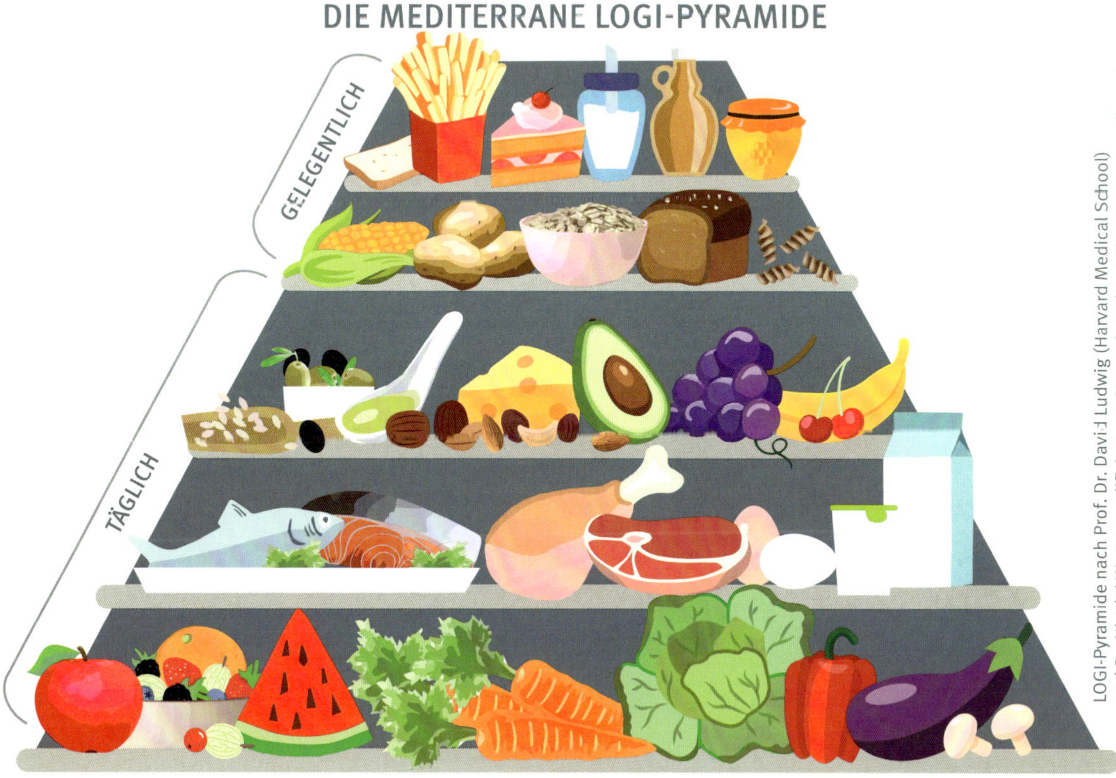

LOGI-Pyramide nach Prof. Dr. David Ludwig (Harvard Medical School) und Dr. Nicolai Worm, modifiziert von Dr. med. Andrea Wirrwitz-Bingger, Oberstaufen

Die dritte Etage: Kohlenhydrate mit hoher Energiedichte wie Vollkornbrot, Natursauerteigbrote mit hohem Roggenanteil (80–100 Prozent), Vollkornnudeln, festkochende Kartoffeln (haben mehr Eiweiß als mehlige!), Vollkornreis, Mais und Vollkorngetreideflocken. **Hiervon jeden Tag zwei kleine Portionen.**

Die vierte Etage – die Pyramidenspitze: verarbeitete Lebensmittel wie Brot und Nudeln aus Weißmehl, weißer Reis, Pommes frites, Kuchen, Kekse, Süßigkeiten und alle Arten von Zucker, also auch Honig, Sirupe und Dicksäfte. (Diese sind beim Metabolischen Syndrom ohnehin tabu.) Hierher gehören auch Fruchtsäfte. Sie sind energiereich, ballaststoffarm und ohne jeden Sättigungseffekt. Außerdem rauschen die schnell verfügbaren Zucker Ihnen ins Blut! Trockenfrüchte sind ebenfalls ungeeignet beim Metabolischen Syndrom, weil durch den Wasserentzug der Fruktosegehalt prozentual ansteigt. So erzeugt die Pyramidenspitze immer wieder auch eine Blutzuckerspitze – das ist nicht gut für Ihren Diabetes. **Die Devise ist: Nur sehr selten erlaubt!**

Ihr gesunder Teller – wählen Sie aus!

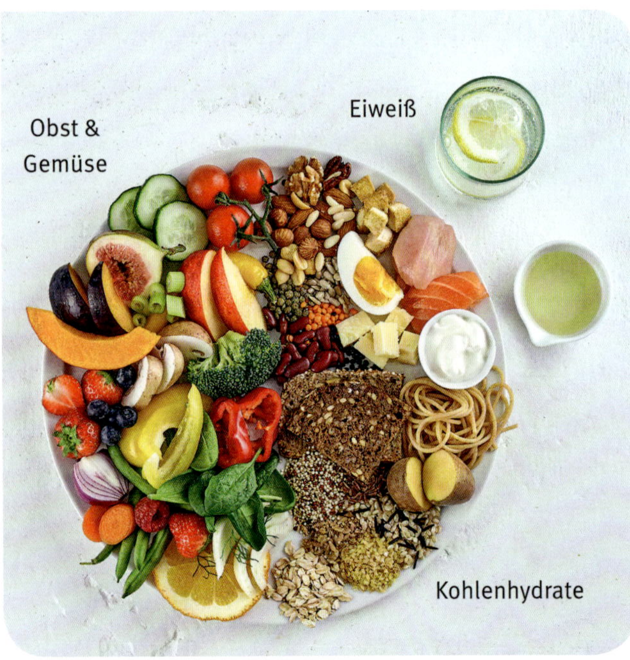

Die Einteilung aus der Pyramide können Sie leicht auf Ihren Teller übertragen. Damit schaffen Sie es, nach der Empfehlung »Fünf am Tag« zwei Portionen Obst aus zuckerarmen Sorten und drei Portionen ballaststoffreiches Gemüse täglich zu verzehren.

Eine Obstportion passt in eine hohle Hand, eine Gemüse- oder Salatportion entspricht zwei Handvoll. Packen Sie sich nur so viel auf Ihren Teller, dass Sie die enthaltene Energie durch Ihren Ruheumsatz und Ihre Aktivität auch locker wieder verbrauchen. Die Lösung Ihrer Stoffwechselprobleme bedeutet, »natürlich« zu essen und industriell stark verarbeitete Lebensmittel links liegen zu lassen!

Merken Sie etwas? Das Ganze sieht doch sehr nach dem aus, was auch Sie vielleicht vom Urlaub im Süden kennen!

Essen Sie mediterran – Urlaubsfeeling das ganze Jahr über!

Die feine Mittelmeerküche hält Ihren Insulinspiegel in Schach. Darum möchten wir sie Ihnen so richtig schmackhaft machen! Übrigens wird sie weltweit von Stoffwechselspezialisten uneingeschränkt empfohlen. Der Effekt dieser Ernährung auf alle Komponenten Ihres Metabolischen Syndroms ist verblüffend! Die verschiedenen Lebensmittel und ihre Zubereitung ergänzen sich gegenseitig in geradezu idealer Weise. Die vielen einfach ungesättigten Fettsäuren – vor allem aus dem nicht wegzudenkenden Olivenöl – sind so etwas wie ein kleiner Turbo für Ihr HDL. Also: Essen Sie mediterran! Und damit sind nicht Pizza und Pasta gemeint …

In der gesunden Mittelmeerküche gilt: viel Fisch, wenig Fleisch und am besten nur helles. Mit rotem Fleisch in größeren Mengen, besonders in geräucherter oder gepökelter Zubereitung, heben Sie das Risiko für Darm- und Magenkrebs an; also nur selten verzehren.

Am Anfang geben Sie richtig Gas!

Wenn Patienten mit Metabolischem Syndrom in unsere Ernährungspraxis kommen, brauchen sie eine konkrete Anleitung für ihre täglichen Mahlzeiten. Sicher geht es Ihnen genauso! Da Sie ja schnell aus der Gefahrenzone der vier Zahnräder kommen wollen, müssen Sie tüchtig Gas geben beim Umstellen Ihrer Ess- und Bewegungsgewohnheiten! Unser Lebensmittel-Baukasten (Seite 70) wird Ihnen dabei helfen. Das geht natürlich nur, wenn auch Ihre Medikamente unter ärztlicher Begleitung angepasst werden.

Drei Mahlzeiten am Tag – die magischen fünf Stunden Pause

Mit drei Mahlzeiten am Tag anstatt der früher empfohlenen fünf können Sie Ihr Metabolisches Syndrom leichter in den Griff bekommen. Inzwischen ist erwiesen, dass Sie mit Mahlzeitenabständen einen Riesenschritt zur Aktivierung Ihres Stoffwechsels tun und damit Fett abbauen.

Wussten Sie, dass ungefähr 30 Prozent Ihrer täglichen Fettverbrennung in den Pausen zwischen den Mahlzeiten erfolgt? Die anderen 70 Prozent nachts, wenn Ihre Leber besondes aktiv ist. Ihr Stoffwechsel unterliegt einem Biorhythmus. Nicht zu jeder Tageszeit ist Ihr Insulin gleich aktiv. Die Pausen zwischen den Mahlzeiten sollen mindestens fünf Stunden dauern, denn kohlenhydrathaltiges Daueressen bedeutet ständig hohe Insulinspiegel und das heißt Fetteinlagerung ohne Fettverbrennung. Diese kurzen Fastenphasen bewirken eine Entrümpelung unserer Zellen, d. h. die Entsorgung der Abbauprodukte unseres Stoffwechsels (»Autophagie« genannt), die immer erst einige Stunden nach der letzten Mahlzeit stattfindet. Das ist ein absolutes Muss für Ihren Stoffwechsel, weil Ihre Zellen sonst regelrecht »vermüllen« und Ihr Stoffwechsel ausgebremst wird: Sie werden sozusagen zu »Stoffwechsel-Messies«! Der Wechsel zu diesen kleinen Fastenpausen ist problemlos und sicher, weil Ihr Arzt die Medikamente gut anpassen kann und beispielsweise keine extremen und dadurch gefährlichen Blutzuckerschwankungen vorkommen. Also wird das auch für Sie gar nicht so schwierig – innerhalb von wenigen Wochen haben Sie sich umgestellt. Alles eine Frage der Gewohnheit!

Die mediterrane Ernährung

Reichlich verzehrt werden:

- Gemüse und Obst
- Hülsenfrüchte
- Nüsse und Samen
- frische oder getrocknete Kräuter und Knoblauch
- Seefisch
- weißes Fleisch, z. B. Geflügel
- Olivenöl für Salat und zum Kochen als hauptsächlicher Fettlieferant

Mäßig verzehrt werden:

- Milchprodukte wie z. B. Schafs- und Ziegenkäse, Mozzarella, Parmesan und Joghurt
- Getreideprodukte wie (Vollkorn-)Brot, Nudeln, Reis und Kartoffeln

→ wenig Insulinausschüttung

Ein Wort zum Fasten – so reagiert Ihr Körper

Fasten hat – im Großen und im Kleinen – eine positive Wirkung auf Körpergewicht, Blutdruck und Stoffwechsel. Außerdem unterstützt es die Reparaturprozesse Ihrer Zellen, hilft gegen chronische Entzündung und gibt Ihrem Mikrobiom die Chance, sich zu erholen; dadurch verbessern sich Ihre Abwehrkräfte, ja sogar Ihre Stimmung und Ihre mentalen Fähigkeiten. Und Sie werden staunen, wie sehr Ihr Geschmacksempfinden sensibilisiert wird. Dadurch essen Sie fast automatisch weniger süß und salzig. Diese Umgewöhnung dauert übrigens, wie so vieles im Leben, ungefähr drei Wochen. Halten Sie durch!

Länger dauerndes Fasten soll nach weit verbreiteter Meinung »Schlacken« und »Gifte« aus dem Körper schwemmen, indem extrem wenig oder gar nichts mehr gegessen und möglichst viel Flüssigkeit getrunken wird. Wissenschaftlich ist diese Vorstellung nicht haltbar. Im menschlichen Körper gibt es keine Ansammlung von »Schlacken«. Nicht verwertbare Stoffwechselendprodukte werden nach der Autophagie, also der »Zellentrümpelung«, problemlos jeden Tag über die Nieren und die Atmung ausgeschieden, zum Teil auch über den Darm oder die Haut.

Extrem langes Fasten ist keine wirklich gute Idee; es kann Ihrer Gesundheit sogar Schaden zufügen. Im Hungerstoffwechsel entstehen Ketonkörper, die Ihr Gehirn trotz mangelnder Glukosezufuhr noch eine Zeitlang am Laufen halten. Nach längerem Fasten aber stellt sich durch diese Ketone tatsächlich eine Ansäuerung des Blutes ein. Damit gerät der Blut-pH-Wert wirklich näher an die saure Grenze. Die Ausscheidung dieser Ketonkörper führt dazu, dass Harnsäure schlecht über Ihre Nieren ausgespült wird. Folge kann dann ein schmerzhafter Gichtanfall sein.

Intervallfasten ist ja derzeit in aller Munde; sicher haben auch Sie schon vom »intermittierenden Fasten nach dem 16/8-Prinzip« gehört. Das bedeutet eine 16-stündige Nahrungspause. Danach nehmen Sie in einem Zeitfenster von 8 Stunden zwei gesunde Mahlzeiten zu sich. Vermutlich dürfte es aber schwierig sein, plötzlich Ihre vielen Medikamente diesem Essrhythmus anzupassen. Auch haben sich in ganz aktuellen Untersuchungen Hinweise ergeben, dass bereits durch die 16-stündigen Pausen Muskelfasern abgebaut werden. Hier besteht weiterer Forschungsbedarf. Also bleiben wir auf der sicheren Seite: Drei Mahlzeiten mit fünfstündigem Abstand sind optimal für Sie.

Aus all diesen Fakten ergibt sich ein Ernährungsprinzip, das wirklich funktioniert.

DER STOFFWECHSEL BENÖTIGT PAUSEN

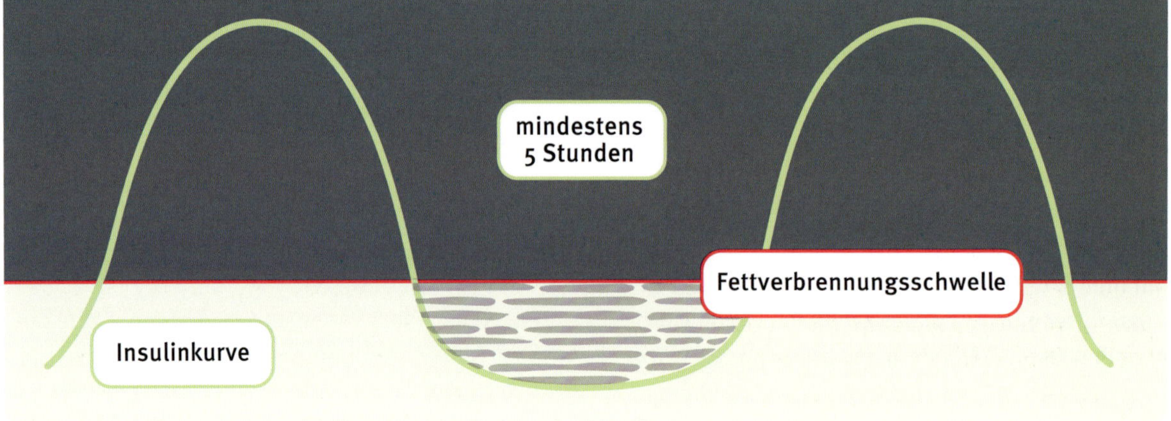

Niedrige Insulinspiegel mit mediterraner Kost

Um Ihre Insulinspiegel niedrig zu halten, sieht Ihr neuer Tagesplan mit den drei Mahlzeiten folgendermaßen aus:

- Sie essen morgens kohlenhydratbetont mit Eiweiß
- mittags Mischkost
- abends eiweißbetont und weitgehend ohne Kohlenhydrate.

Wir sollten uns merken: »Proteins first!« – denn Eiweiß macht satt, zufrieden und aktiv! Deshalb wartet Ihr Stoffwechsel förmlich darauf, genug davon abzubekommen. Im Nährstoffkapitel (Seite 50) haben wir das schon beschrieben. Geben Sie Ihrem Körper also genug davon, sonst essen Sie so lange – meist Kohlenhydrathaltiges – weiter, bis endlich genug Proteine dabei waren.

Worauf Sie unbedingt achten sollten

Wegen der doch recht deutlichen Kohlenhydratreduktion bei Ihren Mahlzeiten müssen Sie engmaschig zusammen mit Ihrem Hausarzt oder Ihrer Hausärztin bzw. Ernährungsmedizinerin Ihre Blutzucker- und Blutdruckmedikamente anpassen! Das ist unbedingt erforderlich, um Komplikationen zu vermeiden. Führen Sie am besten ein Ess- und Bewegungsprotokoll, um ein wenig Selbstkontrolle zu haben, und besprechen Sie dieses regelmäßig mit Ihrer Ernährungsfachkraft!

Unser Lebensmittel-Baukasten

Mit unserem bewährten Baukastensystem fällt Ihnen die richtige Planung Ihres Tages nicht schwer. Es entspricht den Vorgaben der mediterranen Ernährungspyramide.

Ihr Eiweißkonsum

Als Faustregel gilt: Normalgewichtige Menschen benötigen täglich ungefähr 1 Gramm Eiweiß pro Kilogramm Körpergewicht, also ungefähr 60 bis 80 Gramm. Beim Metabolischen Syndrom empfehlen wir Ihnen, die Kohlenhydrate deutlich zu reduzieren und dafür mehr Eiweiß und gesunde Fette zu verzehren. Also bis zu 100 Gramm Proteine auf drei Hauptmahlzeiten verteilt, wie Sie schon wissen: zwei Drittel (ca. 65 Gramm) als pflanzliches Eiweiß aus Hülsenfrüchten, Gemüse, Kartoffeln, Vollkorn, Nüssen und Saaten und nur ein Drittel (ca. 35 Gramm) als tierisches Eiweiß aus Fisch, Fleisch, Milchprodukten und Eiern. Diese Menge gilt auch, wenn Sie schwerer als 100 Kilogramm sind. Wir betonen hier nochmals: Voraussetzung ist eine normale Nierenfunktion.

Ihr Kohlenhydratkonsum

Sie nehmen ab und drehen das Zahnrad Nr. 1 in die richtige Richtung, wenn Sie Ihrem System nur ungefähr so viele Kohlenhydrate geben, dass Ihr Gehirn zufrieden ist und Ihre Muskeln noch Power haben – also ca. 120 g Kohlenhydrate täglich. Das macht etwa 30 Prozent Ihres gesamten täglichen Energiebedarfs aus.

Ihr Plan:

- morgens: 60 g Kohlenhydrate + 20 g Fett + ⅓ Ihres täglichen Eiweißbedarfs*
- mittags: 60 g Kohlenhydrate + 20 g Fett + ⅓ Ihres Eiweißbedarfs*
- abends: möglichst keine verwertbaren Kohlenhydrate + 20 g Fett + ⅓ Ihres Eiweißbedarfs*

*Das sind pro Mahlzeit ca. 35 g Eiweiß, diese stellen Sie sich wie auch Fette und Kohlenhydrate aus dem Baukasten zusammen.

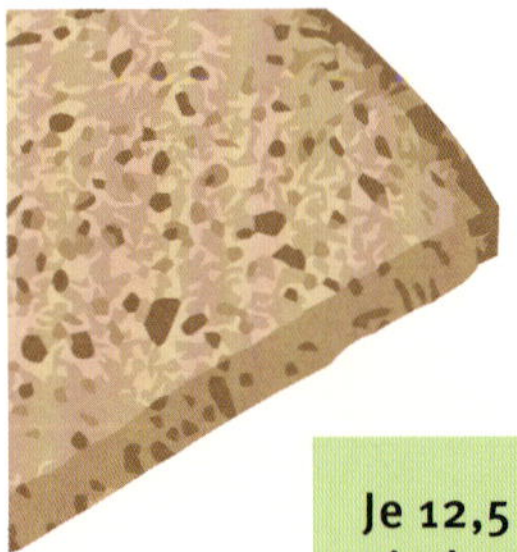

DER LEBENSMITTEL-BAUKASTEN – SO »BASTELN« SIE SICH IHRE MAHLZEITEN

Je 12,5 g reine Kohlenhydrate sind enthalten in:

- ½ Scheibe Brot (25 g)
- ½ Brötchen (25 g)
- 2 Scheiben Vollkornknäckebrot
- 2 EL Hafer- oder Mehrkornflocken
- 1 mittelgroßen, festkochenden Kartoffel à 90 g
- 2 EL Vollkornnudeln roh
- 1 EL Vollkornreis roh
- 1 mittelgroßen Apfel
- 1 Pfirsich oder Nektarine
- 1 ½ Kiwi
- 3 Aprikosen
- 250 g Erdbeeren
- 2 Mandarinen

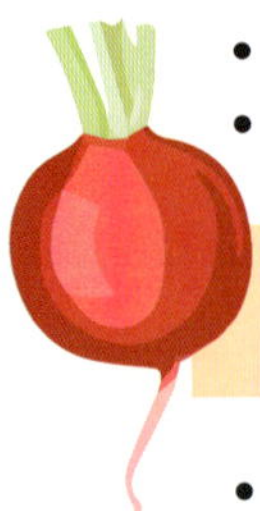

Bitte keine Obstsäfte! Sie enthalten viele schnelle Kohlenhydrate!

- 2 TL Marmelade
- 2 TL Honig
  (Vorsicht: enthält viel Fruktose!)

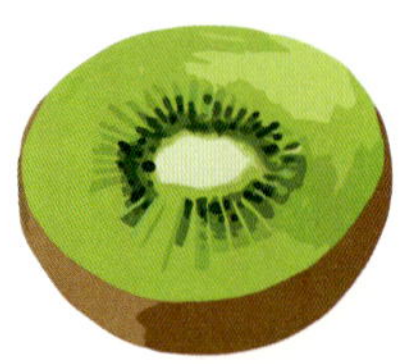

- 350 g Tomaten
- 700 g Salatgurke
- 500 g Radieschen
- 200 g Paprikaschoten
- 250 g Möhren

Je 10 g Fett enthalten sind in:

- 6 TL geschrotetem Leinsamen
- 4 TL gehackten Walnüssen
- 4 TL gehackten Haselnüssen
- 4 TL Sesamsaat
- 4 TL Sonnenblumenkernen

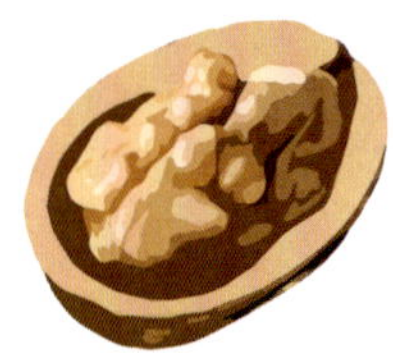

- 250 ml Milch (3,5 % Fett)
- 650 ml Milch (1,5 % Fett)
- 300 g Joghurt (3,5 % Fett)
- 35 g Emmentaler Käse (45% Fett i.Tr.)
- 500 ml Mandeldrink
- 500 ml Sojadrink
- 1 EL Butter
- 2 EL Nussmus
- 1 EL Öl

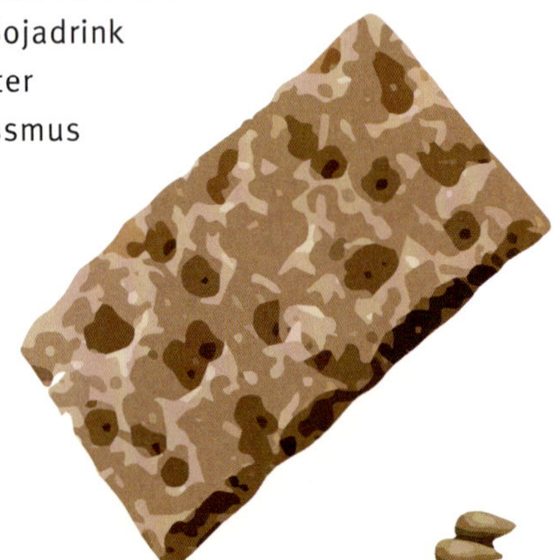

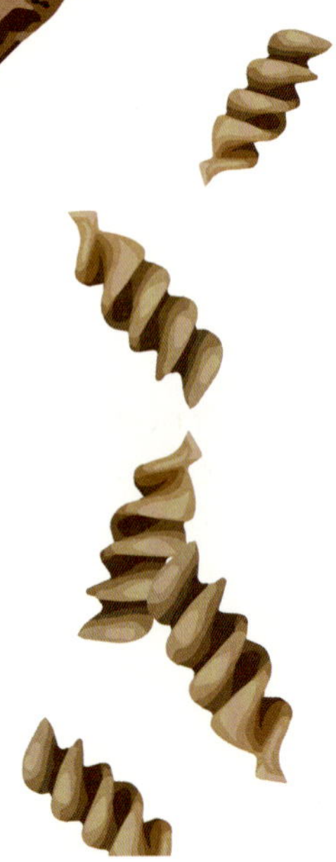

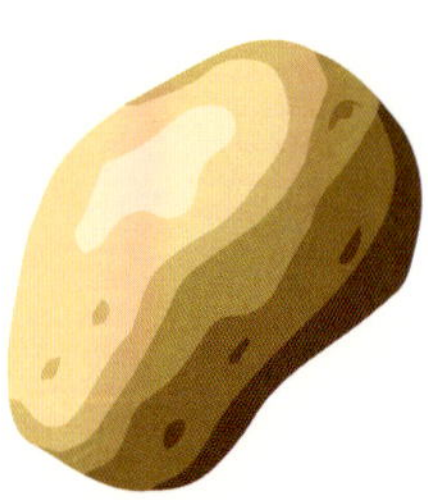

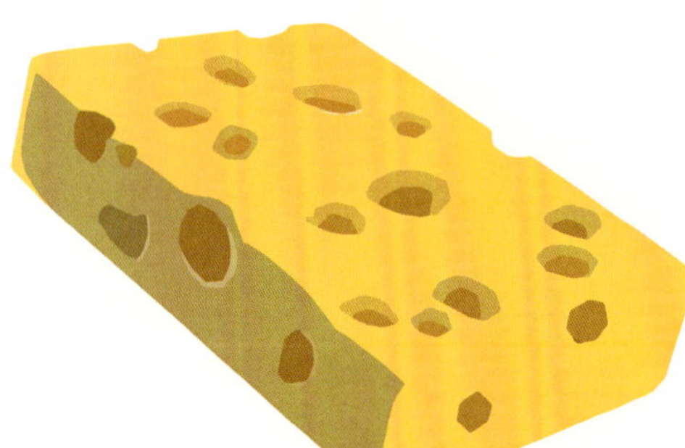

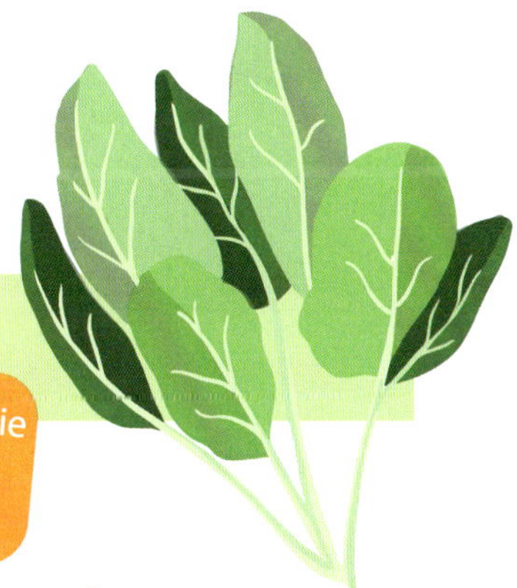

Je 20 g Eiweiß sind enthalten in:

auf Seite 74/75 finden Sie weitere pflanzliche Eiweißquellen

Pflanzliches Eiweiß:

- 100 g rohen Hülsenfrüchten
- 1000 g gemischtem frischem Gemüse
- 220 g Vollkornbrot
- 100 g Tofu
- 150 g »Dinkel wie Reis«
- 80 g Mandelkernen
- 150 g Haferflocken
- 170 g roher Quinoa

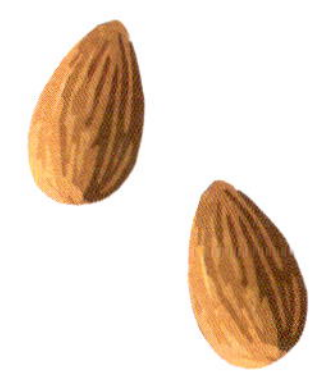

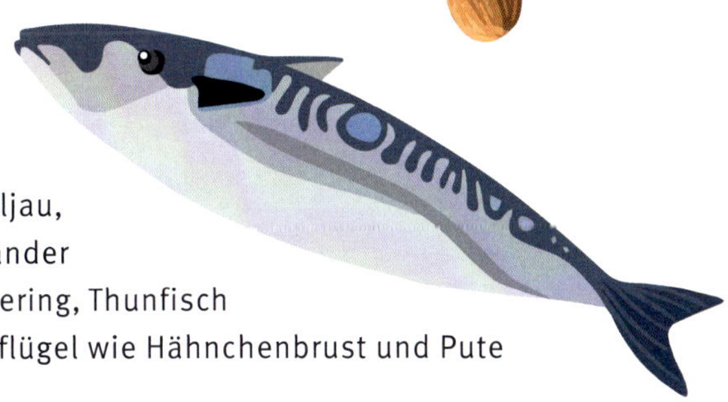

Tierisches Eiweiß:

- 100 g magerem Fisch wie Seelachs, Kabeljau, Rotbarsch, Scholle, Schellfisch, Forelle, Zander
- 100 g fettem Fisch wie Lachs, Makrele, Hering, Thunfisch
- 100 g magerem Fleisch vom Rind, Bio-Geflügel wie Hähnchenbrust und Pute **(ohne Haut)**
- 100 g Schweinefleisch **(Vorsicht: eher entzündungsfördernd!)**
- 100 g mageren Fleischwaren vom
  Rind: Schinken, deutschem Corned Beef, kaltem Braten, Roastbeef
  Schwein: rohem und gekochtem Schinken ohne Fettrand, Lachsschinken, Kassler, kaltem Braten
  Geflügel: kaltem Geflügelfleisch ohne Haut, Hähnchen oder Pute in Aspik **(Vorsicht: keine Geflügellyoner oder Geflügelwiener!)**
- 100 g Butterkäse, Weichkäse, Feta, Mozzarella
- 70 g Sauermilchkäse wie Ölmützer Quargel, Harzer Käse, Mainzer Handkäs, Quäse
- 150 g Hüttenkäse / körnigem Frischkäse
- 170 g Magerquark
- 3 Eiern à 60 g (M)

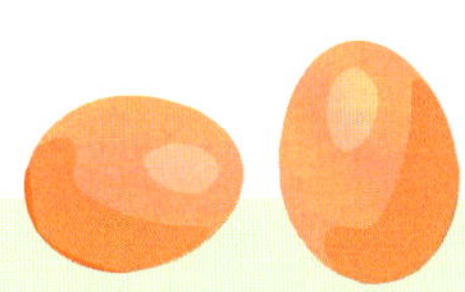

Ihr Eiweißbedarf:
Körpergewicht x 1,0 g; beim Metabolischen Syndrom empfehle ich Ihnen maximal 100 g/Tag, auch wenn Sie deutlich mehr als 100 kg wiegen. Davon nehmen Sie ca. 65 g aus pflanzlichen und nur 35 g aus tierischen Quellen.

Empfohlene tägliche Kohlenhydratmenge (je 60 g zum Frühstück und Mittagessen)

Mahlzeit	Je 60 g Kohlenhydrate, enthalten in
Frühstück	2,5 Scheiben Vollkornbrot (120 g) **oder** 2,5 Vollkornbrötchen (120 g) **oder** 10 EL Müsli-Basisflocken
Mittagessen	80 g Vollkornreis (roh) **oder** 80 g Vollkornnudeln (roh) **oder** 4 mittelgroßen festkochenden Pellkartoffeln (350 g)

Nun wollen Sie ja Brot und Getreideflocken oder Reis, Nudeln und Kartoffeln nicht pur essen, sondern kombinieren sie mit anderen Lebensmitteln, nicht wahr? Daher stellen Sie sich aus dem Baukasten (Seite 70/71) Ihre Mahlzeiten individuell zusammen. Das Tagesziel sind letztendlich eine Gesamtkohlenhydratmenge von 120 g, bis zu 100 g Protein und 60 g gesunde Fette.

Ihr Fettkonsum

Die Menge an gesunden Fetten sollte bei jeder Mahlzeit etwa 20 g sein. Die versteckten Fette aus Käse, Eiern und Fleischwaren sind in dieser Menge schon enthalten.

Als Faustregel gilt:

- 1 gestr. TL Streichfett = 5 g
- 1 gestr. EL Streichfett = 10 g
- 1 TL Öl = 5 g
- 1 EL Öl = 10 g

Ein Tagesbeispiel: 60 g Fett = 2 EL Öl + 1 EL Streichfett + 1 Ei + 25 g gehackte Walnüsse

Bei Käse errechnen Sie den tatsächlichen (absoluten) Fettgehalt pro 100 g aus der Angabe »% Fett i. Tr.« auf der Verpackung. 100 g französischer Weichkäse mit 60 % Fett i. Tr. enthalten 30 g Fett absolut, 100 g Allgäuer Bergkäs mit 48 % Fett i. Tr. demnach 29 g echtes Fett.

Berechnen Sie den tatsächlichen Fettgehalt einfach so:

- Frischkäse = X % Fett i. Tr. × 0,3
- Weichkäse = X % Fett i. Tr. × 0,5
- Schnittkäse = X % Fett i. Tr. × 0,6
- Hartkäse = X % Fett i. Tr. × 0,7

»Light«-Käse mit 30 Prozent Fett i. Tr. = 15 g Fett absolut sind ein Sonderfall, denn »light« bedeutet hier »Fett raus – mehr Eiweiß rein«: Der Kohlenhydratgehalt bleibt im Vergleich zu anderen nicht empfehlenswerten Light-Produkten gleich. Ob er Ihnen schmeckt, müssen Sie entscheiden.

Wurstwaren sollten Sie besser meiden, der Fettgehalt der Wurstmasse ist oft undefinierbar. Nehmen Sie lieber mageren rohen oder gekochten Schinken (unverpackt vom Metzger Ihres Vertrauens!). Hier sehen Sie, was Sie essen – reines Muskelfleisch, das bei allen Tieren nur circa 3 Prozent Fett enthält. Daher dürfen Sie hin und wieder einen dünnen Fettrand am Schinken belassen.

100 g Eiweiß bekommen Sie aus tierischen Lebensmitteln ziemlich schnell zusammen, allerdings mit wenig Volumen, das den Magen füllt und Sättigung auslöst – Sie erinnern sich? Also: Bedienen Sie sich reichlich aus den pflanzlichen Eiweißquellen und kombinieren Sie sie mit wenig tierischen. So werden Sie anhaltend satt und zufrieden!

Was tun bei Hunger und Gelüsten zwischendurch?

Es wird dennoch vor allem in der ersten Zeit Ihrer Ernährungsumstellung ab und zu vorkommen, dass Ihnen die 5 Stunden bis zur nächsten Mahlzeit recht lang erscheinen.

Trinken Sie generell ausreichend: 1,5 bis 2 Liter täglich. Bei Heißhunger trinken Sie zunächst ein großes Glas Wasser, löffeln Sie ein Schüsselchen Brühe mit ein paar Gemüsestreifen, um die Magenwand zu dehnen. So lässt der Essdrang rasch nach.

Greifen Sie im Notfall zu Kleinigkeiten, die Ihren Blutzucker- und Insulinspiegel nur ganz wenig oder gar nicht ansteigen lassen: 2 Esslöffel Quark, Hüttenkäse oder ein Naturjoghurt; ein Eckchen Hartkäse oder ein halbes hartgekochtes Ei genießen, 5 Mandeln oder Walnusshälften langsam zu Mus kauen. Auch ein großer Becher schwarzer Kaffee oder ein paar frische Gemüsesticks helfen oft schon weiter. Bitte keine sogenannten »Gemüsechips« futtern, die sind nämlich genauso fettig und salzig wie Kartoffelchips!

Der Lebensmittel-Baukasten: die Basis für Ihre Lieblingsgerichte

Mit Hilfe des Baukastens können Sie auch Ihre Lieblingsrezepte leicht in eine gesündere, weniger energiedichte Variante umwandeln. Mit ein wenig Übung haben Sie bald die Mengen im Griff. Sie benötigen auch beim Baukasten eigentlich nur Ihr Handmaß und keine Waage!

Im Rezeptteil unseres Buches haben wir uns für Sie schon an der mediterranen Pyramide und dem Baukasten orientiert.

Tipps zum Einsparen von Kohlenhydraten

- **Pseudogetreide** (getreideähnliche Pflanzen): Amaranth, Quinoa und Buchweizen enthalten weniger Kohlenhydrate und mehr Eiweiß als Weizen oder Dinkel. Lecker ins Müsli oder als Abwechslung zu Reis, Hartweizengrieß- oder Dinkelnudeln.
- Kochen Sie Vollkornnudeln oder Hartweizengrießnudeln **al dente** (mit Biss) – ebenso Ihr Gemüse!
- Probieren Sie einmal **Nudeln bzw. Reis aus Hülsenfrüchten**: Linsen- oder Kichererbsennudeln bzw. -reis oder Kichererbsencouscous. Eine prima Alternative zu Hartweizennudeln oder weißem Reis!
- **Pflanzliche Aufstriche** in verschiedenen leckeren Geschmacksrichtungen, z. B. Linsenaufstriche oder Hummus, sind eiweißreich und kohlenhydratarm.
- **Kichererbsenmehl** statt Weizen- oder Dinkelmehl ist ideal für Herzhaftes, z. B. für Mehlschwitzen oder zum Binden von Gemüsesuppen; gegarte pürierte **gelbe Linsen** zum Binden von Suppen und Eintöpfen.
- **Blumenkohlreis, Low-Carb-Pizzaboden** mit Thunfisch zubereitet, sind kohlenhydratarm; leckere Beispiele finden Sie im zweiten Teil unseres Buches.
- Kochen Sie **Kartoffeln, Nudeln, Reis** im Voraus und lassen Sie sie dann erkalten; dabei entsteht aus einem kleinen Teil der Kohlenhydrate sogenannte »resistente Stärke«, die wie ein Ballaststoff unverdaulich ist und energetisch ungenutzt ausgeschieden wird. Auch sie fördert übrigens ganz nebenbei das Wachstum gesunder Lacto- und Bifidobakterien.
- **Zuckeraustausch beim Backen**: Verwenden Sie nur die Hälfte der im Rezept angegebenen Zuckermenge und ersetzen Sie davon nochmals die Hälfte durch Erythrit. Gebäck gelingt ebenso locker wie mit Zucker. Mit synthetischen Süßstoffen klappt das nicht! Aufgepasst: Hefeteig wie bisher mit »echtem« Zucker zubereiten, sonst geht er nicht auf.
- Ersetzen Sie Mehl zur Hälfte durch Mandel-, Haselnuss- oder Kokosmehl. Der Anteil sollte nicht höher sein, da der Kuchen sonst nicht so locker wird. Beispiele finden Sie im Rezeptteil!

Die **Top Ten** der vegetarischen **Eiweißquellen**

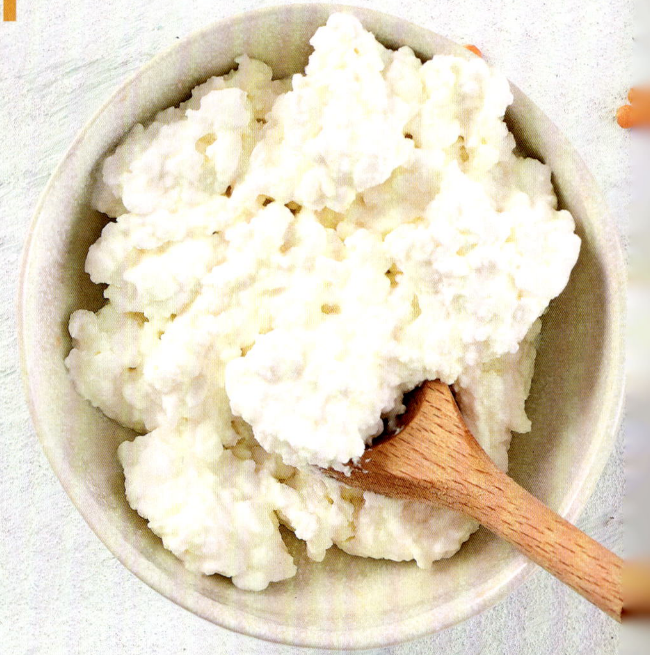

Um Ihren täglichen Eiweißbedarf zu decken, müssen Sie nicht auf Fleisch zurückgreifen. Es gibt viele vegetarische Nahrungsmittel mit einem hohen Proteingehalt. Hier gilt: Verwenden Sie am besten zwei Drittel pflanzliche und nur ein Drittel tierische Nahrungsquellen.

Gute Proteinquellen sind z. B. alle Sorten von Hülsenfrüchten (Seite 76). Viel tierisches Eiweiß finden Sie in Milchprodukten, Käse (28 g Eiweiß/100 g) und natürlich Eiern. Wie viel davon Sie täglich benötigen, um Ihren Eiweißbedarf zu decken, zeigt Ihnen unser Lebensmittel-Baukasten (Seite 70/71).

Hier sind unsere Favoriten für vegetarische Proteinquellen (die angegebene Eiweißmenge bezieht sich jeweils auf 100 g des Produkts):

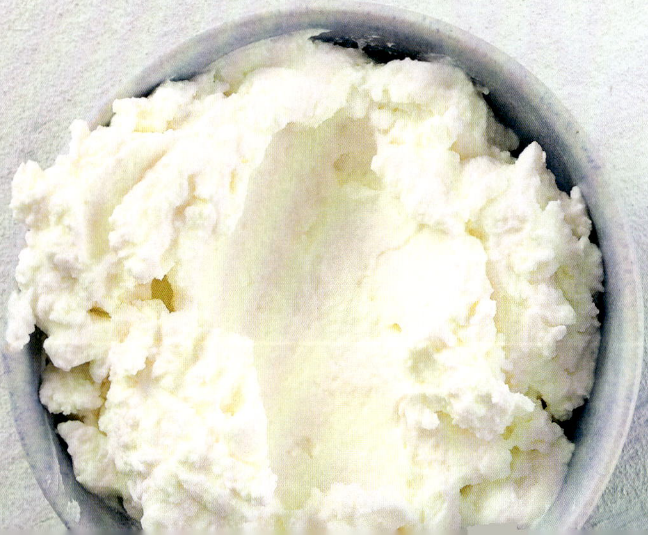

Körniger Frischkäse (Eiweiß: 15 g) – enthält nicht nur viele Proteine und wenig Fett, sondern auch reichlich Kalzium, ist außerdem ein guter Lieferant von Vitamin B_{12}. Ideal zum Abnehmen!

Eier (Eiweiß: 12 g) – ein hoher Proteingehalt verleiht dem Nährstoff seinen Namen. Allerdings enthält Eigelb mehr Protein als die gleiche Menge Eiweiß.

Magerquark (Eiweiß: 13 g) – proteinreiches, fettarmes Allroundtalent. Gesunde Milchsäurebakterien verbessern zusätzlich die Tätigkeit des Magen-Darm-Traktes.

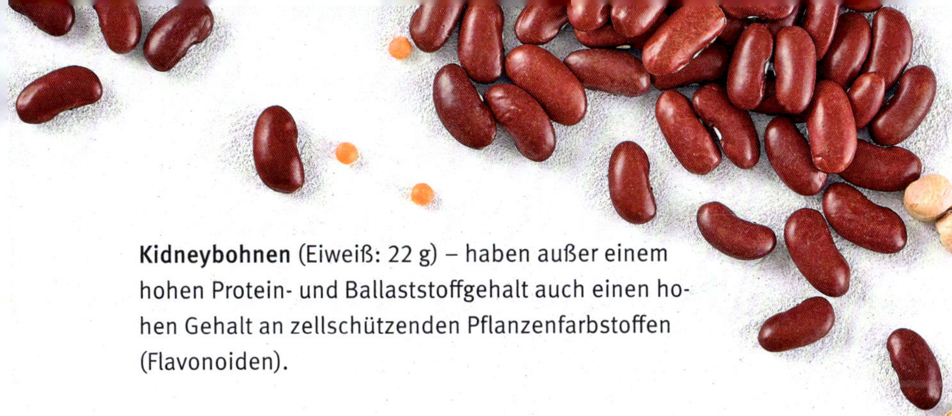

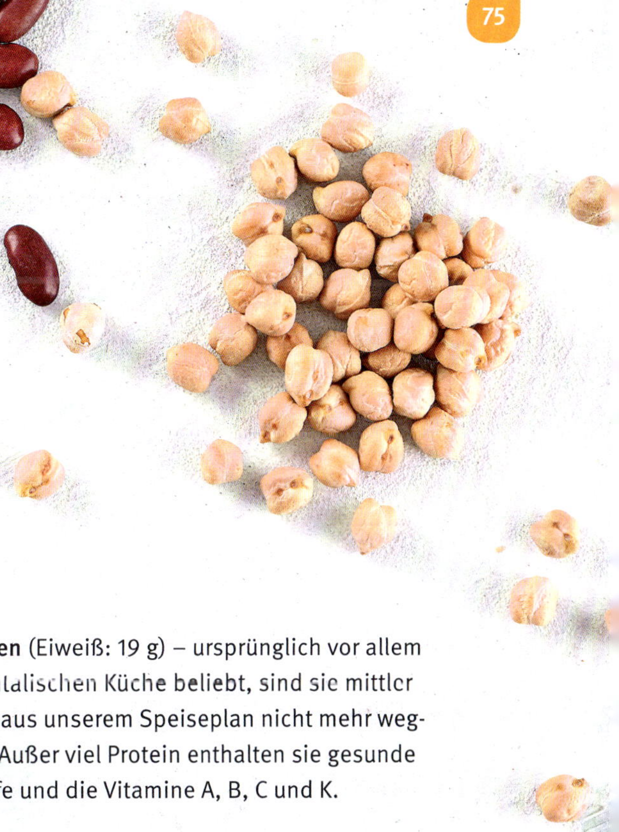

Kidneybohnen (Eiweiß: 22 g) – haben außer einem hohen Protein- und Ballaststoffgehalt auch einen hohen Gehalt an zellschützenden Pflanzenfarbstoffen (Flavonoiden).

Rote Linsen (Eiweiß: 26 g) – eine wahre Proteinbombe! Ihr hoher Zinkgehalt regt zusätzlich den Stoffwechsel an.

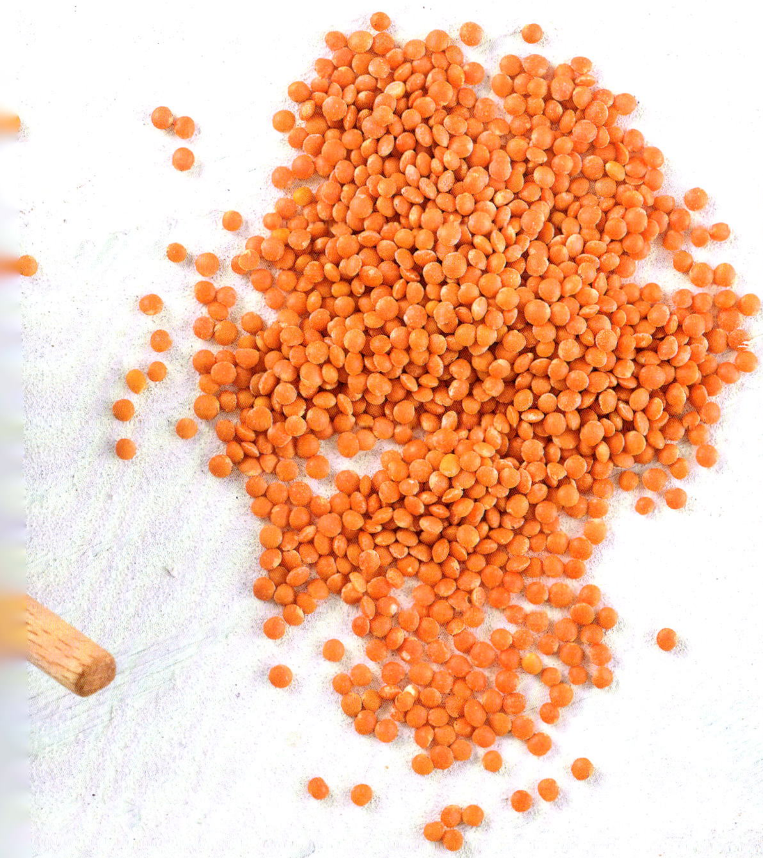

Kichererbsen (Eiweiß: 19 g) – ursprünglich vor allem in der orientalischen Küche beliebt, sind sie mittler weile auch aus unserem Speiseplan nicht mehr wegzudenken. Außer viel Protein enthalten sie gesunde Ballaststoffe und die Vitamine A, B, C und K.

Mandeln (Eiweiß: 23 g) – mit ihrer günstigen Wirkung auf das Herz-Kreislauf-System versorgen Sie bestens auf der pflanzlichen Seite der proteinreichen Nahrungsmittel.

Tofu (Eiweiß: 16 g) – eine prima »Fleischalternative« auf der Basis von eiweißreichem Soja. Vielseitig einsetzbar!

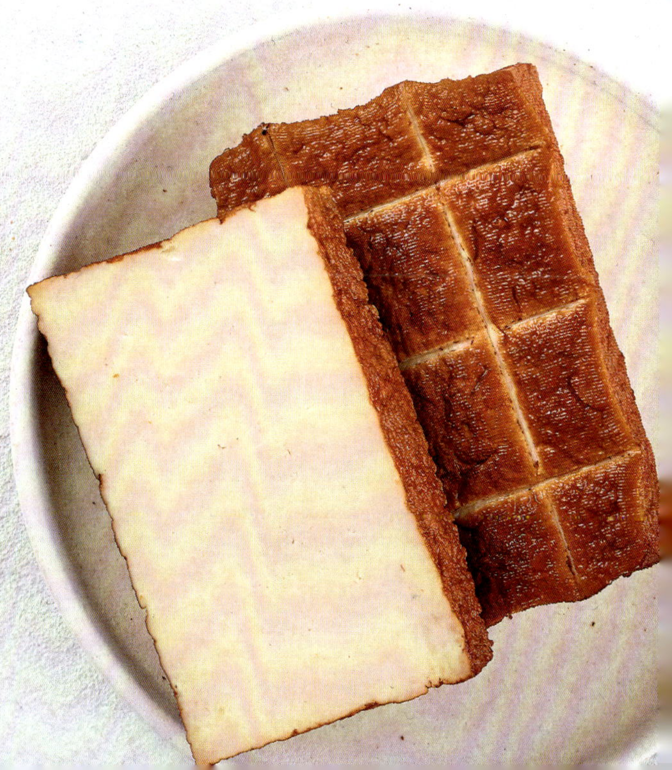

Vollkorngetreide (Eiweiß: 13 g) – zusätzlich zum hohen Proteingehalt ist es auch eine wichtige Kohlenhydrat- und Ballaststoffquelle.

Haferflocken (Eiweiß: 12 g) – die Powerflocken enthalten neben viel Protein auch wertvolle Mineralstoffe wie Magnesium, Eisen und Zink sowie besonders viel Vitamin B_1 und B_6.

Lebensmittel, die Ihnen guttun

Welche Nahrungsmittel sind nun besonders geeignet, Ihren Stoffwechsel wieder ins Gleichgewicht zu bringen? Fangen wir bei den Hülsenfrüchten an: Sie sind aus einer gesunden und pflanzenbetonten Ernährung nicht wegzudenken.

In der Mittelmeerküche haben sie einen festen Platz, und auch karibische, kreolische, indische oder arabische und mexikanische Gerichte wären ohne sie nicht dasselbe: Hülsenfrüchte. Einige Beispiele haben wir für Sie in den Rezeptteil gepackt! Doch was ist eigentlich so besonders an ihnen?

Hülsenfrüchte – geballte Kraft für ein längeres Leben

Nicht nur frisch, sondern auch in getrockneter Form oder aus Gläsern und Dosen punkten sie mit Proteinen und Ballaststoffen, den Vitaminen B_1, B_6, Folsäure sowie Eisen, Magnesium und Zink plus sekundären Pflanzenstoffen. Dadurch sind die beliebten Eiweißlieferanten eine wertvolle und sättigende Fleischalternative.

So gesund: viel Eiweiß, viele Ballaststoffe, wertvolle Fette

Noch zwei tolle Aspekte: Der hohe Eiweißgehalt bremst regelrecht die Aufnahme der ebenfalls enthaltenen verwertbaren Kohlenhydrate. Das wirkt sich günstig auf Ihren Blutzuckerspiegel aus – ist also gerade bei Ihrem Metabolischen Syndrom der absolute Renner! Obendrein finden Sie in Hülsenfrüchten viele einfach oder mehrfach ungesättigte Fettsäuren. Sojaprodukte, aber auch andere Hülsenfrüchte können so zudem Ihre Blutfette günstig beeinflussen und sind durch den hohen Ballaststoffanteil wieder gutes Futter für Ihre Darmbakterien.

Ein bisschen aufpassen müssen Sie, wenn Sie einen hohen Harnsäurespiegel haben. Hülsenfrüchte enthalten nämlich viele Purine. Nehmen Sie dann nur ein- bis zweimal in der Woche eine kleinere Portion zu sich, z. B. auf Ihrem Salat oder in einer Gemüse-Bowl, als vegetarische Bällchen (Falafel), als leckeren Brotaufstrich oder in Nudelform. Probieren Sie einmal Kichererbsenmehl zum Binden von Suppen und Soßen!

Weitere nützliche Informationen finden Sie bei den vegetarischen Eiweißquellen (Seite 74/75) und den Tipps zum Einsparen von Kohlenhydraten (Seite 73).

Hier einige Vorschläge, was Sie aus Hülsenfrüchten alles zaubern können:

Weiße Bohnen: Minestrone, Bohneneintopf, Bohnensalat

Rote Kidneybohnen: Chili con oder sin carne

Schwarze Bohnen: für Bowls und karibisch-kreolische Gerichte

Linsen – braun, schwarz, rot oder gelb: für Eintöpfe, als Beilage, als Linsennudeln oder -salat

Kichererbsen: Hummus, Falafel, Kichererbsennudeln, Kichererbsencurry

Sojabohnen: Hackfleischersatz, Fleischersatz als »Pulled Soja«, Tofu, Tempeh. Vorsicht bei Fertigware wie Sojawürstchen, Sojaburgern oder Sojabratlingen: Sie enthalten oft viele Zusatzstoffe!

Erbsen: in Gemüsesuppen und Eintöpfen, als Gemüse

Lupinen: als Mehl beim Backen (»Eiweißbrot«)

Zuckerschoten: fernöstliche Küche

Für eine Portion auf Ihrem Teller werden 60 bis 70 g rohe getrocknete bzw. 125 g gegarte Hülsenfrüchte benötigt. Sie sollten sie immer in gekochter Form verspeisen, denn roh enthalten sie für Menschen unverträgliche Giftstoffe. Ausnahmen: Zuckerschoten und Erbsen.

So sind Hülsenfrüchte am besten verträglich

Haben Sie Bedenken wegen unangenehmer Blähungen? Starten Sie mit einer kleinen Menge Linsen! Gerade gelbe Linsen sind besser verträglich, da sie etwas weniger Ballaststoffe enthalten als andere Hülsenfrüchte. Geben Sie entblähende Gewürze wie Fenchel, Anis, Ingwer, Kümmel oder Kreuzkümmel dazu und gießen Sie nach dem Einweichen oder Kochen das Wasser weg – darin befinden sich die auslösenden Stoffe. Bitte erst nach dem Kochen salzen!

Übrigens: Hülsenfrüchte sind ein Musterbeispiel für Nachhaltigkeit in der Landwirtschaft!

Öle: Warum sind manche gesünder als andere?

Entzündungshemmende Omega-3-Fettsäuren finden Sie in einigen Pflanzenölen. Die pflanzliche Omega-3-Fettsäure Alpha-Linolensäure (ALA) kommt vor allem in Lein-, Raps- und Walnussöl, aber auch in Nüssen, Lein- und Chia-Samen vor. Auch in fetten Fischen wie Lachs, Thunfisch, Hering und Makrele oder in Forelle und Sardine sind Omega-3-Fettsäuren reichlich zu finden: als Eicosapentaensäure (EPA) und Docosahexaensäure (DHA).

Bei der Ölsäure handelt es sich um eine einfach ungesättigte Fettsäure, die besonders reichlich in Olivenöl steckt.

Für jede Zubereitungsart das richtige Öl

Unsere Spitzenreiter für die Ernährung beim Metabolischen Syndrom sind Olivenöl, Rapsöl und Leinöl. Welches Öl nehmen Sie nun am besten beim Kochen?

Zum Dünsten bei niedrigen bis mittleren Temperaturen: Rapsöl und Olivenöl; beide enthalten viel Ölsäure und nur wenig ungünstige Omega-6-Fettsäuren. Rapsöl aus ungeschälter und Rapskernöl aus geschälter Rapssaat haben außerdem einen ansehnlichen Gehalt an Omega-3-Fettsäuren. Auch kaltgepresste Öle eignen sich zum milden Andünsten z. B. von Gemüsen.

Zum Braten und Schmoren bei hohen Temperaturen: Öle mit hohem Anteil einfach ungesättigter

Fettsäuren (Ölsäure) und hohem Rauchpunkt von über 160 Grad (sehr hitzestabil): Rapsöl, das zu diesem Zweck auch raffiniert sein darf. Alternative: Mit Ölsäure angereichertes ganz spezielles Sonnenblumenöl, sogenanntes »Bratöl«. Meiden Sie aber trotz der hohen Erhitzbarkeit Öle mit vielen gesättigten Fettsäuren wie Kokos- oder Palmfett.

Vorsicht: Falsches Öl beim Braten erzeugt in Ihrer Pfanne den Giftstoff Acrolein. Der Rauchpunkt gibt die Temperatur an, bei der das Öl zu rauchen anfängt und schädliche Inhaltsstoffe freisetzt. Achten Sie auf die Angabe auf dem Flaschenetikett. Und verbannen Sie am besten die herkömmliche Fritteuse aus Ihrer Küche – Ihrer Gesundheit zuliebe! Wie wär's stattdessen mit einer Heißluftfritteuse?

Für die kalte Küche: Native (kaltgepresste) Öle haben einen eher geringen Rauchpunkt und sollten nur wenig erhitzt werden. Zum rohen Verzehr, beispielsweise für Salate, nehmen Sie natives Olivenöl oder Leinöl. Kein Öl ist so reich an Omega-3-Fettsäuren wie letzteres. Außerdem enthält es die einfach ungesättigte Ölsäure und nur wenig ungünstigere Omega-6-Fettsäuren – insgesamt also ein echtes Superöl. Auf Blattsalaten schmeckt gelegentlich auch Kürbiskern- oder Traubenkernöl.

Übrigens: Wenn Sie Leinöl in Quark einrühren, wirkt diese chemische Verbindung wie ein Turbo gegen Ablagerungen in Ihren Arterien – ein richtiger »Gefäßputzer«! Nicht umsonst sind Pellkartoffeln mit Quark und Leinöl ein gesundes altes Traditionsgericht.

Faustregel für Omega-3-Fettsäuren

Nur ein knappes Drittel Ihrer Fette soll gesättigt sein, ein reichliches Drittel einfach ungesättigt und der Rest mehrfach ungesättigt mit einem Verhältnis von Omega-3- zu Omega-6-Fettsäuren von 1:3 bis 1:5. Von den Omega-3-Fettsäuren brauchen Sie idealerweise täglich ungefähr 2–3 g. Klingt wenig, ist es aber nicht! Eine ganz gezielte Auswahl Ihrer Lebensmittel ist erforderlich, um diese Menge zu schaffen. Hier ein paar Beispiele:

Pflanzliche Quellen: Hierzu zählt die Alpha-Linolensäure (ALA). ALA ist vor allem in Leinsamen, Raps und Walnüssen und deren Ölen enthalten:

- in 1 EL Rapsöl: 1,0 g
- in 1 EL Leinsamen, geschrotet: 1,8
- in 1 Tasse Walnüsse (50 g): 3,2 g
- in 1 EL Leinöl: 5,2 g

Tierische Quellen: Hier stehen die fetten Fische mit den Omega-3-Fettsäuren Eicosapentaensäure (EPA) und Docosahexaensäure (DHA) im Vordergrund:

- in 100 g Makrele: 2,5 g
- in 100 g Hering: 1,7 g
- in 100 g Thunfisch: 2,9 g
- in 100 g Zuchtlachs: 2,8 g

Sie sehen: Mit 1–2 TL Leinöl oder 150 g Makrele beispielsweise decken Sie Ihren gesamten Tagesbedarf.

Ein Wort zur Fettqualität

Beim Kauf eines Speiseöls empfiehlt sich auf jeden Fall Bioqualität. Sogenannte »native« Öle werden nur mechanisch bei niedrigen Temperaturen von unter 40 Grad kaltgepresst. Sie behalten ihren Eigengeschmack. Native Öle enthalten eine Vielzahl sekundärer Pflanzenstoffe. Sie zeichnen sich durch einen milden, typisch nussigen Geschmack aus.

Sind kaltgepresste Öle gesünder als raffinierte Öle?

Aus der gleichen Ölsaat gewonnene Öle weisen kaltgepresst und raffiniert nahezu identische Fettsäuremuster auf. Die kaltgepressten enthalten aber mehr Vitamine und sonstige Begleitstoffe, die positiv auf den Stoffwechsel wirken und die bei der Raffination verloren gehen. Dagegen hat z. B. raffiniertes Rapsöl den Vorteil, dass es höher erhitzbar ist (Seite 77).

Das richtige Streichfett

Butter ist ein Naturprodukt aus Rahm und ist auch leicht angesäuert als Sauerrahmbutter im Handel zu finden. Da sie aber zu 82 Prozent gesättigte tierische Fette enthält, sollte sie sparsam verwendet werden.

Mischfette ohne industrielle Fetthärtung aus Butter (ca. 50 Prozent) und Rapsöl (ca. 20 Prozent) mindern die Zufuhr an gesättigten Fettsäuren und können eine Alternative zu Butter sein.

Kokos- und Palmfett werden zwar offensiv als »gesund« beworben, enthalten aber 88 Prozent gesättigte pflanzliche Fettsäuren und sind daher ebenfalls mit Vorsicht zu genießen.

Pflanzenmargarine und Light-Margarine werden meist aus Omega-6-haltigen Pflanzenölen (z. B. Sonnenblumenöl) durch industrielle Verfahren gewonnen und enthalten oft Bindemittel, Salz, Säuerungsmittel, Farbstoffe und Emulgatoren – sind also sozusagen kleine Chemiebaukästen! Nicht fettreduzierte Margarine kann zum Backen verwendet werden, sonst sollten Sie sie aber eher nicht so häufig zu sich nehmen.

Mit **Phytosterinen** angereicherte Pflanzenmargarinen, die angeblich den Cholesterinspiegel senken helfen, sind nicht ratsam. In größerer Menge genossen, können sie Arteriosklerose fördern.

Insgesamt sollten Sie Butter und Mischfette nur dünn auf Ihr Brot streichen oder stattdessen lieber zu Quark oder Hüttenkäse unter dem selbstgemachten Fruchtaufstrich greifen. Auch herzhafte pflanzliche Brotaufstriche sind einen Versuch wert! Zum Kochen bevorzugen Sie am besten die für Ihren Stoffwechsel günstigen Öle. Übrigens: Unter Käse oder Schinken gehört kein zusätzliches Streichfett!

Fisch als Lieferant von Omega-3-Fettsäuren

Wussten Sie, dass Wildlachs im östlichen Atlantik und in der Nordsee nicht mehr für kommerzielle Zwecke gefischt werden darf, da die Bestände gefährdet sind? Dies führte zu einem erheblichen Anstieg der Lachsfarmen in diesem Gebiet, wo Zuchtlachse nun unter beengten Verhältnissen in Käfigen aufwachsen und mit Farbstoffen angereichertes Spezialfutter erhalten. Das sorgt für ihre eher unnatürlich intensive Farbe. Und ohne Medikamente kommt man dabei nicht aus. Ein steigender Anteil von Pflanzenstoffen im Futter lässt zunehmend den Gehalt an Omega-3-Fettsäuren sinken.

Lachs ist nicht gleich Lachs

Von den Züchtern werden dem Verbraucher viele frei formulierte Bezeichnungen für Zuchtlachs präsentiert: Echter Lachs, Irischer Lachs, Räucherlachs, Echter Räucherlachs, Biolachs, Ökolachs, Irland-Bio-Räucherlachs, Wildwasserlachs, Norwegischer Fjordlachs, Sibirischer Lachs, Graved Lachs, Grönlandlachs und viele andere.

In Alaska allerdings gibt es keine Lachsfarmen, hier wird nur Wildlachs gefangen. Wildlachs und Zuchtlachs unterscheiden sich in der Lebensweise und dem Futter der Fische – damit haben Sie auch unterschiedliche Nährwerte auf Ihrem Teller.

Wildlachse pflanzen sich in den Laichgründen der Flüsse Alaskas oder in klaren Gewässern des Atlantiks rund um Grönland auf natürliche Weise fort, wandern dann ins Meer und leben dort drei bis fünf Jahre in einem intakten Ökosystem. Ihre gegenüber Zuchtlachsen blassere natürliche Farbe ist auf ihre Nahrung zurückzuführen: Krusten- und Schalentiere. Sie bewegen sich mehr als Zuchtlachse und enthalten daher etwas weniger Omega-3-Fette, dafür aber auch keine Medikamente!

Nut Power

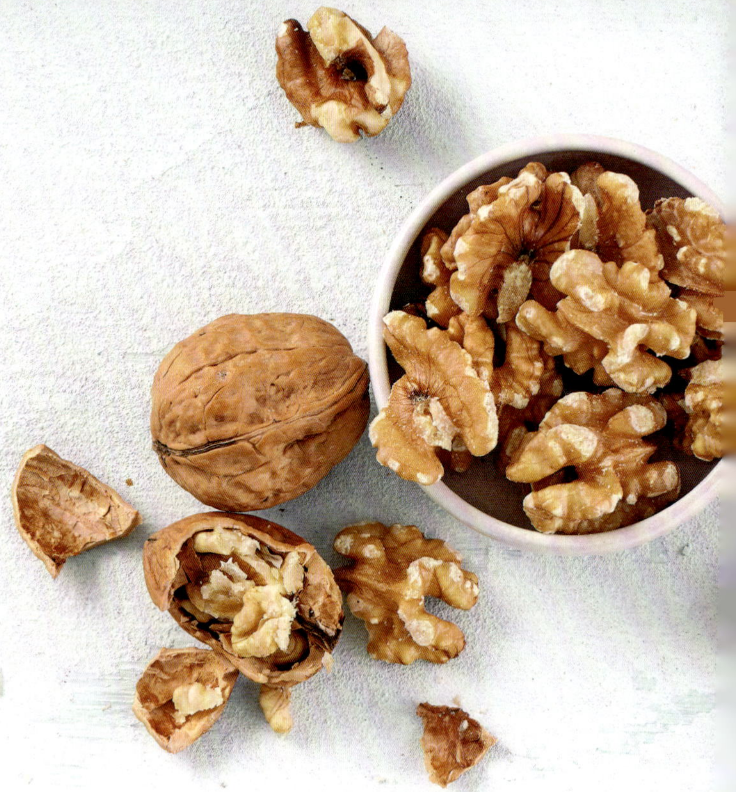

Nüsse sollten täglich auf Ihrem Speiseplan stehen! Sie liefern hauptsächlich einfache und die mehrfach ungesättigten Omega-3-Fettsäuren, sind also richtige Booster für ein gesundes Herz-Kreislauf-System.

Darüber hinaus enthalten Nüsse viele Mineralstoffe wie Kalium, Natrium, Magnesium, Spurenelemente wie Phosphor, Zink und Eisen sowie die Vitamine E und B_1, B_2, B_3, B_6 und B_9, die für die Energiebereitstellung und die Zellerneuerung sehr wichtig sind – dadurch sind sie auch eine super »Nervennahrung«. Außerdem punkten Nüsse durch viele Ballaststoffe. Wir empfehlen Ihnen wegen ihres hohen Energiegehalts täglich ungefähr eine kleine Handvoll Nüsse.

Walnüsse haben besonders viele essenzielle Fettsäuren und sind eine der besten Quellen für das Hormon Melatonin, das Sie besser einschlafen lässt und wegen seiner antioxidativen Wirkung gut fürs Herz-Kreislauf-System ist. Diese »Radikalenfänger« wirken gut gegen oxidativen Stress durch Rauchen oder Umweltgifte.

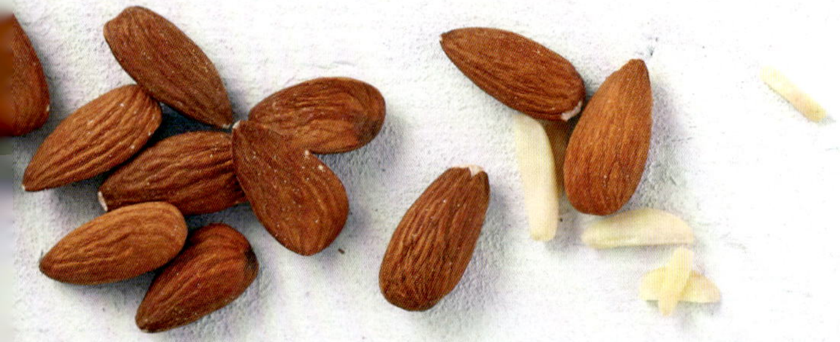

Mandeln wirken sich auf Ihre Blutfette optimal aus. Sie senken effektiv das Gesamt- und das LDL-Cholesterin. Wenn Sie zusätzlich die gesättigten Fette in Ihrer Ernährung reduzieren, ergibt sich daraus ein toller Doppelschutz für Ihre Arterien!

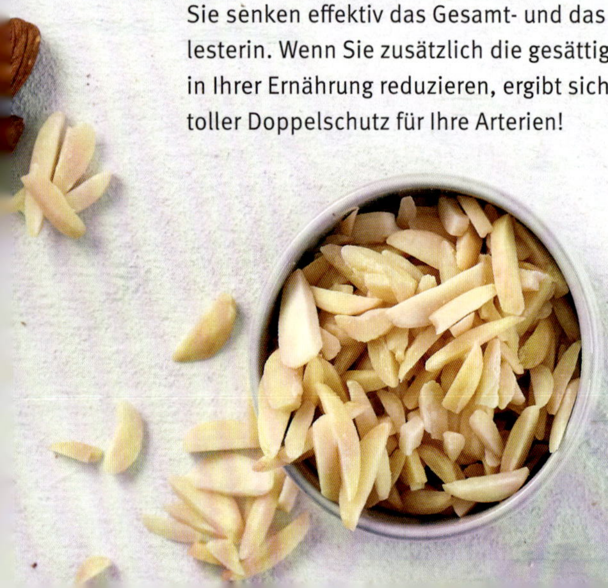

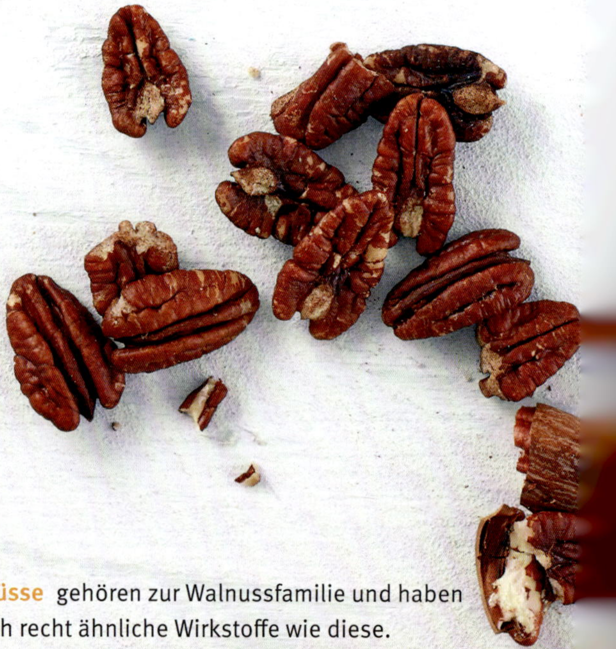

Pekannüsse gehören zur Walnussfamilie und haben demnach recht ähnliche Wirkstoffe wie diese.

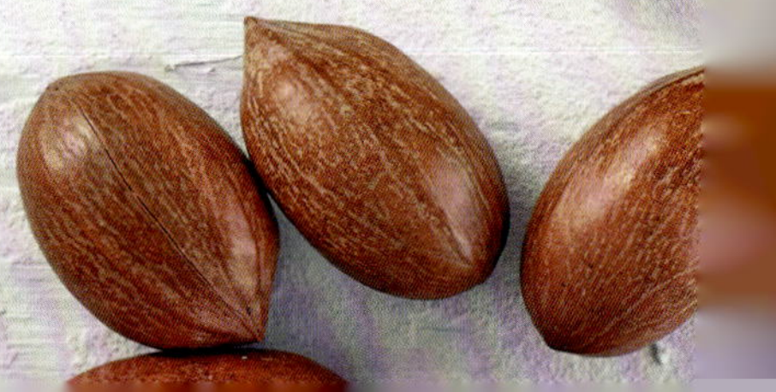

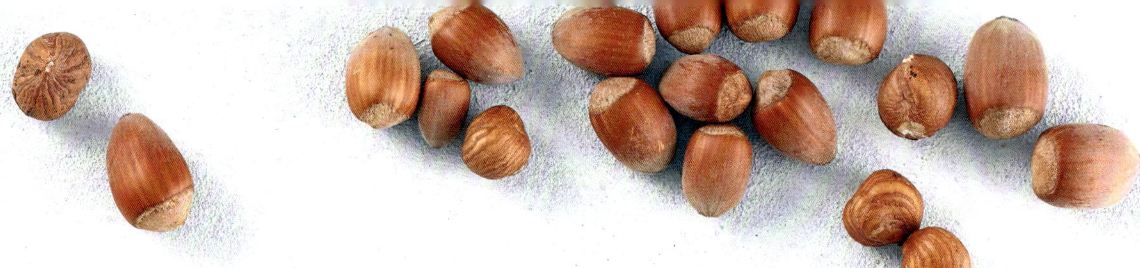

Haselnüsse enthalten viel zellschützendes Vitamin E und sind eine prima pflanzliche Kalziumquelle. Ihr Lecithin hält das Gehirn auf Trab und ihre Gerbstoffe können die Haut- und Darmfunktion auf natürliche Weise anregen.

Macadamia: Die »Königin der Nüsse«. Sie ist sehr reich an einfach ungesättigten Fettsäuren, gut für Herz und Gefäße. Von allen Nüssen enthält sie das meiste Eiweiß. Sie ist aber auch die energiereichste Nuss.

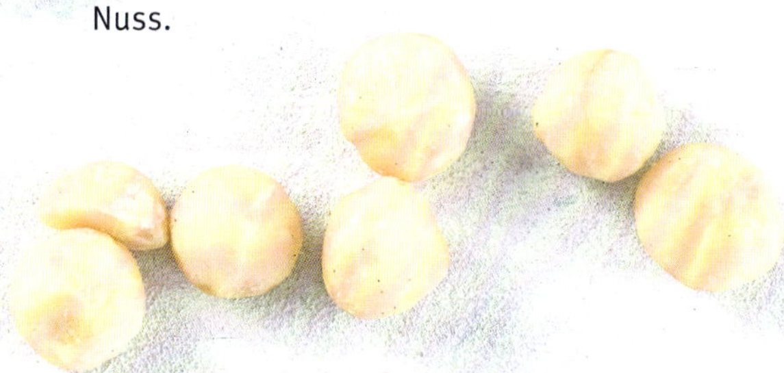

Erdnüsse gehören botanisch zu den Hülsenfrüchten. Sie enthalten sehr viele B-Vitamine, insbesondere die Folsäure (B_9), Tryptophan, Jod, Selen und Eisen, Magnesium, Kalium und Zink mit positiver Wirkung auf das Nervensystem und Ihre Stimmung, die Leber, die Schilddrüse und das Immunsystem.

Tipp

Probieren Sie doch einmal Mandelmus, Haselnussmus, Cashew-, Erdnuss- oder Sesammus (Tahin) als Brotaufstrich oder zum Verfeinern von Gerichten. Eine gute pflanzliche Alternative zu Streichfetten! Aber Vorsicht: Sie müssen 100 Prozent Nüsse oder Saaten enthalten – also Erdnussmus bitte nicht mit »Erdnussbutter« verwechseln, die Zusatzstoffe wie Palmfett, Zucker und Meersalz enthält.

Cashews enthalten etwas mehr Kohlenhydrate als andere Sorten, aber auch viele B-Vitamine für Ihre Nervenzellen.

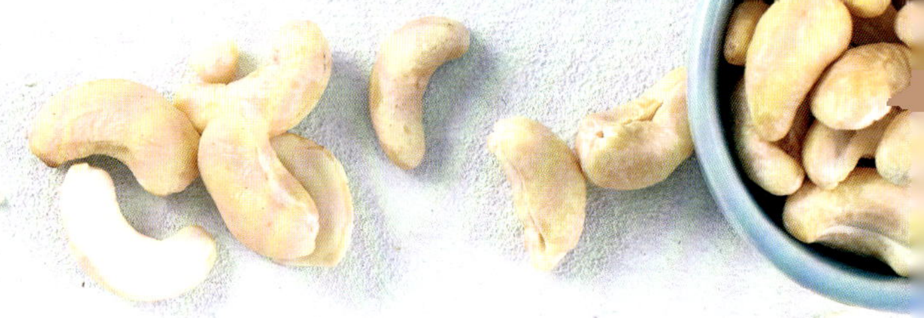

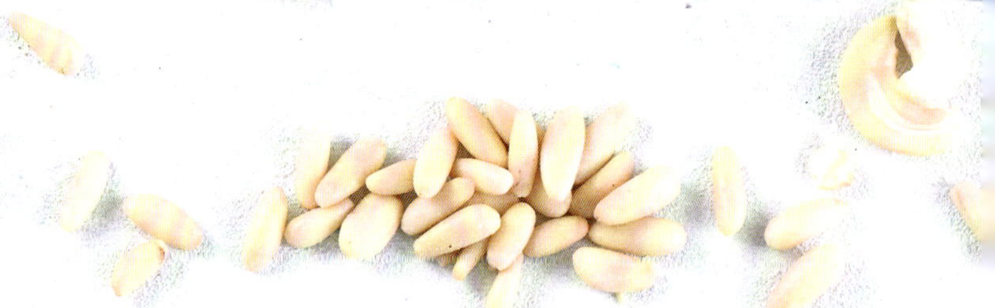

Pinienkerne sind auch Nüsse und aus der Mittelmeerküche nicht wegzudenken: Man benötigt sie für die Herstellung von Pesto alla genovese oder streut sie über Salate.

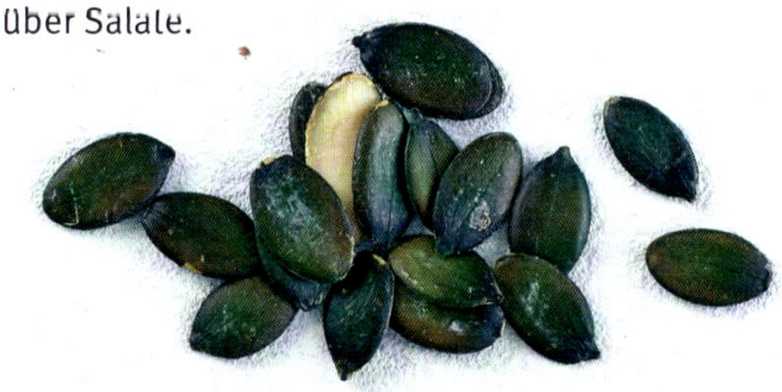

Auch Saaten wie Leinsamen, Flohsamen, Kürbiskerne, Sonnenblumenkerne, Sesamsaat und Chiasamen gehören hierher, ebenso Pistazien. Zum Darüberstreuen für Gemüse und Salate oder einfach nur zum Knabbern sind alle toll.
Übrigens: Ernährungswissenschaftler haben herausgefunden, dass regelmäßiger Konsum von ein paar Nüssen nicht zur Gewichtszunahme führt.

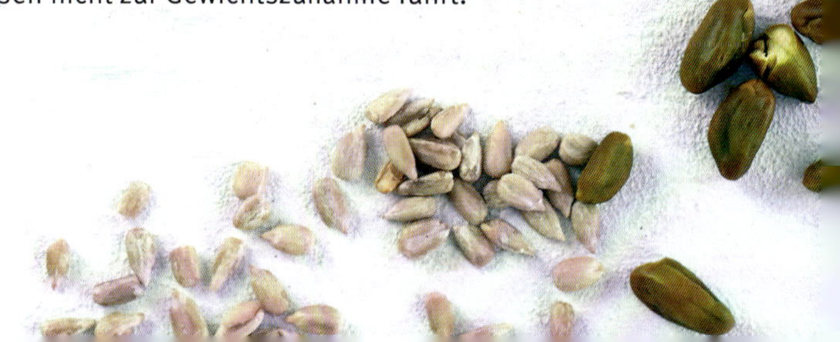

Auch mit wertvollen Inhaltsstoffen kann der Wildlachs punkten. Er ist eine gute Eiweißquelle, enthält jede Menge Vitamine, z. B. A, D, B_2 und E, sowie Mineralstoffe und Spurenelemente wie Kalzium, Eisen, Zink, Magnesium und Phosphor. Wildlachs unterliegt einer strengen Fangquote, ist also ein eher rarer und dadurch auch teurerer Genuss!

Bei Zuchtlachs empfehlen wir Ihnen auf jeden Fall die Bio-Variante. Hier sind kritische Futtermittelzusatzstoffe sowie Hormone und Medikamente verboten. Weitere gute Omega-3-Quellen sind Makrele, Hering, Thunfisch und auch Sardinen.

Jodquelle Seefisch

Magerer Seefisch enthält zwar nicht so viele Omega-3-Fettsäuren wie die fetten Fische, stellt jedoch eine wichtige Quelle für die Jodversorgung dar. Jod benötigen Sie unter anderem für den Aufbau von Schilddrüsenhormonen – den »Wächtern über den Stoffwechsel«. Ohne gut funktionierende Schilddrüse verlangsamt sich der Stoffwechsel. Gerade in Regionen weit weg vom Meer und damit von fangfrischem Fisch, wie bei uns im Allgäu, gibt es häufiger eine sogenannte »Jodmangelstruma« als im hohen Norden.

Seefische wie z. B. Kabeljau, Seelachs, Rotbarsch, Scholle, Schellfisch oder Heilbutt und auch Süßwasserfische wie Forelle, Zander, Hecht oder Karpfen liefern zudem alle lebensnotwendigen Aminosäuren. Sie sind leicht verdaulich und reich an Vitamin A und D sowie an B-Vitaminen und enthalten wichtige Mineralstoffe und Spurenelemente wie Magnesium, Kalium, Selen und Eisen. Auch Tiefkühlfisch ist eine gute Option. Da er direkt nach dem Fang gefrostet wird, bleibt der Großteil seiner wertvollen Inhaltsstoffe erhalten.

Beim Fischkauf sollten Sie generell auf das MSC-Siegel achten, das für zertifizierte nachhaltige Fischerei steht.

Mehr Fisch als Fleisch!

Nach allem, was Sie bisher über günstige und weniger günstige Fettsäuren für Ihr Herz-Kreislauf-Risiko gelesen haben, liegen die Gründe für weniger Fleisch- und dafür mehr Fischverzehr auf der Hand:

Fleisch- und Wurstwaren enthalten oft viele gesättigte Fette. Obwohl das Muskelfleisch, wie erwähnt, ohne Fettrand bei allen Fleischsorten nicht wesentlich mehr als 3 Prozent Fett enthält, kommt z. B. im Fall von Schweinefleisch die Omega-6-Fettsäure Arachidonsäure besonders reichlich vor – und sie heizt unweigerlich die Entzündungsreaktion im Körper so richtig an.

Sie sollten also an nicht mehr als zwei bis drei Tagen pro Woche Fleisch und Fleischwaren essen – das wären dann zwei bis drei Portionen wöchentlich. Trotzdem essen viele Menschen täglich Fleischprodukte, oft auch als Fertigwaren. Morgens ein Schinkenbrot, mittags ein großes Schnitzel und abends dann noch ein Paar Weißwürste. Dies wäre bereits die Wochenration!

Bei zu hohem Konsum lauert eine weitere Gefahr: Es ist bekannt, dass besonders bei reichlichem Verzehr von rotem Fleisch das Darmkrebsrisiko steigt. Rotes Fleisch – dazu gehören Rind-, Kalb-, Schweine-, Schaf-, Lamm-, Ziegen-, Wild- oder Kaninchenfleisch.

Achten Sie auch beim Fleisch auf Bioqualität

Wenn Fleisch, dann also weißes Fleisch: Geflügel wie Huhn, Truthahn bzw. Pute, Gans, Ente sowie Wildgeflügel wie Wildente, Fasan, Rebhuhn, Strauß, Perlhuhn oder Wachtel. Im Hausgebrauch verwenden Sie sicher am ehesten Pute und Hähnchenfleisch. Bitte achten Sie unbedingt auf Bioqualität, weil gerade in der Massentierhaltung Antibiotika verwendet werden, die dann auch auf unseren Tellern landen. Die gefürchteten multiresistenten Erreger (MRE) sind zu einem größeren Teil dieser jahrzehntelangen unfreiwilligen Antibiotikaeinnahme über unser Essen geschuldet.

Die Ökobilanz des Fleischkonsums ist zudem ziemlich problematisch. Menschen, die übermäßig viel Fleisch essen, gefährden nicht nur ihre Gesundheit, sondern leisten einen nicht unerheblichen Beitrag zur Erderwärmung: Der prozentuale Anteil ist nach Angaben der UN-Landwirtschaftsorganisation FAO höher als der des weltweiten Straßenverkehrs!

Also lieber öfter Fisch! »Ja, aber die Meere sind doch total überfischt!«, lautet ein häufiges und ja auch nicht ganz unberechtigtes Argument. Die Fischratgeber von Greenpeace und WWF helfen Ihnen bei der richtigen Wahl. Zweimal in der Woche auf dem Teller bringt Fisch Ihrer Gesundheit auf jeden Fall echten Nutzen!

Cholesterin in der Ernährung

Insgesamt ist die Ernährung nur zu etwa 25 Prozent für den Cholesterinspiegel verantwortlich – hauptsächlich entscheidet die genetische Veranlagung, ob unser Körper viel oder wenig Cholesterin produziert. Denn einen Großteil des Stoffs bildet er in der Leber selbst – und zwar aus gesättigten tierischen Fettsäuren, aber eben auch aus den pflanzlichen gesättigten Fettsäuren der tropischen Öle, also Kokosöl und Palmöl. Diese sollten Sie also nicht so häufig und nicht in größerer Menge verzehren.

Das Gelbe vom Ei

Eines ist richtig: Eier enthalten viel Cholesterin. Je nach Größe sind es zwischen 200 und 300 mg pro Stück. Richtig ist auch, dass erhöhte Blutfettwerte mit einem höheren Herzinfarkt- und Schlaganfallrisiko einhergehen. Trotzdem haben die meisten Studien bisher keinen Beleg dafür gefunden, dass mit einem hohen Eierkonsum das Herzinfarktrisiko steigt.

Im Hühnerei steckt sogar ein natürlicher Cholesterinsenker: Lecithin. Es kann Cholesterin so fest an sich binden, dass das Fett die Darmwand nur noch teilweise passiert. Dazu kommen noch ungesättigte Fettsäuren, die sich positiv auf die Blutfettwerte auswirken können.

Eier enthalten neben Fett eine ganze Fülle von anderen Substanzen, die für die Gesundheit wichtig sind: leicht verwertbares Eiweiß (im Dotter übrigens mindestens genauso viel wie im weißen Teil), Vitamin E für das Herz-Kreislauf-System, das Immunsystem und die Entwicklung von Körperzellen, Vitamin A für die Sehkraft, Vitamin K für die Blutgerinnung, Vitamin B_2 für den Stoffwechsel und den Aufbau von roten Blutkörperchen. Darüber hinaus liefern Eier Folsäure, Kalzium, Eisen und Kalium sowie die Spurenelemente Phosphor und Selen.

Beim Cholesterin kommt es nämlich nicht allein auf das Ei an, sondern auf Ihr gesamtes Ernährungsprogramm. Essen Sie morgens ab und zu ein gekochtes Ei oder lieber ein in Butterschmalz gebratenes Spiegelei mit Speck? Ersteres ist eher harmlos. Die andere Variante enthält zusätzlich zum Ei noch jede Menge gesättigter Fette für die körpereigene Cholesterinsynthese. Und das ist dann eben doch zu viel des Guten für den Cholesterinhaushalt!

Zucker? Lieber nicht!

Bei der Herstellung von Lebensmitteln werden die verschiedensten Arten von Zucker verwendet – auch bei herzhaften, wie Sie in der Abbildung (Seite 86) sehen. Den unseligen Zusatz des enorm süßen und billigen, aber im Übermaß ungesunden Fruchtzuckers haben wir im Kapitel »Zuckerüberschuss: Wohin damit?« (Seite 26) ja schon ausführlich besprochen. »Weniger süß«, »weniger Zucker«, »ohne Kristallzucker« oder »mit Traubenfruchtsüße« – bei solchen Packungsangaben sollten sämtliche Alarmglocken bei Ihnen läuten! Meist verbirgt sich dann im Produkt jede Menge Fruchtzucker.

Unsere Supermärkte bieten eine fast unüberschaubare Vielfalt von Zuckern mit raffinierten Decknamen, die oft den wahren Inhalt verschleiern. Vermeintlich »gesündere« Zuckeralternativen haben bei den Kunden längst Anklang gefunden. Sie bieten ganz neue Geschmacksvarianten durch Aromastoffe, die Sie im Haushaltszucker nicht finden. Das macht sie so interessant, und dementsprechend werden sie mit Nachdruck beworben: »Milde Süße aus Agavendicksaft« oder »natürliche Süße aus Honig« – das klingt doch sehr gesund, nicht wahr? Oder wie wäre es mit Ahorn- oder Reissirup, Gerstenmalz oder dem exotischen Kokosblütenzucker (siehe Tabelle)? Sie mögen alle lecker schmecken, sind und bleiben aber letztlich Zucker, der ruckzuck in Ihrem Blut ankommt und Ihren Diabetes nur noch schlimmer macht. Lassen Sie sich also nicht hinters Licht führen!

Ein weiterer Negativpunkt: Die Produktion mancher dieser Alternativen verbraucht enorm viel Energie und Wasser und die Transportwege sind extrem lang. Beispielsweise muss Kokosblütenzucker aus den Herstellungsländern Indien und Philippinen mehrere Tausend Kilometer weit transportiert werden, um bei uns im Regal zu landen. Genauso wenig ökologisch ist die Produktion von Rohrzucker aus Brasilien und Kuba oder Mittelamerika und China. In Zeiten des Klimawandels eigentlich ein No-Go!
Übrigens: Instant-Reis, Instant-Nudeln und Kartoffelpüree aus der Tüte wirken auf Ihren Blutzuckerspiegel fast so ungünstig wie Zucker!

Und bitte greifen Sie nicht zu synthetischen Süßstoffen, sondern eher zu Erythrit oder Stevia, wenn's doch einmal ein wenig süß sein soll.

Hätten Sie's gewusst? Die Produkte in der Abbildung auf S. 86 enthalten Zucker – ohne dass wir es bemerken.

Zucker hat viele Namen

Andere Namen für Zucker			
Agavendicksaft	Fruktosesirup	Karamellzuckersirup	Polydextrose
Ahornsirup	Gerstenmalz(-extrakt)	Kokosblütenzucker	Raffinadezucker
Apfelsüße	getrocknete Früchte	Konzentrierte Fruchtsäfte	Raffinose
Datteln	gezuckerte Kondensmilch	Laktose	Reissirup
Dextrin/Dextrose	Glukose	Magermilchpulver	Rohrohrzucker
Dicksaft	Glukosesirup	Maltodextrin	Rosinen
Fruchtextrakt	Honig	Maltose	Saccharose
Fruchtkonzentrat	Inulin	Malzextrakt	Stärkesirup
Fruchtpüree	Invertzucker	Milchzucker	Süßmolkenpulver
Fruchtsaftkonzentrat	Invertzuckercreme	Molkenerzeugnis	Traubenfrucht
Fruchtsüße	Invertzuckersirup	Molkenpulver	Traubensüße
Fruchtzucker	Joghurtpulver	Oligofruktose	Traubenzucker
Fruktose	Karamellsirup	Oligofruktosesirup	Trockenobst
Fruktose-Glukose-Sirup			Vollmilchpulver
			Weizendextrin
			Zuckerrübensirup

Snack ist nicht gleich Snack!

Wir haben gesehen, wie wertvoll Nüsse für unsere Gesundheit sind (Seite 80/81). Deswegen ist auch klar, was Sie auswählen, wenn Sie doch gelegentlich einmal einem Snack nicht widerstehen können (was durchaus menschlich ist). Wählen Sie Nüsse statt Gummibärchen oder Schokoriegel, Vollkornflocken statt Crunchy Müsli. Der Energiegehalt ist zwar gleich, aber die Nährwerte und der Mehrwert für Ihren Stoffwechsel sind unschwer zu erkennen!

In der Grafik unten sehen Sie: Mit den Mandeln werden dem Körper wertvolle Nährstoffe in Form von pflanzlichem Eiweiß und guten Fetten zugeführt, mit den Gummibären fast ausschließlich Zucker.

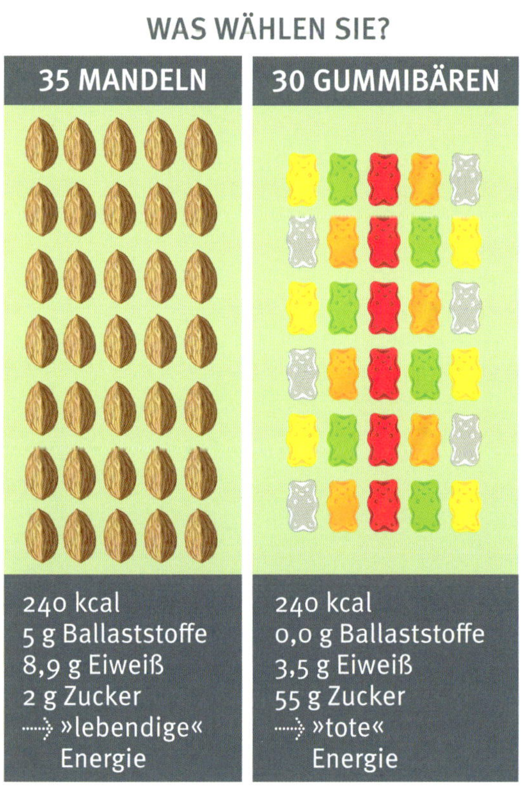
WAS WÄHLEN SIE?
35 MANDELN
30 GUMMIBÄREN
240 kcal
5 g Ballaststoffe
8,9 g Eiweiß
2 g Zucker
»lebendige« Energie
240 kcal
0,0 g Ballaststoffe
3,5 g Eiweiß
55 g Zucker
»tote« Energie

Anti-Aging muss nicht teuer sein!

Zu viel Zucker ruiniert Ihr Hautbild, meine Damen! Und das dadurch angelockte Insulin lässt Sie schneller altern. Es ist sozusagen auch ein »Aging-Hormon«. Zuckerüberschuss verklebt nämlich die Eiweißfasern des Kollagens; dadurch ziehen sie sich zusammen und fälteln die Haut. Da hilft es auch nichts, völlig überteuerte Kollagencremes auf die Haut aufzutragen.

Die Haut halten wir von innen jung, nämlich durch gesunde Ernährung, Bewegung, Nikotinverzicht und nur moderaten Alkoholkonsum. Das ist das beste Anti-Aging!

Darf ich trotzdem auch mal naschen?

Kennen Sie das? Es gibt Tage, da ist man permanent auf der Suche nach Essbarem. Und wonach greifen wir dann am liebsten? Zu süßen Snacks, wie Schokoriegeln und Keksen, oder Chips. Ganz falsch! Sie sorgen nämlich dafür, dass wir noch mehr Gelüste bekommen, denn sie locken viel Insulin, wie Sie schon wissen.

Unser Vorschlag: Naschen Sie dunkle Schokolade mit 85 Prozent Kakaoanteil, nicht zuletzt wegen des hohen Gehalts an Antioxidantien und Entzündungshemmern und an Tryptophan, dem »Vorläufer« des Glückshormons Serotonin. Für Hardliner 90 oder 99 Prozent!

Oder wie wäre es, wie oben beschrieben, mit ein paar Nüssen, schön langsam zerkaut? Gutes pflanzliches Eiweiß und gute Fette! Unsere Favoriten finden Sie im Tableau »Nut Power« (Seite 80/81).
So lassen Sie Gummibärchen und Pralinen links liegen!

ZUCKERFALLEN – IN DIESEN LEBENSMITTELN VERSTECKT SICH ZUCKER

- Tiefkühlpizza
- Fertigdressing
- Senf
- Ketchup
- Fertigprodukte
- Eintöpfe in Dosen
- Gewürzgurken
- Rotkohl im Glas
- Rote Bete im Glas
- Müsli
- Müsliriegel
- Wurstaufschnitt
- Joghurt mit Geschmack
- Krautsalat
- Soßenbinder
- Balsamico
- Brot (Toast)
- Chips
- Salzstangen
- Konservenobst
- Gewürzpasten
- Tütensuppen
- Tomatensoße
- Pesto
- Cornflakes
- Mineralwasser mit Geschmack
- Aromen zum Backen
- Buttermilch mit Geschmack
- Cappuccinopulver
- getrocknete Cranberrys

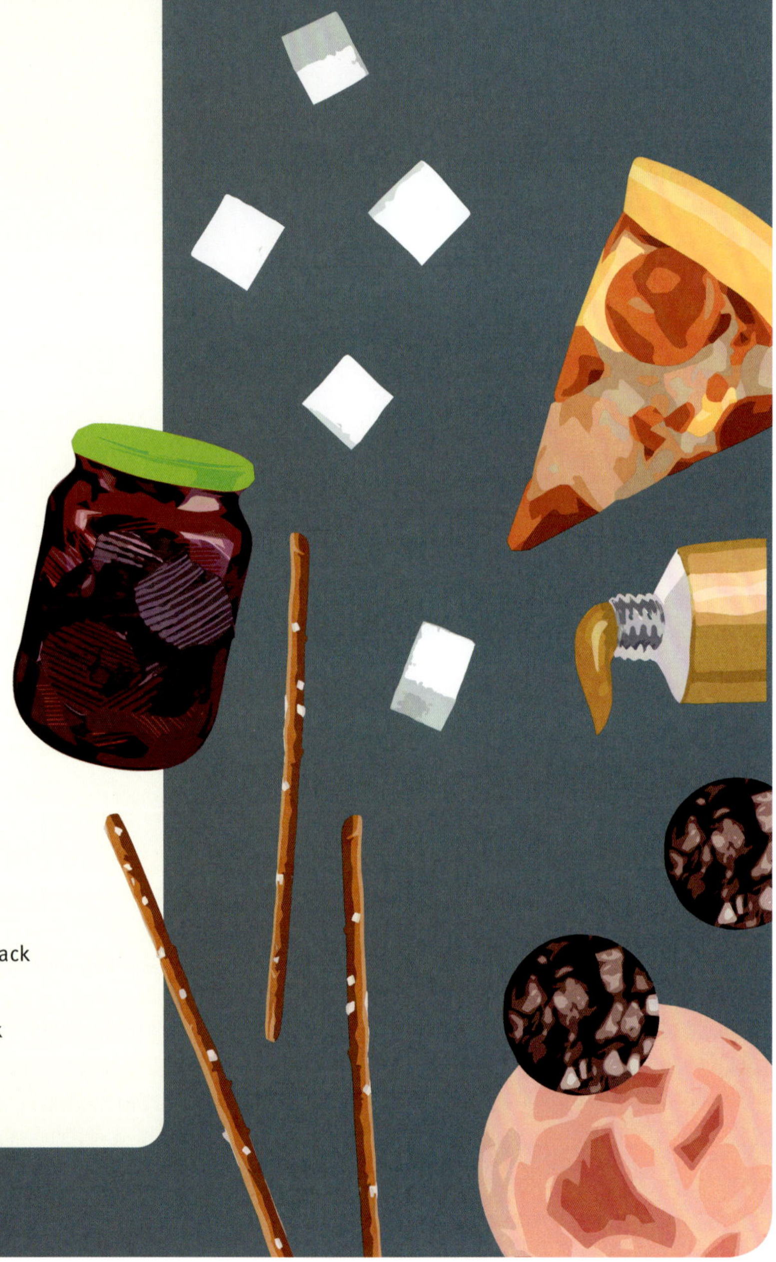

Sport und ein Eckchen dunkle Schokolade: die Gute-Laune-Garantie

Dass Bewegung glücklich machen kann, wissen Sie ja schon aus dem Kapitel »Ihr Weg zu einem bewussteren Lebensstil« (Seite 41). Sie können nun dieses Stückchen dunkle Schokolade mit einer Bewegungseinheit kombinieren, um Ihrem Gehirn noch mehr Tryptophan zu liefern und damit aus dem Alltagsstress oder einem Stimmungstief herauszufinden. Die smarteste Art, den Tryptophanspeicher immer wieder aufzufüllen, ist natürlich der Griff zu Lebensmitteln wie Vollkornbrot, Vollkornnudeln, Naturreis, Nüssen und Hülsenfrüchten. Denn darin stecken außer der Kombination mit »langsamen« Kohlenhydraten noch weitere »Glücksboten«: das pflanzliche Eiweiß Phenylalanin, nervenstärkende B-Vitamine und Magnesium.

Die Hitliste der Lebensmittel mit hohem **Tryptophangehalt** finden Sie in der nachfolgenden Tabelle (Seite 88).

Ihre Getränke: Wasser ist immer die erste Wahl

Wir möchten Ihnen eine Geschichte aus unserer Praxis erzählen. Eine junge, stark adipöse Frau mit allen Anzeichen eines beginnenden Metabolischen Syndroms kam in die Sprechstunde und klagte darüber, dass sie sich das alles nicht erklären könne. So falsch esse sie doch gar nicht! Nach der Durchsicht ihres Ess- und Trinkprotokolls, war die Sache klar: Sie nahm jeden Tag fast ihre gesamte benötigte Energie in Form von zuckerhaltigen Getränken wie Limonade und Fruchtsäften zu sich. Das Essen kam dann noch dazu! Nach konsequenter Ernährungsumstellung – sie war glücklicherweise schon recht sportlich unterwegs – regulierte sich das Ganze ziemlich rasch. Vor allem der Verzicht auf süße Getränke bewirkte, dass die Patientin innerhalb weniger Wochen stark abnahm.

Schokolade am besten zergehen lassen, nicht beißen!

In unseren Ernährungsberatungen dürfen Kinder und Erwachsene Folgendes ausprobieren: Wie lange kann ich mit einem einzigen Stückchen Schokolade leckeren Schokogeschmack auf der Zunge haben, wenn ich sie langsam schmelzen lasse? Unser bisher ungeschlagener Sieger schaffte 11 Minuten! In dieser Zeit haben andere eine ganze Tafel verschlungen – mit maximalem Energiegehalt.

Gesunde Durstlöscher

Wasser ist immer die erste Wahl! Wie bereits erwähnt, ist unser Leitungswasser das am besten überwachte Lebensmittel. »Natur« oder mit Kohlensäure – das kann jeder nach eigener Vorliebe entscheiden. Aromawässer gibt es zwar fertig in Flaschen zu kaufen, aber sie enthalten meist schon wieder Fruktose und kommen geschmacklich nicht an die selbst gemachten heran. Geben Sie einfach ein paar Zitronenscheiben oder Beeren, frischen Ingwer oder ein paar Minzeblätter in einen Krug Wasser, lassen Sie das Ganze durchziehen und genießen Sie eine natürliche Erfrischung! 1,5 bis 2 Liter Trinkmenge sollten es täglich sein.

Auch alle ungesüßten Teesorten – Früchte- oder Kräutertees, grüner Tee oder Schwarztee – eignen sich gut zum Durstlöschen.

Aber was ist mit Kaffee?
Die Kaffeetrinker unter Ihnen werden aufatmen! Auch wenn Sie bei Ihrem Metabolischen Syndrom bestimmt öfter vor Kaffee gewarnt werden – trinken Sie ruhig ein paar Tassen täglich! Nicht nur zur Vorbeugung bei Gesunden, sondern gerade bei schon eingetretener Erkrankung senkt regelmäßiger Kaffeegenuss die Rate der kardiovaskulären Ereignisse, ja sogar die Anzahl der dadurch bedingten

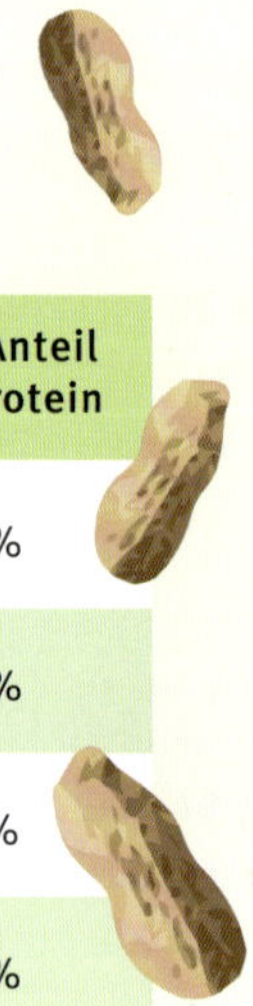

LEBENSMITTEL MIT HOHEM TRYPTOPHANGEHALT

Lebensmittel (je 100 g)	Protein	Tryptophan	Tryptophan-Anteil am Gesamtprotein
Sojabohnen	36,49 g	590 mg	1,6 %
Cashewnüsse und Erdnüsse	18,22 g	287 mg	1,6 %
Kakaopulver, ungesüßt	19,60 g	293 mg	1,5 %
Haferflocken	13,15 g	182 mg	1,4 %
Kuhmilch, 3,7 % Fett	3,28 g	46 mg	1,4 %
Reis, ungeschält	7,94 g	101 mg	1,3 %
Hühnerei	12,57 g	167 mg	1,3 %
Hähnchenbrustfilet, roh	21,23 g	267 mg	1,3 %
Erbsen, getrocknet	24,55 g	275 mg	1,1 %
Walnüsse	15,23 g	170 mg	1,1 %
Schweinefleisch, roh	20,95 g	220 mg	1,1 %
Lachs, roh	20,42 g	209 mg	1,0 %
Mais-Vollkornmehl	6,93 g	49 mg	0,7 %

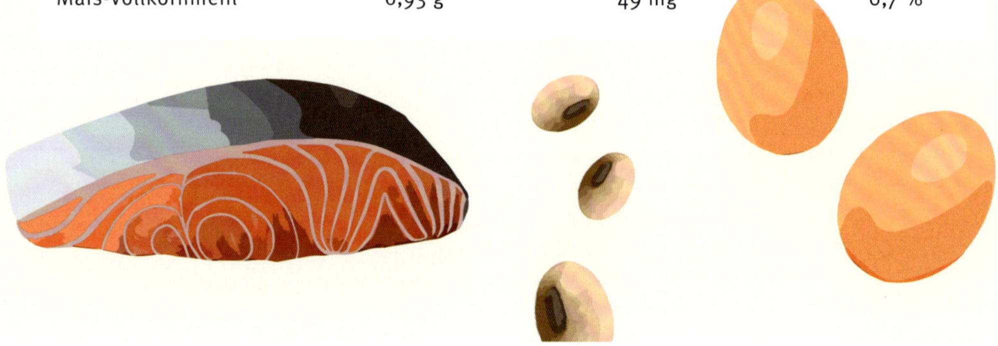

Todesfälle. Filterkaffee schützt auch Ihre Leber! Der Blutdruck wird nicht wesentlich beeinflusst. Und dafür ist nicht das Koffein, sondern die Vielzahl anderer Inhaltsstoffe der Kaffeebohne verantwortlich.

Funktioniert also auch bei koffeinfreiem Kaffee – und Sie dürfen den Kaffee in Ihre tägliche Trinkmenge mit einberechnen.

Reizthema Milch – Milchalternativen als sinnvolle Ergänzung

Alle tierischen Milchsorten, also z. B. von Kuh, Ziege oder Schaf, haben wertvolle Inhaltsstoffe:

- Kalzium – für den Aufbau und Erhalt gesunder Knochen
- Protein – für Wachstum und Reparaturvorgänge im Körper
- Jod – wichtig für Hirn- und Nervenfunktion, Schilddrüse und gesunde Haut
- Vitamin B_{12} – für unsere roten Blutkörperchen und für die Nervenfunktion
- Vitamin B_2 (Riboflavin) – sorgt für die Energiefreisetzung aus Kohlenhydraten und Proteinen

Die Deutsche Gesellschaft für Ernährung e. V. (DGE) empfiehlt 250 g Milchprodukte und 50 bis 60 g Käse täglich.

Milch enthält den Protein-Enzym-Komplex mTOR, der Kleinkindern und Kindern beim Wachsen hilft; für sie ist ein Glas Milch sehr gesund. Bei Erwachsenen, die regelmäßig größere Mengen Milch trinken, kann dieser Stoff aber die Zellalterung begünstigen. Zwei, drei Cappuccini am Tag oder hier und da ein Latte macchiato – da kommt ganz schön viel zusammen, ohne dass es Ihnen bewusst ist.

Sauermilchprodukte wie Joghurt, Quark, Kefir, Buttermilch oder Käse dagegen sind wegen ihrer positiven Wirkung auf die Laktobakterien im Darm und damit auf Ihren Stoffwechsel sogar günstig.

Vorsicht: Fruchtjoghurt oder Fruchtbuttermilch aus dem Kühlregal des Supermarkts sind oft stark gezuckert und gehören als Süßigkeit zur Pyramidenspitze. Geben Sie stattdessen lieber frische Früchte der Saison in Naturjoghurt oder frische pürierte Früchte mit Buttermilch in einen Shaker oder Mixer – und schon haben Sie die gesunden Varianten!

Versuchen Sie statt Kuhmilch zur Abwechslung mal eine leckere pflanzliche Alternative:

- Haferdrink mit den leberschützenden Beta-Glucanen ist im Geschmack nussig und süßlich, als »Barista« gut zum Aufschäumen für Ihren Kaffee.
- Mandeldrink ohne Zuckerzusatz ist kohlenhydratarm, mit ungesättigten Fettsäuren, schmeckt nussig.
- Hafer-Mandel-Drink, eine Mischung aus beiden, lässt sich meist auch gut aufschäumen.
- Haselnuss- oder Cashewdrink schmeckt nussig.
- Kokosdrink ungesüßt, mit leichtem Kokosgeschmack, ist kohlenhydratfrei und fettarm.
- Sojadrink ungesüßt, mit etwas gewöhnungsbedürftigem Eigengeschmack, eiweißreich und kohlenhydratarm, sollte unbedingt Bioqualität haben (nicht aus gentechnisch veränderten Sojabohnen).
- Lupinendrink enthält sehr viel wertvolles Eiweiß aus essenziellen Aminosäuren.
- Reisdrink hat wegen der schnellen Kohlenhydrate eine eher ungünstige Wirkung auf Ihren Blutzucker, ist als Reis-Kokos-Drink etwas besser geeignet.

Übrigens: Pflanzendrinks haben gegenüber Kuhmilch die eindeutig bessere Öko-Bilanz!

Vorsicht: Kalorienreiche Kokosmilch aus der Dose mit ungünstigen gesättigten Fettsäuren ist in kleiner Menge für die asiatische Küche geeignet, aber nicht als Getränk.

Meiden Sie gesüßte und aromatisierte Pflanzendrinks, sie sind oft energiereich. Pflanzendrinks sind generell nicht in größerer Menge als Getränk zu empfehlen; verwenden Sie sie eher zum Anrühren von Müsli, zum Backen oder in Ihrem Kaffee.

Ein Gläschen in Ehren ...?

Zählt Alkohol zu den Getränken? Ein ganz klares Nein! Sie haben sich jetzt dazu entschlossen, Ihr Metabolisches Syndrom in den Griff zu bekommen, also als erste Maßnahme das Zahnrad Nr. 1 anzugehen.

Es ist enorm wichtig, in den ersten Monaten, also in der »heißen« Phase Ihrer Gewichtsreduktion, ganz auf Alkohol zu verzichten. Wenn Ihre Leber mit dem Alkoholabbau beschäftigt ist, bleibt Ihre Fettverbrennung nämlich auf der Strecke und der Erfolg lässt zu wünschen übrig. Ein kleines Rechenbeispiel: Wenn Sie täglich zwei Flaschen Bier trinken, bedeutet diese zusätzlich aufgenommene Energie eine Gewichtszunahme von knapp 10 Kilogramm in einem Jahr. Keine Sorge: Nach Ihrer Gewichtsabnahme sind Sie dann irgendwann so weit, dass Sie bei besonderem Anlass, also hin und wieder, mit einem kleinen Glas anstoßen dürfen. Aber da sollte Ihre Leber sich unbedingt schon erholt haben – und bedenken Sie dabei, dass Alkohol Unterzuckerungen verursachen kann!

Leider ist Alkohol eine gesellschaftsfähige Droge geworden, ein fester Bestandteil des sozialen Lebens. Wie viel kann eine Leber vertragen, ohne größeren Schaden zu nehmen? Solange Sie nicht unter einer Zirrhose leiden, dürfen Sie sich als Frau 10 g, als Mann maximal 20 g Alkohol pro Tag gönnen. Sie fragen sich jetzt sicher, was das konkret bedeutet. 20 g reiner Alkohol sind in 500 ml Bier oder 200 ml Wein oder 200 ml Prosecco enthalten. Aber das heißt nun nicht, dass man täglich Alkohol trinken kann. Sehr wichtig sind für jeden alkoholfreie Tage dazwischen. Also höchstens zwei Flaschen Bier oder zwei Gläser Wein oder zwei Gläser Prosecco pro Woche. Das schaffen manche locker an einem einzigen Abend! Achtung, Suchtgefahr! Wie wär's mit einem kleinen Selbsttest: Wären Sie so stark, vier Wochen lang mehrmals täglich an einem Tisch mit vollen Bier- und Weinflaschen vorbeizugehen, ohne schwach zu werden? Vielleicht fragen Sie sich einmal, ob Sie Ihren Alkoholkonsum nicht dauerhaft reduzieren sollten. Denn Sie kennen ja bereits die weiteren Risiken eines regelmäßigen Alkoholkonsums: die Fettleber mit all ihren Folgen und verschiedene alkoholbedingte Krebserkrankungen. Erinnern Sie sich?

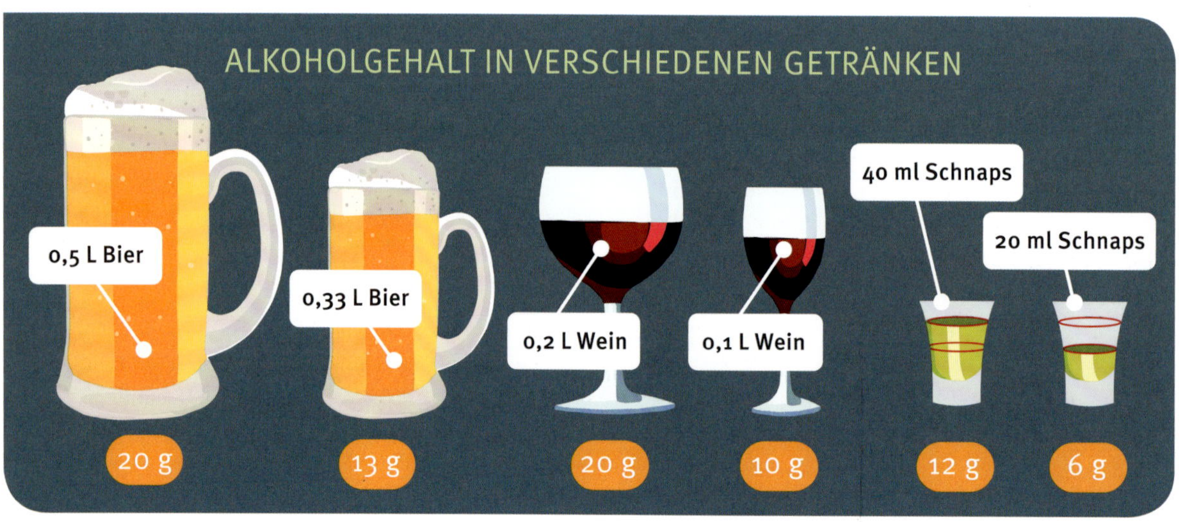
ALKOHOLGEHALT IN VERSCHIEDENEN GETRÄNKEN
0,5 L Bier
20 g
0,33 L Bier
13 g
0,2 L Wein
20 g
0,1 L Wein
10 g
40 ml Schnaps
12 g
20 ml Schnaps
6 g

Beeren – raffinierte Früchtchen

Beeren sind wahre Alleskönner und das ideale Obst für Sie! Sie punkten durch ihren erfrischenden und aromatischen Geschmack und liefern Ihnen jede Menge wertvoller Inhaltsstoffe. Und das alles mit ganz wenig Kohlenhydraten. Die reichlich enthaltenen Ballaststoffe tun Ihren gesunden Darmbakterien gut, die vielen sekundären Pflanzenstoffe wie Flavonoide und Anthocyane wirken – wie Sie schon erfahren haben – entzündungshemmend, antibakteriell und antiviral und sind gute Antioxidantien. Auch Ihr Blutdruck freut sich über diese Früchtchen: Sie helfen bei der Regulation.

Klein, aber wirksam

Alle unsere beliebten Beerensorten sind nicht nur wahre Entzündungshemmer, sondern enthalten zusätzlich wertvolle Vitamine, Mineralstoffe und Spurenelemente:

- **Erdbeeren** stecken voller Kalzium, Folsäure, Kalium, Eisen und Phosphor und enthalten sogar mehr Vitamin C als Zitronen.
- **Brombeeren** sind reich an Kalium, Kalzium und Magnesium und daher wichtig für Ihre Muskeln und Knochen. Sogar die Blätter der Brombeere wirken entzündungshemmend.
- Besonders Schwarze, aber auch Rote **Johannisbeeren** sind echte Vitamin-C-Bomben! Sie sind reich an Kalium, Kalzium und Eisen und enthalten besonders viele Ballaststoffe.
- **Heidelbeeren** oder **Blaubeeren** verdanken ihre intensive Farbe dem Farbstoff Anthocyan, der stark entzündungshemmend und antibakteriell wirkt. Ihre Gerbstoffe können leicht stopfend wirken und so Durchfall lindern.
- **Himbeeren** enthalten viele B-Vitamine, Eisen und Phosphor, das gut fürs Blut und den Stoffwechsel ist. Auch sie enthalten viele Anthocyane, wirken antibakteriell und antiviral.
- **Holunderbeeren** liefern neben Vitaminen und Mineralstoffen ätherische Öle und natürliche Antioxidantien. Sie wirken schweißtreibend und stärken Ihre Abwehrkräfte. Bei Erkältung sind sie gute Schleimlöser.
- Die Moosbeere, besser bekannt als **Cranberry**, ist reich an Flavonoiden, Anthocyanen und organischen Säuren. Zubereitungen aus Cranberrys haben antimikrobielle, entzündungshemmende und antioxidative Eigenschaften.
- **Stachelbeeren** liefern Vitamin C, Vitamin E und Provitamin A sowie die Mineralstoffe Kalium, Kalzium und Magnesium.

Das sollten Sie beim Kauf und beim Lagern beachten

Beeren sind empfindliche Früchte, sie werden nach zwei bis drei Tagen matschig und schimmeln leicht. Kaufen Sie daher bevorzugt nur pralle, glänzende Beeren, die Sie vor dem Verzehr nur kurz in kaltes Wasser eintauchen und auf einem Küchentuch trocknen lassen.

Und denken Sie daran: Frische Beeren haben nur im Sommer Saison – tiefgefrorene das ganze Jahr über! Beeren eignen sich gut zum Einfrieren. Damit sie später beim Auftauen nicht matschig werden, frieren Sie die Früchte auf Papier ausgebreitet in Schichten an und packen Sie sie dann vorsichtig in einen Gefrierbeutel und wieder in den Gefrierschrank.

Ihr Vitamin-Lexikon

Einen Vitaminmangel erleidet bei uns in der Regel niemand, der sich von gesunden Lebensmitteln ernährt. Und die wenigsten von uns brauchen Nahrungsergänzung (Seite 96). Manchmal ist es sogar gefährlich. Beispiel Vitamin E: Aus natürlichen Quellen wie Ölen schützt es Körperzellen vor Oxidation. Setzt man es allerdings in Kapselform hoch dosiert noch obendrauf, kann dieses Überangebot mit der Zeit Prostatakrebs verursachen.

Vitamine – wo sie stecken, was sie können

Vitamin	steckt in	ist gut für	reagiert empfindlich auf
A (fettlöslich)	Leber, Käse, Butter, Milch, Fisch, Möhren, Spinat, Aprikosen, Brokkoli, Grünkohl	Augen, Haut, Schleimhäute, Verdauung, Zellen und Gewebe	Sauerstoff, Licht und UV-Strahlung
B (wasserlöslich)	Linsen (B_1), Brokkoli, Spargel (B_2), Rosenkohl, Möhren, Bananen (B_6), Forelle, Milch (B_{12})	Blutbildung (B_1, B_6, B_{12}), Nervensystem (B_1, B_2, B_6, B_{12}), Eiweißstoffwechsel (B_6)	Hitze (B_1, B_2, B_6), Sauerstoff (B_1, B_{12}), Licht (B_1, B_6, B_{12}) und UV-Strahlen (B_1, B_2, B_{12})
C (wasserlöslich)	Obst und Gemüse, besonders Grünkohl, Brokkoli, Paprika, Rosenkohl, auch in Milch und Leber	Immunsystem, Bindegewebe, Blutgefäße, Zahnfleisch, Haut, Sehstärke und Nervensystem	Hitze, Sauerstoff und Licht
D (fettlöslich)	(in geringer Menge in) Milch, Butter, Fisch, Champignons, Avocado, Pilzen	Knochenaufbau, Zähne, Gesundheit von Darm, Prostata und Brust, fördert die Kalziumaufnahme	Sauerstoff, Licht und UV-Strahlung
E (fettlöslich)	Kohl, Schwarzwurzel, Avocado, hochwertigen Ölen, Weizenkeimen und Nüssen	Immunsystem, Zellerneuerung, Hormonhaushalt, Blutgefäße, Muskeln und Lunge, hilft bei rheumatischen Erkrankungen	Sauerstoff und Licht
K (fettlöslich)	Rosenkohl und anderem grünem Gemüse, Kiwi, Tomaten, Spargel, Erdbeeren, Eiern, Haferflocken, Milch und Fleisch	feste Knochen und die Bildung der Blutgerinnungsfaktoren	Hitze, Licht und UV-Strahlung

Vitaminschutz in der Küche

Bereiten Sie Ihre Lebensmittel – auch Gemüse – am besten »al dente« zu, dann bleiben die Vitamine größtenteils erhalten, denn sie sind nicht sehr hitzestabil. Am schonendsten sind Dämpfen und Dünsten. Gemüse aus dem Gefrierschrank vor der Zubereitung nicht auftauen! Kartoffeln, die im Ganzen und mit der Schale gegart werden, verlieren weniger Vitamine als solche, die Sie geschält und klein geschnippelt in viel heißem Wasser kochen.

Probieren Sie doch einmal Ofengemüse mit den Gewürzen, die wir Ihnen im folgenden Kapitel »Würzen Sie salzarm!« präsentieren. Wichtig ist auch hier eine kurze Garzeit – al dente! Sie finden eine leckere Variante in unserem Rezeptteil (Seite 158). Und verwenden Sie bei der Zubereitung kein Salz – das macht Ihr Gemüse matschig! Wertvolle Vitamine in Lebensmitteln gehen größtenteils verloren, wenn Sie sie vor dem Verzehr zu lange im Kühlschrank liegen lassen.

Tiefkühlware steht frischem Gemüse im Vitamingehalt in nichts nach, vorausgesetzt, Sie kaufen es »nature«, also nicht fertig gewürzt oder in Form von Fertiggerichten.

Würzen Sie salzarm!

Schleppen Sie auch Wasserkästen nach Hause? Und fragen sich, wie viel Salz eigentlich in Ihrem Getränk ist? Auf dem Etikett von Mineralwasserflaschen ist meist der Natriumgehalt pro Liter angegeben, aber wie viel Kochsalz entspricht das? Das können Sie ganz leicht berechnen: Der Natriumgehalt mal 2,5 entspricht dem Salzgehalt. Aber Sie müssen Ihr Trinkwasser nicht im Getränkemarkt kaufen: Bei uns in Deutschland liefert die eigene Wasserleitung das am strengsten überwachte Lebensmittel, das wir haben. Also: Ran an den Hahn! Und wer's spritzig mag, besorgt sich einen Wassersprudler.

Sie reduzieren durch Ihre Ernährungsumstellung jetzt die Kohlenhydrate in Ihrem Essen; dadurch lagern Sie weniger Wasser ein, denn 1 g Glykogen – der Kohlenhydratspeicher in Muskulatur und Leber, Sie erinnern sich? – bindet ca. 3 g Wasser. Da wäre es doch schade, wenn Sie durch viel Salz diesen Effekt wieder zunichtemachten, denn 8 g Kochsalz binden sogar einen ganzen Liter Wasser in Ihrem Körper! Wenn Sie aufs Salz achten, freut sich auch Ihr Blutdruck.

Aber womit kann ich denn dann würzen?, werden Sie fragen. Es gibt viele Möglichkeiten, sehr salzarm zu kochen – vergessen Sie nicht: Die empfohlenen 5 g Kochsalz (NaCl) pro Tag verzehren Sie locker ohne zusätzliche Salzzugabe, denn sie sind versteckt in Käse, Schinken und Brot. Übrigens: Wussten Sie, dass Brot in Deutschland, dem Land der tausend Brotsorten, der größte Salzlieferant ist?

Seien Sie unbesorgt: Nach drei Wochen sind Sie wirklich vom Salz entwöhnt und merken auf einmal, welch leckeren Eigengeschmack unsere Lebensmittel und die daraus zubereiteten Gerichte haben. Unglaublich!

Gewürze ohne Salz

Achten Sie bitte beim Kauf auf die Inhaltsliste der Verpackungen. In »Gewürzmischungen« verbergen sich oft beträchtliche Mengen an Salz. Also lieber genau hinschauen. Sie finden im Handel wunderbar aromatische Kräutermischungen oder auch exotische »Allrounder«: italienische, griechische oder türkische, asiatische oder orientalische Kräuter und Gewürze mit den landestypischen Zutaten – ganz ohne Salz, z. B.

- Paprika, Pfeffer, Schwarzkümmel, Kurkuma, Kreuzkümmel (Cumin), Oregano, Koriander, Kardamom, Thymian, Rosmarin, Majoran, Chili, Cayennepfeffer, Tellicherry-Pfeffer, Ceylon-Zimt (kein Cassia-Zimt wegen des hohen Gehalts an dem Blutverdünner Cumarin), Muskat, Nelke, Piment, Ingwer, Lorbeerblätter, Lemongrass, Bockshornkleesaat, Kümmel, Anis oder Safran und viele andere mehr.
- Probieren Sie diese Vielfalt schon fertig gemischt als indisches Garam Masala, Guacamole-Mischung oder arabisches Ras el-Hanut.
- Ein Löffelchen Sesammus (Tahin), Cashew- oder Erdnussmus (nicht Erdnussbutter!) eignet sich zum Aromatisieren und Verfeinern türkischer oder asiatischer Gerichte.

Auf einige Gewürzzutaten wie beispielsweise Kurkuma oder Ingwer werden wir gleich noch einmal treffen – bei den natürlichen Entzündungshemmern (Seite 94/95).

Was für eine ansprechende Vielfalt! Wer es scharf mag, hat ohnehin kein Problem, auf Salz zu verzichten. Zaubern Sie mit Zwiebeln, Porree und Knoblauch als Basis ein köstliches Essen.

Ein kleiner Tipp: Entfernen Sie im Knoblauch den Keim und verwenden Sie keine Presse, sondern hacken Sie die Knoblauchzehe fein; dann bleiben Sie auch für heimische Nasen salonfähig!

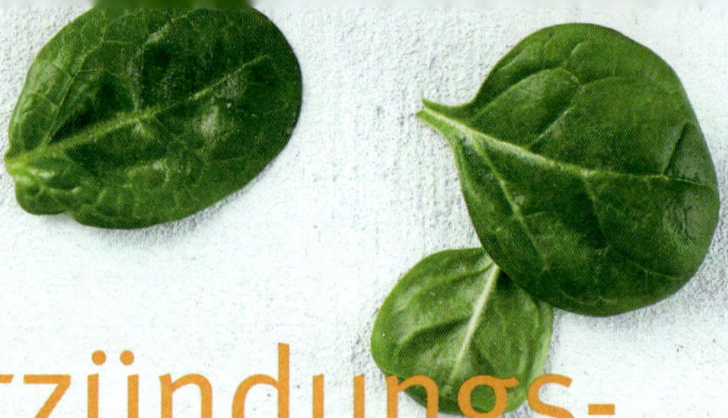

Die besten entzündungshemmenden Lebensmittel

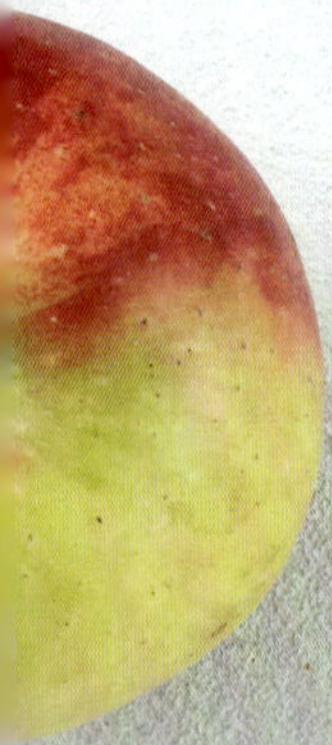

Zucker und Alkohol heizen zusammen mit einem Übermaß an Omega-6-Fettsäuren aus fetten Fleisch- und Wurstwaren, ungünstigen Ölen und Fertigprodukten die Entzündungsvorgänge im Körper so richtig an. Diese Stoffe zu reduzieren oder wegzulassen, ist also der erste wichtige Schritt.

Eine ganze Reihe entzündungshemmender Stoffe und Antioxidantien finden Sie in naturbelassenen Nahrungsmitteln! Sie helfen Ihnen auf ganz natürliche Art dabei, die gefährlichen Botenstoffe aus dem inneren Bauchfett zu bekämpfen.

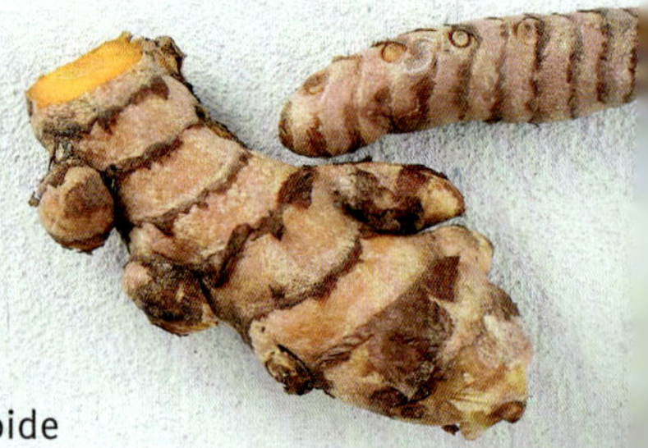

Hier sind sie – die besten entzündungshemmenden Lebensmittel und ihre Wirkstoffe!

Natürliche Antioxidantien finden wir besonders reichhaltig in:

- Paprika
- Kiwi
- Zitrusfrüchten
- Schwarzen Johannisbeeren
- Hagebutte
- Sanddorn
- Weißkohl

→ enthalten viel Vitamin C

- Möhren
- Feldsalat
- Wassermelonen
- Grapefruit
- Grünkohl
- Tomaten

→ enthalten viele Carotinoide

- Olivenöl
- Weizenkeimöl

→ enthalten viel Vitamin E

- Beeren
- Äpfeln, Granatäpfeln
- Pflaumen, Kirschen
- Oliven
- Kaffee, dunklem Kakao
- Oregano
- Spinat, Grünkohl
- Zimt, v. a. Ceylonzimt

→ enthalten viele Polyphenole

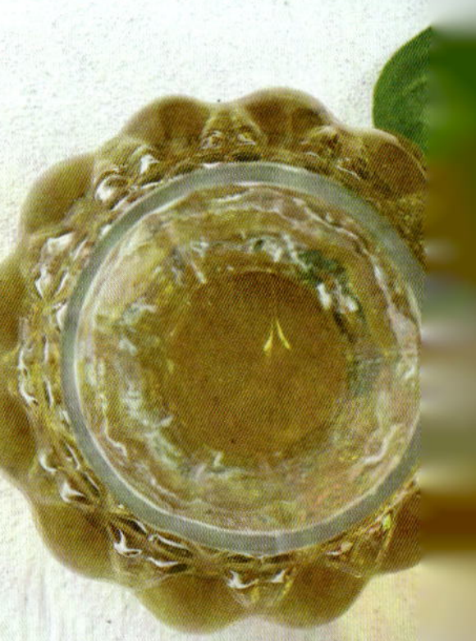

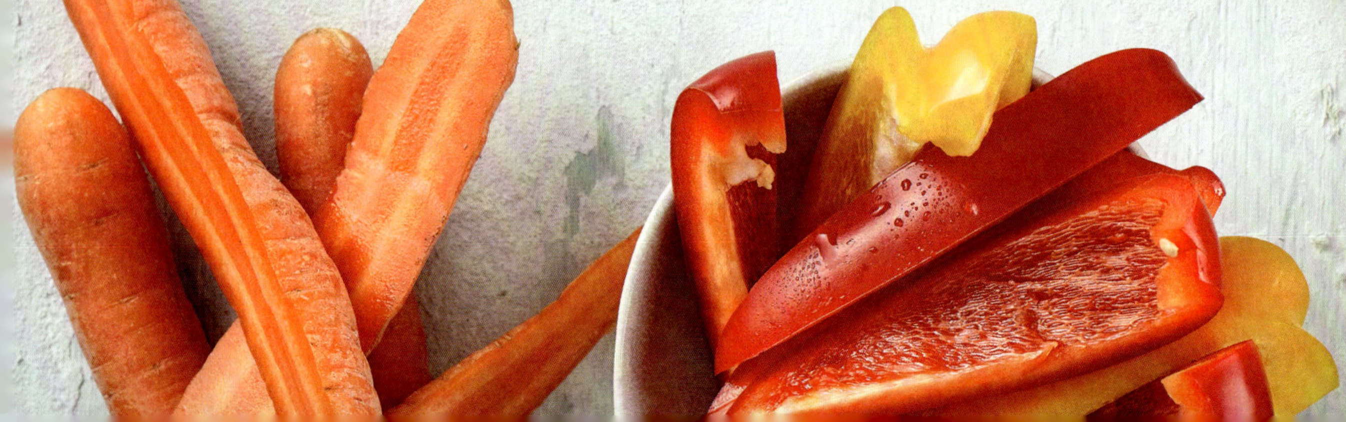

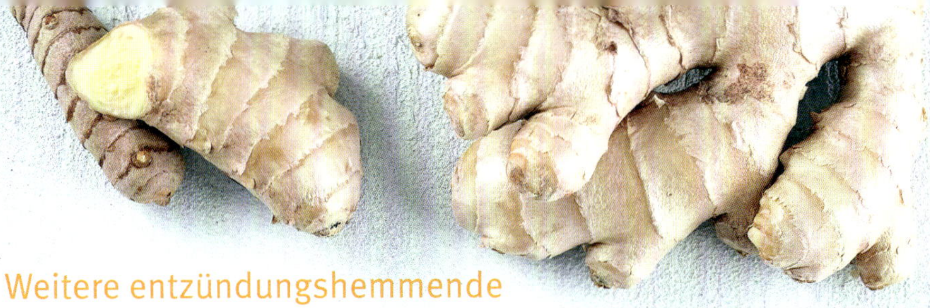

Weitere entzündungshemmende Stoffe sind in diesen Lebensmitteln enthalten:

- Chili- und Paprikaschoten (Capsaicin)
- Ingwer und Koriander
- Senf, Meerrettich und Wasabi (Senföle)
- Kurkuma (Curcumin)
- Joghurt, Kefir und Buttermilch, Sauerkraut und Sauerteig (Fermentierung durch Laktobakterien)
- ätherischen Ölen aus Pfefferminze, Eukalyptus, Kampfer, Teufelskralle, Thymian und Oregano, Zitrusölen, außerdem Kümmel, Pfeffer, Sellerie, Anis und Fenchel (Monoterpene)
- Zwiebeln und Knoblauch (Sulfide)
- Leinsamen und Leinöl, Rapsöl, Walnüssen und Walnussöl (Omega-3-Fettsäure ALA)
- Makrele, Hering, Lachs, Thunfisch, Sardellen, Sardinen und bestimmten Algen (Omega-3-Fettsäuren EPA und DHA)
- Hülsenfrüchten, Nüssen, Kürbiskernen, Sesamsaat, Vollkorn, dunklem Kakao, Bio-Geflugel und grünem Blattgemüse (Mineralstoffe und Spurenelemente wie Magnesium, Zink, Selen und Eisen)
- Paranüssen (enthalten viel Selen, aber wegen häufiger radioaktiver Belastung maximal zwei Nüsse täglich essen)
- Auch Krauter bzw. Wildkrauter wie die Brennnessel, Basilikum, Salbei, Kamille, Löwenzahn, Rosmarin und Frauenmantel enthalten entzündungshemmende Wirkstoffe.

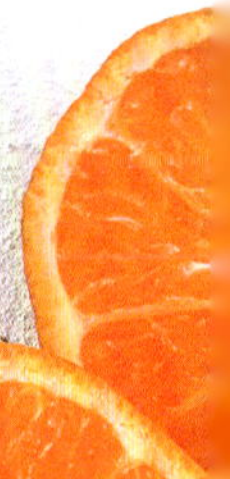

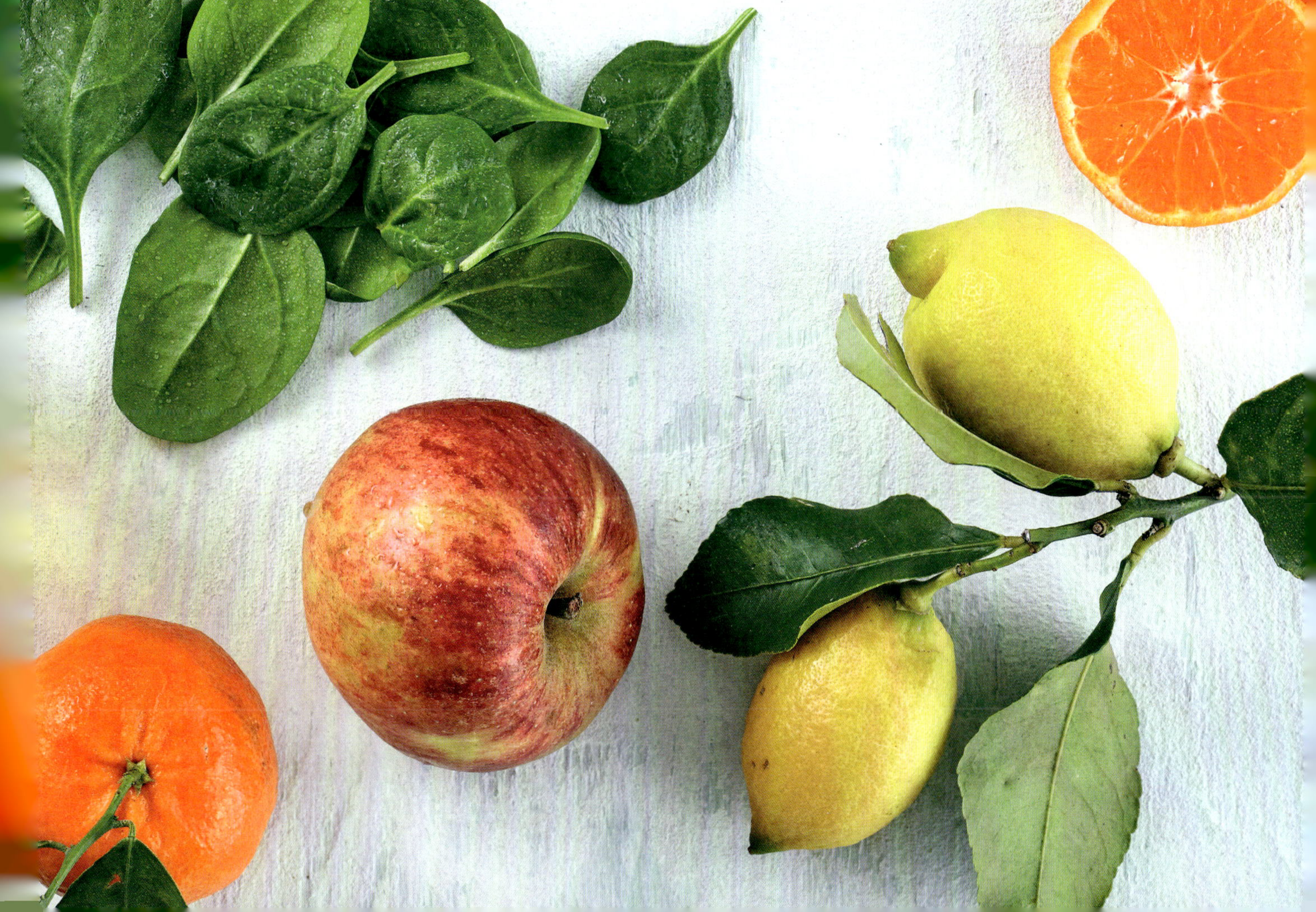

Alles Bio, oder was? Qualität statt Quantität

Wo »Bio« draufsteht, ist immer auch Bio drin – dies regelt die EU-Verordnung Ökolandbau (www.oekolandbau.de). Regelmäßige Kontrollen bei der Verarbeitung und den Öko-Importen sind Pflicht.

Staatlich anerkannte Kontrollstellen überprüfen die Einhaltung der gesetzlichen Anforderungen mindestens einmal jährlich bei allen Unternehmen, die Produkte aus ökologischem Landbau erzeugen. »Demeter«, »Naturland«, »Bioland«, »Ecoland« oder »Biopark« sind bekannte Marken, die für gesunde Lebensmittel stehen und sich zum Teil sogar deutlich strengere Auflagen als das EU-Recht gesetzt haben – z. B. bei der Tierhaltung. Deshalb sind die Produkte der Bio-Anbauverbände unbedingt empfehlenswert. Seit 2002 kann der Verbraucher solche Produkte an dem sechseckigen Bio-Siegel erkennen.

Auswärts essen – kein Problem!

Sobald Sie sich mit der neuen Ernährung angefreundet haben, ist auch ein Restaurantbesuch oder ein Buffet kein Problem mehr für Sie. Trauen Sie sich ruhig, Ihr Gericht umzustellen! Lassen Sie die Pommes zum Steak einfach weg und nehmen Sie stattdessen eine ganz große Portion Salat (ohne Kartoffelsalat!).

Ein Buffet ist eigentlich das Beste, was Ihnen im Urlaub passieren kann! Sie suchen sich das aus, was in die mediterrane Küche passt, und lassen die süßen Versuchungen einfach liegen. Kann gut sein, dass Sie auch mit einem Probierhäppchen zum Nachtisch auskommen, weil Eis und Tiramisu Sie gar nicht mehr so anlachen wie früher. Ein Stückchen Käse zum Abschluss ist übrigens immer eine gute Option. Heißt es nicht auch: Käse schließt den Magen?

»Möchtegern«-Salate So nennen wir als Salat getarnte Sättigungsbeilagen, die Sie auch oft bei Party-Buffets finden. Dazu gehören Kartoffelsalat, Nudelsalat, Reissalat oder Bulgur- und Couscoussalat. In kleiner Menge dürfen Sie eine große Schüssel aus reichlich grünen Blättern, Tomaten, Salatgurke und Gemüsesalaten gerne damit aufpeppen. Aber aufgepasst! Auch das Dressing kann es in sich haben: Fertig gekaufte Salatsoßen enthalten jede Menge Zucker, Sahne oder Mayonnaise und sind gespickt mit Emulgatoren und Stabilisatoren. Meist ist auch viel zu viel Salz drin.

Bereiten Sie sich doch eine leckere Vinaigrette oder ein Joghurtdressing (Seite 147) einfach selbst zu.

Sind Nahrungsergänzungsmittel und Co. sinnvoll?

Ganz häufig ist das Argument zu hören, unsere Ackerböden seien mittlerweile so verarmt, dass uns die Agrarprodukte keine wertvollen Inhaltsstoffe wie z. B. Vitamine mehr liefern könnten. Das stimmt sicher nicht! Hier bei uns in Deutschland können wir alle wichtigen Makro- und Mikronährstoffe aus einer gesunden Ernährung beziehen. Wir benötigen also mit wenigen Ausnahmen keine Nahrungsergänzungsmittel. Die Komposition natürlicher Inhaltsstoffe in den Lebensmitteln sorgt für eine vollständige Aufnahme in den Körper – und da können synthetisch hergestellte Nahrungsergänzungsmittel nicht mithalten.

Sinnvoll können Nahrungsergänzungsmittel sein, wenn Ihr Arzt im Blut einen Mangel festgestellt hat, wenn Sie schon älter sind, während der Schwangerschaft und Stillzeit, im Leistungssport, bei veganer Ernährung, im Dauerstress oder nach bariatrischen Operationen (Seite 47). Auch bei Nikotin- oder Alkoholkonsum oder bei Mangelernährung verschiedener Ursachen steigt der Bedarf. Manchmal bietet sich die Einnahme von

Omega-3-Fettsäuren in Form von Fischölkapseln an, insbesondere wenn man kein Liebhaber von fettem Fisch ist.

Was ist mit Antioxidantien gegen freie Radikale?

Freie Radikale bilden sich ständig als Zwischenprodukte des Stoffwechsels in jeder Zelle des menschlichen Körpers. Dieser sogenannte »oxidative Stress« entsteht vor allem dann, wenn die Zellen sie nicht ausgleichen können. Viele Menschen glauben deshalb, teure Nahrungsergänzungsmittel kaufen zu müssen. Das nützt wieder einmal vor allem den Herstellern. Die erforderlichen Antioxidantien finden Sie ganz einfach in Ihren Lebensmitteln!

Übrigens ist es gar nicht notwendig, alle freien Radikale auszumerzen. Neben ihrer schädigenden Wirkung sind sie wichtig für Ihr Immunsystem: Krank machende Viren und Bakterien werden durch sie unschädlich gemacht, sie verbessern die muskuläre Kraft und die Funktion Ihrer Blutgefäße und können auch bestimmte Stoffwechselfunktionen günstig beeinflussen. Sogar manche Chemotherapien können nur mit Hilfe einiger freier Radikale ihre vollständige Wirkung entfalten.

Vorsicht! Gesundheitsgefährdende Produkte aus dem Internet

Es ist aus medizinischer Sicht geradezu fahrlässig, was an stark wirksamen und angeblich »natürlichen« oder »rein pflanzlichen« Nahrungsergänzungsmitteln vor allem im Internet auftaucht! Laborchemische Untersuchungen decken immer wieder Schwindel und Geschäftemacherei mit gesundheitsgefährdenden, ja zum Teil lebensbedrohenden Substanzen auf.

Helfen »Superfoods« mir weiter?

Lebensmittel exotischer Herkunft mit hohem Gehalt an einem oder mehreren bestimmten Nährstoffen werden an allen Ecken angepriesen – in Zeitschriften, im Fernsehen und im Internet. Wahrscheinlich sind Sie auch schon einmal über eine solche Anzeige gestolpert. Echte »Superfoods«, die Sie angeblich unbedingt essen sollten, um gesund zu werden oder zu bleiben. Da gibt es Superfruits, Supergrains, Superseeds und künstlich aromatisierte »Near Water-Getränke«.

Was für ein Unsinn! Alle Zutaten der mediterranen Küche sind wahre Superfoods, und die wachsen bei uns oder im Mittelmeerraum und müssen nicht von weit her mit katastrophaler CO2-Bilanz transportiert werden.

Und so ganz ungefährlich sind die im Trend liegenden Superfoods obendrein nicht, vor allem bei Diabetes und Nierenerkrankungen: Verunreinigungen mit Schwermetallen, Bakterien oder Schimmelpilzen, Kreuzallergien mit heimischen Allergenen oder unkalkulierbare Wechselwirkungen mit Ihren Medikamenten können auftreten.

Das können Sie doch besser, vor allem auch unter Umweltaspekten. Nehmen Sie lieber

- Leinsamen und Kürbiskerne statt Chiasamen aus Mexiko oder Indien
- Haselnüsse, Mandeln und Walnüsse statt Inka-Nüsse aus Peru
- Heidelbeeren, Schwarze Johannisbeeren und Holunderbeeren statt Acai vom Amazonas und Goji aus China
- Rotkohl, Wirsing, Weißkohl, Linsen und Rote Bete statt Weizengras und exotischer Algen

Klares Fazit: Superfoods sind oft schadstoffbelastet und ohne gesundheitlichen Mehrwert – wir brauchen sie nicht!

Brot – welche Sorte hätten Sie gern?

In keinem Land der Welt gibt es eine solche Brotvielfalt wie in Deutschland. Statistisch gesehen sind Mischbrote am beliebtesten, gefolgt von Toast und »Körnerbrot«, das oft, mit Malz gefärbt, als Vollkornbrot getarnt ist. Etwas auf der Strecke bleiben Vollkorn- und Schwarzbrot sowie Natursauerteigbrot mit hohem Roggenanteil, die eher »langsame« Kohlenhydrate enthalten und bekömmlicher sind. Vollkorn muss nicht immer grobkörnig sein; Sie erhalten es auch fein vermahlen mit dem gleichen Ballaststoffanteil. Allerdings benötigt Ihr Stoffwechsel hierfür etwas mehr Insulin als beim grobkörnigen. Welche Sorte ist Ihnen am liebsten?

Bei Ihrem Metabolischen Syndrom sollten Sie wieder einen Blick auf die Pyramide (Seite 65) werfen und auch bei der Brotauswahl umdenken, um Ihr Gewicht und Ihren Insulinspiegel im Griff zu behalten. Das zahlt sich auf jeden Fall aus, gerade weil Sie nun den Kohlenhydratverzehr herunterfahren müssen.

Versuchen Sie doch einmal Backwaren aus Getreidesorten, die Ihrem Stoffwechsel guttun: Hafer, Gerste, Roggen und Dinkel. Neben Weizenvollkorn bieten immer mehr Bäckereien Brote aus alten Weizensorten an. Diese unterscheiden sich in Teigführung und Geschmack schon ziemlich deutlich von so manchem zu rasch verarbeiteten Brot aus industriellen Großbäckereien. Nicht selten wird hier Hochleistungsweizen verwendet.

Auch bei industriell hergestelltem Pumpernickel sollten Sie aufpassen: Meist werden Rübensirup, Malzextrakt und Hefe zugesetzt, die aber eigentlich unnötig sind. Sie dienen nur dazu, den Backprozess zu verkürzen. Traditionell besteht diese Brotspezialität ausschließlich aus Roggenschrot und Wasser.

Vielleicht gehören auch Sie zu den Menschen, deren Verdauung auf industrielles »Schnellgebäck« empfindlich reagiert.

Unsere Favoriten:

- die alten Weizensorten Emmer, Einkorn und Kamut
- Hafer und Gerste

Sie enthalten bis zu 30 Prozent mehr Protein als herkömmlicher Weizen, außerdem viele Vitamine, Mineralstoffe und Spurenelemente.

Fazit: Darauf sollten Sie in Zukunft achten

Zugegeben, das war jetzt eine geballte Ladung Informationen darüber, wie Sie das Metabolische Syndrom in den Griff bekommen! Kurz zusammengefasst, zeigt Ihnen die Abbildung die wichtigsten Faktoren Ihres neuen Lebensstils noch einmal auf einen Blick:

DIE ENERGIEWAAGE MUSS IM LOT SEIN

- ✓ Energiedichte der Mahlzeiten niedrig halten
- ✓ weniger Kohlenhydrate – mehr hochwertiges Eiweiß
- ✓ maximal 5 g Kochsalz pro Tag
- ✓ tägliche Trinkmenge: 1,5 – 2 Liter
- ✓ ausreichend Schlaf

Unser Essen ist naturbelassen – saisonal – regional und möglichst »bio«

Dazu: viel Bewegung im Alltag und zusätzlich mindestens 3 ausgewählte Sporteinheiten pro Woche

Und nun viel Spaß beim Kochen und Backen!

In der Theorie wissen Sie jetzt, wie es geht. Die Rezepte auf den folgenden Seiten sollen Ihnen nun in der Praxis dabei helfen, Ihren Alltag zufrieden und mit genügend Energie zu bewältigen. Sich gesund zu ernähren heißt keinesfalls Verzicht auf Genuss! Es bedeutet auf der anderen Seite aber auch, in sich und seinen Körper zu investieren: Statt eines schnellen Snacks zwischen Tür und Angel abends auch einmal ein wenig Zeit aufzubringen und vorzukochen, um am nächsten Tag eine gesunde und leckere Mahlzeit in der Mittagspause bewusst genießen zu können. Eine ausgewogene Ernährung kann so einfach und doch so lecker sein.

Und dennoch: Sollten Sie einmal schwach werden oder über die Stränge schlagen (das ist menschlich!), dann gilt es eben umso mehr, im Vorfeld oder bei der nächsten Mahlzeit gegenzusteuern, um den bereits erzielten Erfolg nicht zunichte zu machen und nicht wieder in alte Muster zu verfallen.

Der »Lebensmittel-Baukasten (Seite 70/71) wird Ihnen dabei helfen. Wenn Sie z. B. wissen, dass abends Gäste kommen, oder Sie selbst eingeladen sind, wählen Sie morgens eher eines der kohlenhydratärmeren Frühstücke, um das vermutlich üppige Abendessen im Vorfeld auszugleichen. Auch mittags sollten dann statt der Kohlenhydratbeilage wie etwa Reis lieber mehr Gemüse oder Salat Platz auf dem Teller finden. Wichtig ist, dass am Ende des Tages die Gesamtbilanz stimmt. Sollten Sie bestimmte Lebensmittel nicht vertragen, so hilft Ihnen das Baukastensystem ebenfalls, Zutaten sinnvoll zu ersetzen. Wichtig ist nur, dass Sie letztlich eine ähnliche Nährstoffverteilung auf Ihrem Teller haben.

Süße Leckereien ab und an gehören zu einem ausgewogenen Lebensstil genauso wie eine nährstoffreiche Ernährung mit viel Gemüse, Hülsenfrüchten und guten Fetten als Basis. Denken Sie an die Ernährungspyramide. Ganz einfach gilt: Ein seltenerer Verzehr von süßen oder fettigen Speisen, dafür dann aber umso bewusster. Wenn die tägliche Nährstoffbilanz stimmt, wird Sie auch der gelegentliche Verzehr einer süßen Kleinigkeit nicht von Ihrem gesunden Lebensstil abbringen, und allein dieser ist schließlich entscheidend.

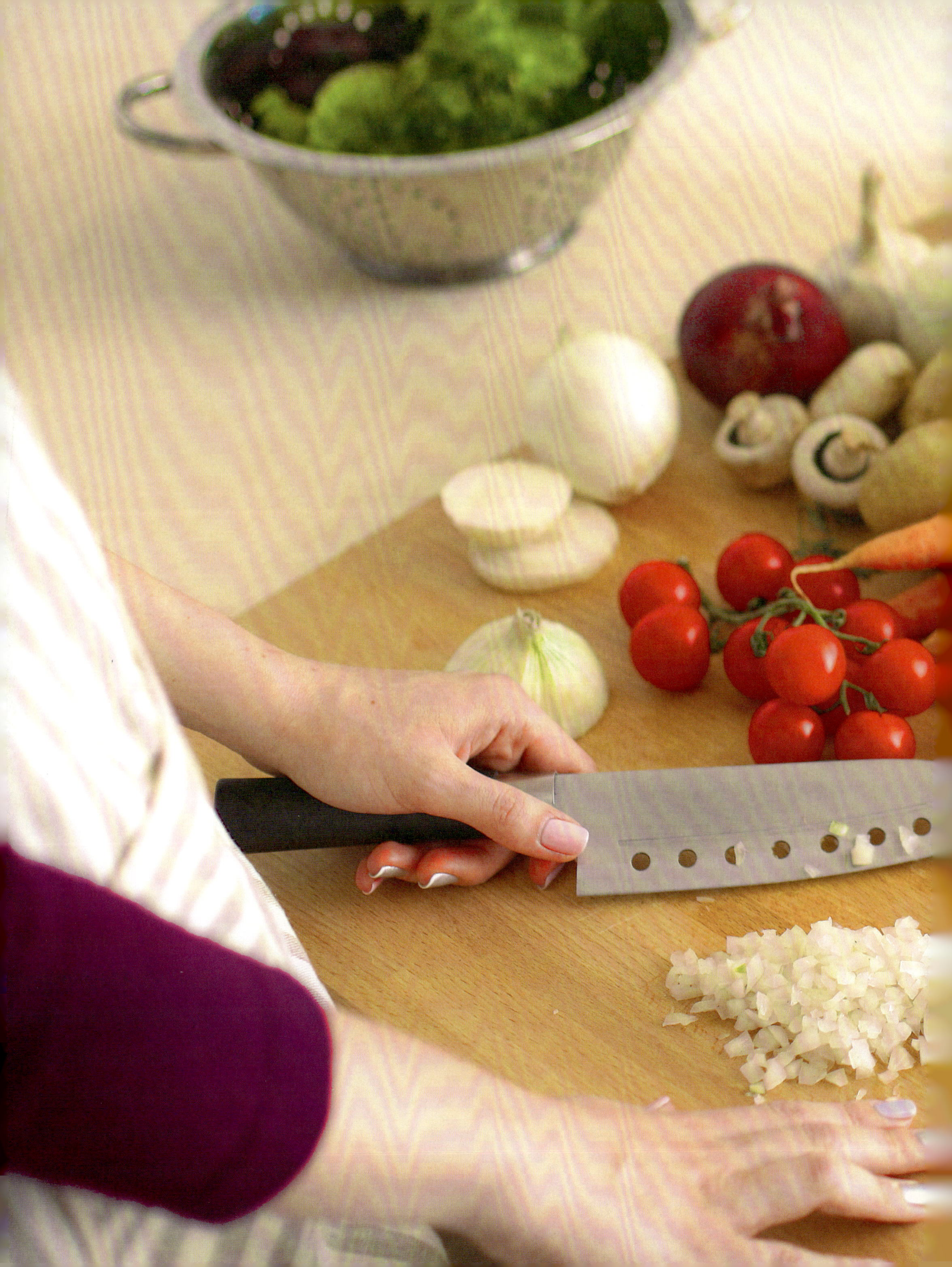

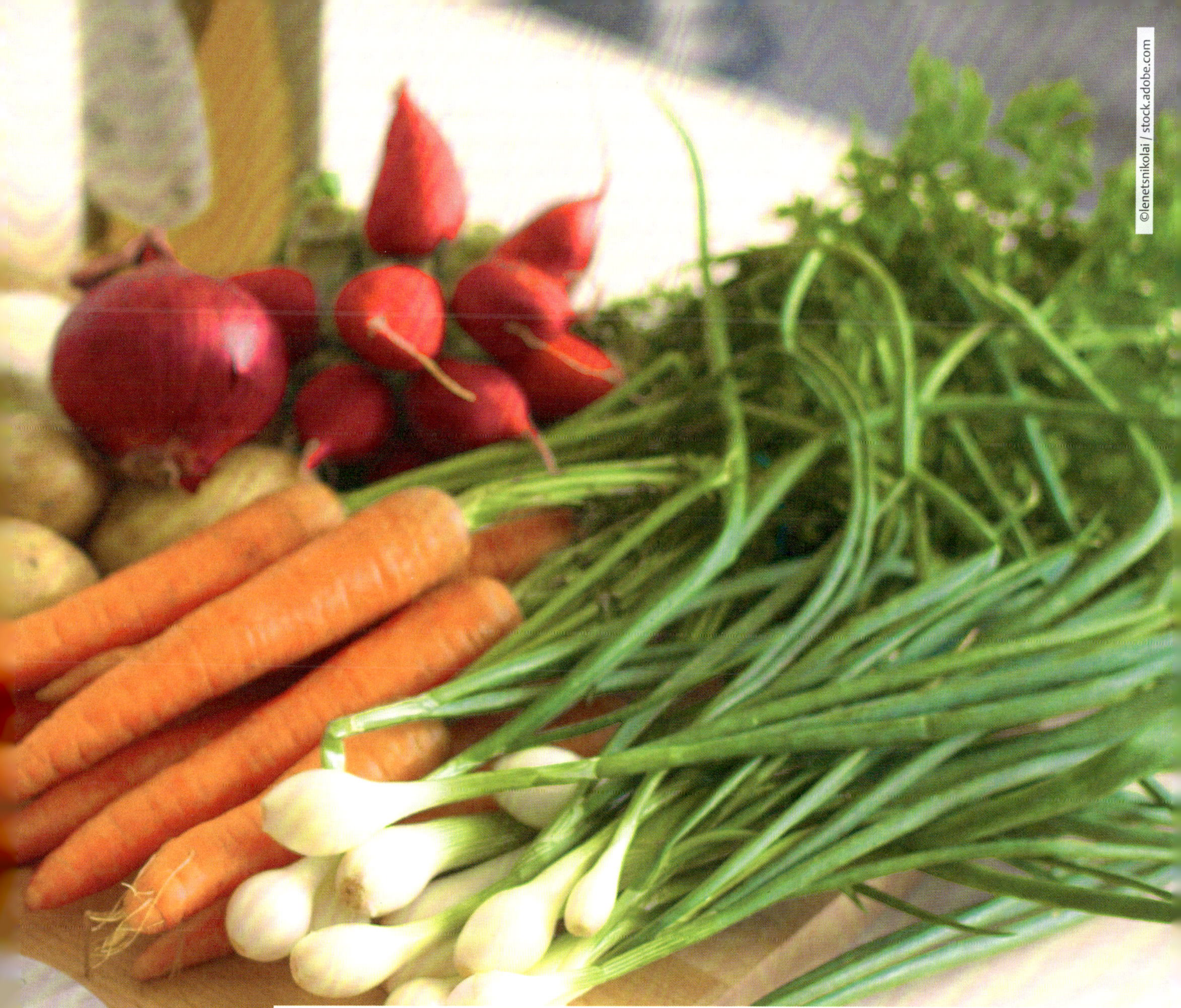

Die Rezepte

Lassen Sie sich überraschen: Leckere eiweißreiche Gerichte mit viel Gemüse, hochwertigen Fetten, aromatischen Gewürzen und maßvoll Kohlenhydraten sorgen dafür, dass der Genuss bei Ihrer Ernährungsumstellung nicht zu kurz kommt.

FRÜHSTÜCK

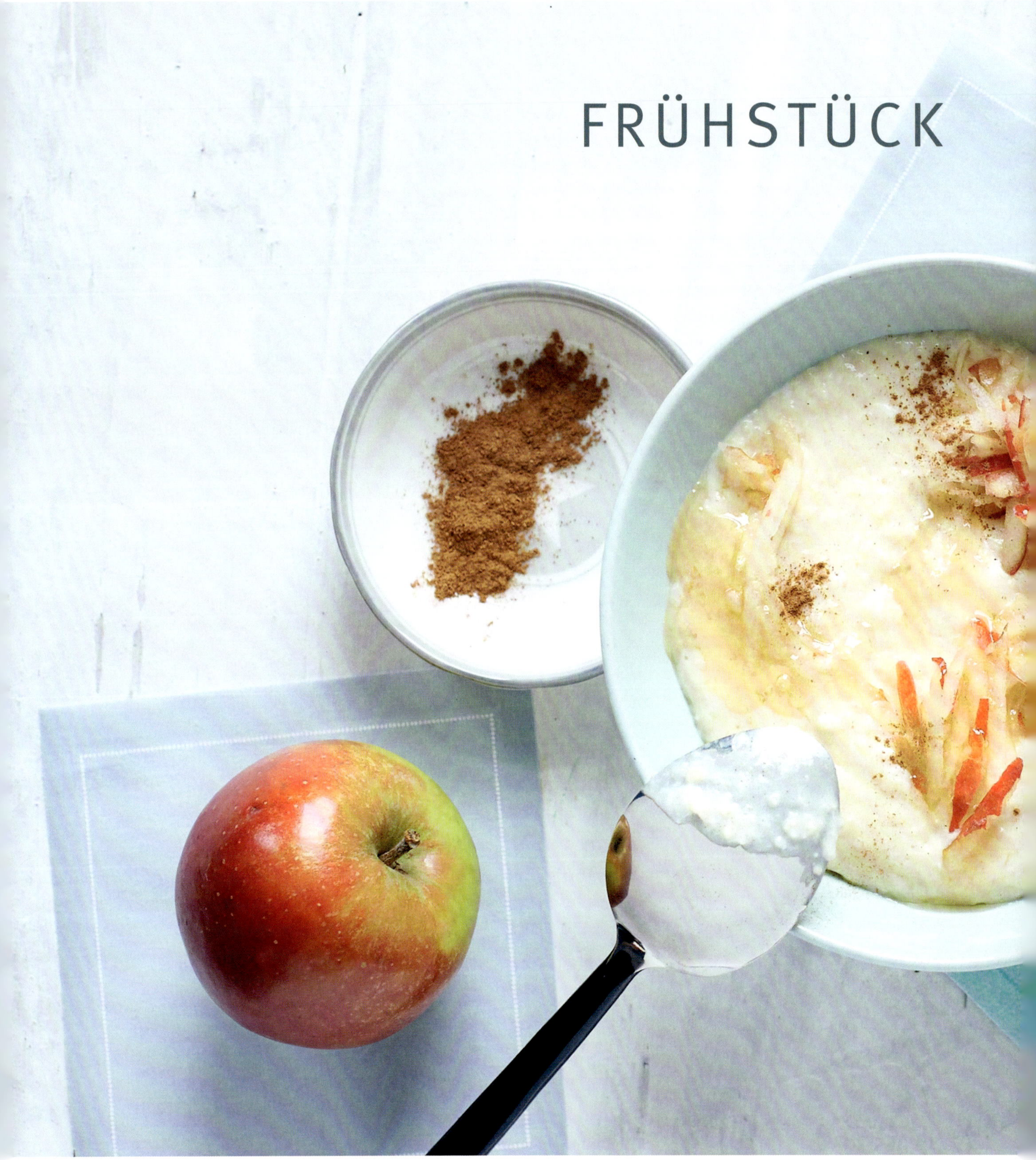

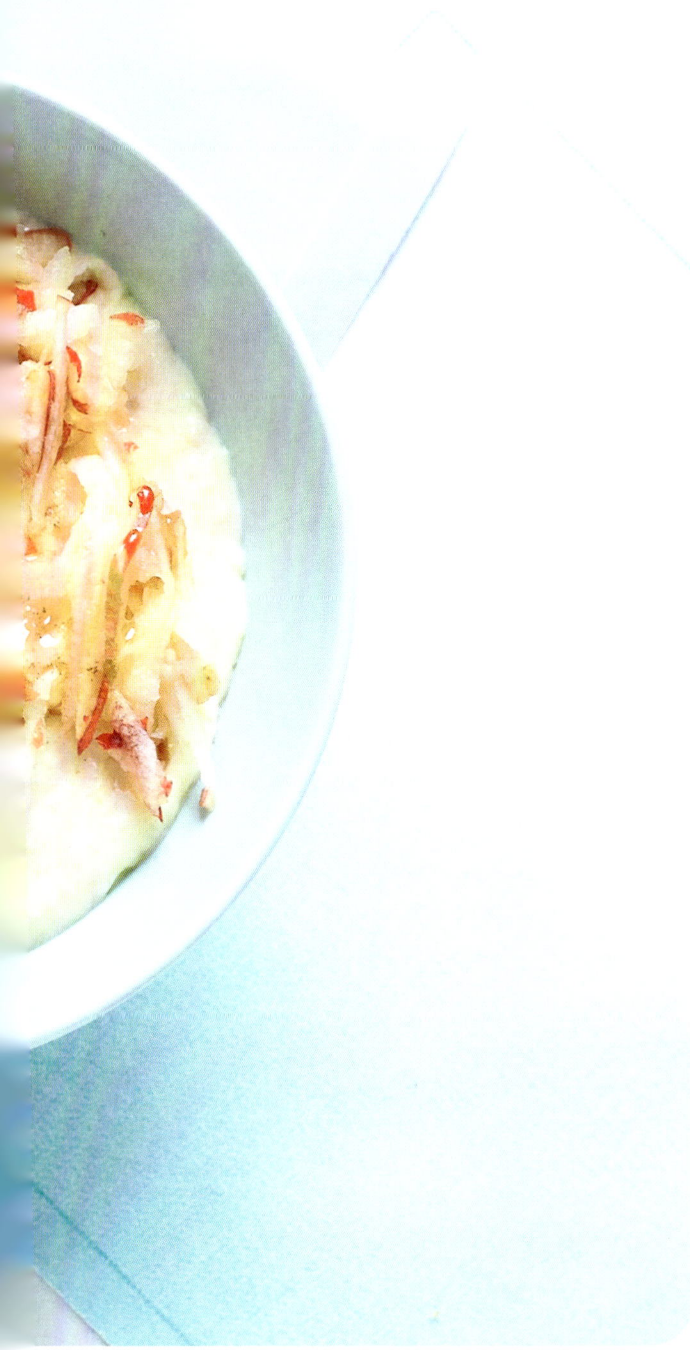

Porridge mit Äpfeln

Für 2 Personen
10 Min.

40 g Mandeln • 2 EL Haselnüsse • 1 EL Walnüsse • 2 kleine säuerliche Äpfel • 4 EL Haferflocken • 2 EL Leinsamen • 100 ml Mandeldrink • 1 Msp. Salz • Zimt

- Mandeln, Haselnüsse und Walnüsse hacken. Die Äpfel vierteln, entkernen und mit Schale raspeln.

- Die gehackten Nüsse zusammen mit den Haferflocken und den Leinsamen in einem Topf leicht anrösten. Nach ca. 2 Min. den Mandeldrink, die geriebenen Äpfel und eine Messerspitze Salz dazugeben und alles einmal aufkochen. Dann ca. 10 Min. auf niedrigster Stufe köcheln lassen.

- Das Porridge auf zwei kleine Schüsseln verteilen und mit etwas Zimt bestreuen.

Nährwerte pro Portion

400 kcal • 23 g Fett • 34 g Kohlenhydrate • 12 g Protein

Chiasamenpudding mit Heidelbeeren und Honig

Für 2 Personen
10 Min.

150 g Joghurt (3,5 % Fett) • 300 ml Milch (1,5 % Fett) • 3 EL Chiasamen • 150 g Heidelbeeren • 1 TL Honig • etwas Zimt

- Joghurt, Milch und Chiasamen in einer mittelgroßen Schüssel verquirlen.

- Die Mischung in 2 Gläser füllen und mindestens 4 Stunden im Kühlschrank lagern, vorzugsweise über Nacht ziehen lassen.

- Die Heidelbeeren waschen, trocken tupfen, auf dem Pudding verteilen und alles abschließend mit Honig, je einem Klecks Joghurt und nach Belieben etwas Zimt anrichten.

Nährwerte pro Portion
230 kcal • 10 g Fett • 18 g Kohlenhydrate • 12 g Protein

Süßer Hirsebrei mit Tofu und Beeren

Für 2 Personen
15 Min.

80 g Hirse • 1 Msp. Vanille • 150 g Tofu • 4 EL Pflanzendrink nach Wahl • 2 TL Zimt • 100 g frische Beeren (Himbeeren, Heidelbeeren, Erdbeeren)

- Hirse mit Vanille nach Packungsanweisung kochen.

- Tofu in dünne Scheiben schneiden und mit Pflanzendrink und Zimt in einer Pfanne in ca. 10 Min. goldbraun anbraten.

- Beeren waschen. Die gekochte Hirse in zwei Schüsseln geben und mit Beeren und Zimt bestreuen.

Nährwerte pro Portion
215 kcal • 4 g Fett • 35 g Kohlenhydrate • 9 g Protein

» Chiasamenpudding mit Heidelbeeren und Honig

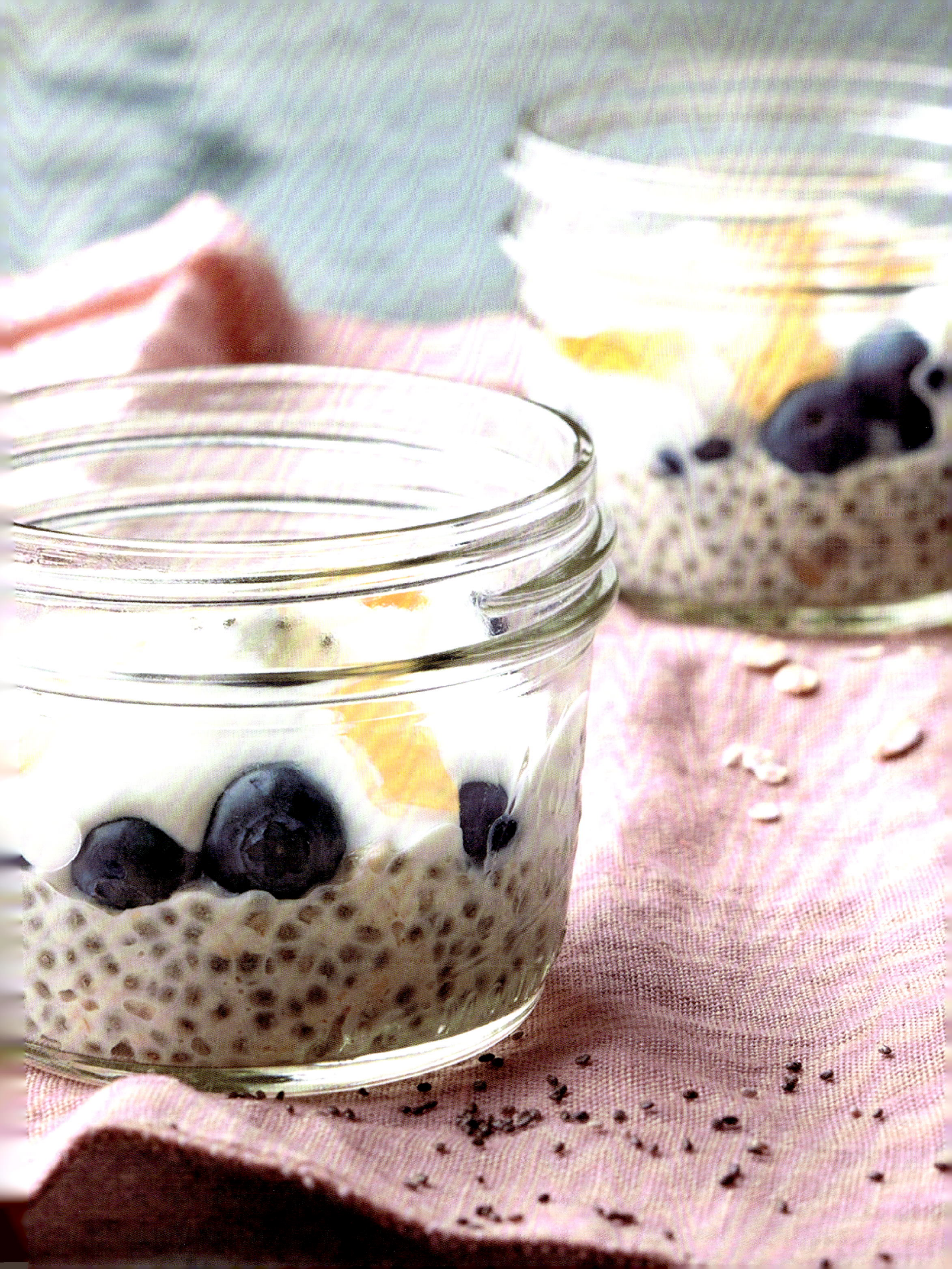

Quarkauflauf mit Himbeeren

Für 2 Personen

20 Min. + 40 Min. Backzeit

30 g Erythrit • 2 Eier • 160 g Magerquark • 3 EL Mandelmehl (entölt, Bioqualität) • 1 TL Weinstein-Backpulver • 120 g TK-Himbeeren • 1 EL Mandelsplitter

- Erythrit zu feinem Puder zermahlen.

- Die Eier trennen und das Eiweiß mit einem Handmixer aufschlagen. Kurz bevor es steif ist, das Erythritpulver dazugeben.

- Eigelb und Quark schaumig rühren. Mandelmehl und Backpulver vermischen und zum Eigelbschaum geben. Eischnee und Himbeeren vorsichtig unterheben.

- Die Masse in eine Auflaufform geben, mit Mandelsplittern bestreuen und im vorgeheizten Backofen bei 180 Grad Umluft ca. 40 Min. backen.

Nährwerte pro Portion

220 kcal • 10 g Fett • 8 g Kohlenhydrate • 24 g Protein

Rote Smoothie-Bowl

Für 2 Personen

5 Min.

200 g Rote Bete (vorgekocht) • 100 g Himbeeren • 80 g Heidelbeeren• 6 EL Joghurt (3,5 % Fett) • 400 ml Wasser • 2 EL Haferflocken • 40 g gestiftelte Mandeln

- Die Rote Bete grob zerkleinern, Himbeeren und Heidelbeeren waschen und trocken tupfen.

- Rote Bete, Joghurt, Beeren und Wasser in einen Hochleistungsmixer geben und pürieren.

- Smoothie in eine Schüssel füllen, mit Haferflocken, Mandeln und weiteren Beeren garnieren.

Nährwerte pro Portion

260 kcal • 13 g Fett • 20 g Kohlenhydrate • 11 g Protein

Green Smoothie

Für 2 Personen

5 Min.

1 große Banane • ½ frische Mango • 1 kleines Stück Ingwer • 700 ml Wasser • 150 g Seidentofu • 1 Handvoll Blattspinat

- Banane, Mango und Ingwer schälen und in Stücke schneiden.

- Die Früchte mit dem Ingwer und allen restlichen Zutaten in einem Hochleistungsmixer zu einem cremigen Smoothie pürieren.

Nährwerte pro Portion

170 kcal • 2 g Fett • 29 g Kohlenhydrate • 6 g Protein

Baked Oatmeal

Für 2 Personen

10 Min. + 35 Min. Backzeit

200 ml Milch (1,5 % Fett) • 2 EL feine Haferflocken • 2 EL geschrotete Leinsamen • 2 EL geriebene Mandeln • 1 EL Erythrit • ½ Pck. Weinstein-Backpulver • 1 TL Zimt • 1 Ei • 100 g gemischte TK-Beeren

- Den Backofen auf 200 Grad Ober-/Unterhitze vorheizen.

- Die Milch zusammen mit allen trockenen Zutaten in eine große Schüssel geben und alles gut verrühren. Dann das Ei zur Masse geben und die fertige Teigmasse für wenige Min. beiseitestellen.

- Eine Auflaufform mit etwas Speiseöl einfetten und den Teig in die Form füllen.

- Die gefrorenen Beeren darübergeben und das Oatmeal ca. 35 Min. im Ofen backen.

Nährwerte pro Portion

260 kcal • 15 g Fett • 17 g Kohlenhydrate • 14 g Protein

Knuspergranola aus dem Ofen

Ergibt 1 Blech

20 Min. + 40 Min. Backzeit

200 g Kokosflocken • 100 g gehackte Mandeln • 50 g Haselnusskerne • 3 EL Leinsamen • 6 EL Mandelmehl • 3 gestr. EL Haferflocken • 4 Eier • 40 g Erythrit

- Alle trockenen Zutaten in eine Schüssel geben und durchmischen.

- Eier trennen. Das Eiweiß über die Müslimischung geben und mit einer Gabel gründlich einarbeiten.

- Die Mischung auf einem mit Backpapier ausgelegten Backblech verteilen und im vorgeheizten Backofen bei 150 Grad Umluft 40 bis 45 Min. backen. Zwischendurch das Müsli immer wieder wenden.

- Das fertige Granola gut abkühlen lassen und genießen.

Nährwerte pro Portion

230 kcal • 20 g Fett • 4 g Kohlenhydrate • 8 g Protein

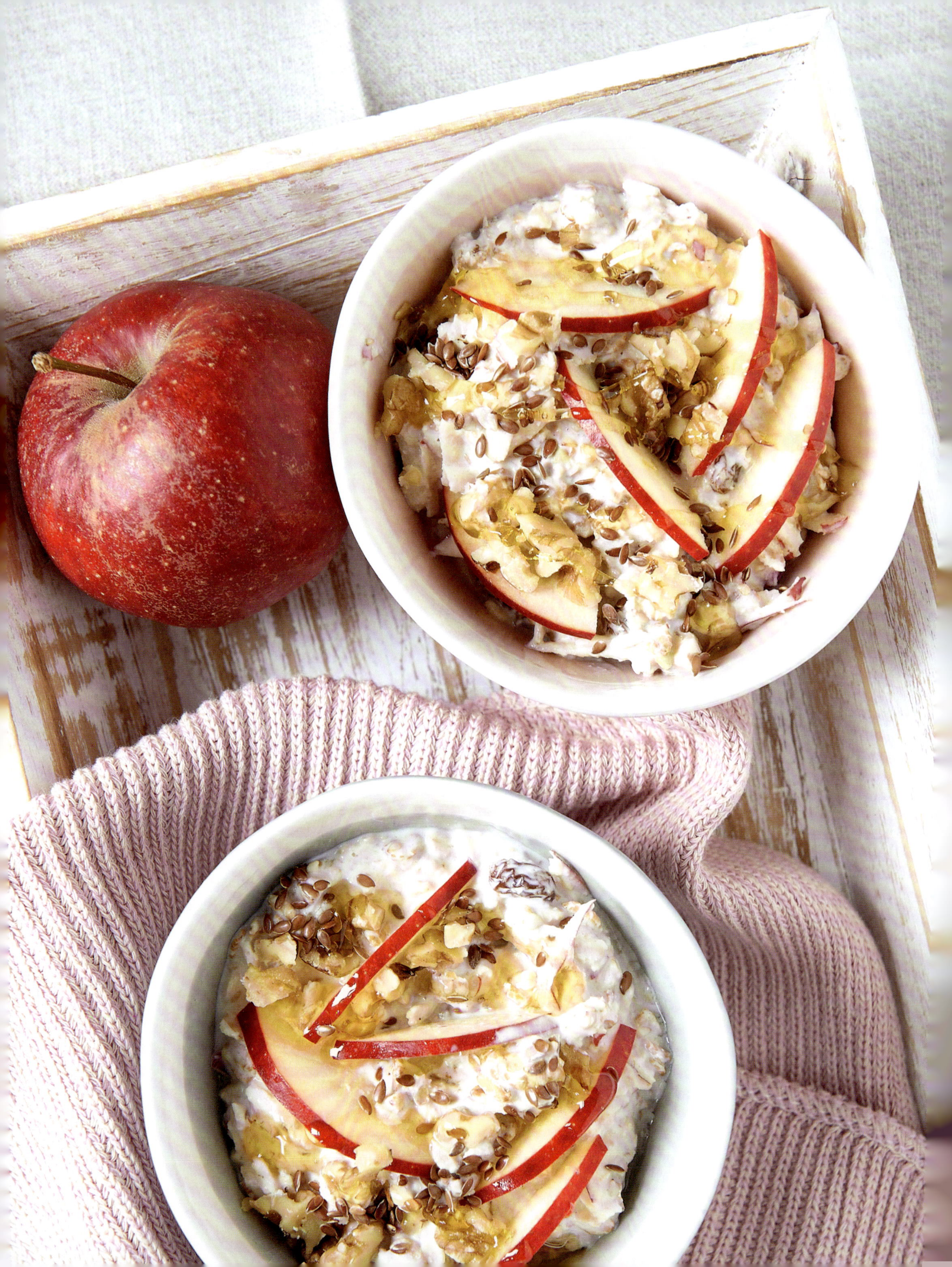

Birchermüsli mit Äpfeln und Nüssen

Für 2 Personen
20 Min.

2 kleine säuerliche Äpfel • 100 g Haferflocken • 200 ml Milch (1,5 % Fett) • 40 g Haselnusskerne • 1 EL Leinsamen • 1 gestr. EL Rosinen

- Äpfel waschen, entkernen und in dünne Scheiben schneiden.

- Haferflocken in eine Schüssel geben. Milch und die Apfelscheiben unterrühren. Haselnusskerne, Leinsamen und Rosinen dazugeben und das Müsli zugedeckt über Nacht im Kühlschrank quellen lassen.

- Das Birchermüsli am nächsten Morgen auf zwei Schalen verteilen und genießen.

Nährwerte pro Portion

498 kcal • 21 g Fett • 58 g Kohlenhydrate • 15 g Protein

Low-Carb-Overnight-Oats mit Erdbeeren

Für 2 Personen
5 Min.

400 ml Mandeldrink • 5 EL Leinsamen • 120 g Mandelmehl (entölt) • 1 EL Haferkleie • 100 g frische Erdbeeren • 1 TL Honig

- Mandeldrink, Leinsamen, Mandelmehl und Haferkleie in eine große Schüssel geben, gut umrühren und über Nacht in den Kühlschrank stellen.

- Am nächsten Morgen einen weiteren kleinen Schuss Mandelmilch zum Brei hinzufügen und gut verrühren.

- Erdbeeren putzen und waschen, in mundgerechte Stücke schneiden und über die Overnight Oats geben. Abschließend mit etwas Honig süßen.

Tipp Toppen Sie den kohlenhydratarmen Haferbrei mit dem Knuspergranola (Seite 107).

Nährwerte pro Portion

435 kcal • 22 g Fett • 15 g Kohlenhydrate • 40 g Protein

« Birchermüsli mit Äpfeln und Nüssen

Crêpes mit Beerenkompott

Für 4 Personen
ca. 20 Min.

125 ml Kichererbsenwasser (aus der Dose) • 300 ml Milch (1,5 % Fett) • 75 g Dinkelvollkornmehl • 50 g Dinkelmehl • etwas Vanilleextrakt • 1 TL Zimt • 1 TL Sonnenblumenöl • 1 Pck. Weinstein-Backpulver • 5 EL Olivenöl • 350 g gemischte TK-Beeren • 2 EL Erythrit • 250 g Joghurt (3,5 % Fett)

- Kichererbsenwasser, Milch, Mehl, Vanilleextrakt, Zimt, Sonnenblumenöl und Backpulver in einer Schüssel glatt rühren. Den Teig 10 Min. ruhen lassen, dann erneut umrühren.

- Etwas Olivenöl in eine Pfanne geben und bei mittlerer bis hoher Temperatur erhitzen. Ca. 4 EL des Teigs in die Pfanne geben und in etwa 1 Minute den Crêpe auf einer Seite goldbraun braten, dann vorsichtig wenden. Den Crêpe eine weitere Minute braten lassen.

- Aus dem restlichen Teig auf dieselbe Art ca. 11 weitere Crêpes backen.

- Für das Kompott die Beeren in einen Topf geben. Erythrit und Vanilleextrakt hinzufügen und einige Minuten lang erwärmen.

- Die Crêpes mit dem Beerenkompott und Naturjoghurt servieren.

Nährwerte pro Portion (3 Crêpes)
240 kcal • 7 g Fett • 32 g Kohlenhydrate • 9 g Protein

Rührei mit Paprika

Für 2 Personen
15 Min.

1 große rote Paprika • 3 Frühlingszwiebeln • 100 g Feta in Salzlake • 2 EL Olivenöl • 5 große Eier • etwas Kresse •
1 Msp. Salz • Pfeffer • 2 Scheiben Vollkornbrot

- Paprika waschen, halbieren, putzen und in kleine Würfel schneiden. Frühlingszwiebeln in Ringe schneiden. Die Petersilie waschen, trocken schütteln und grob hacken. Feta abtropfen lassen und klein würfeln.

- Das Öl in einer Pfanne erhitzen, Frühlingszwiebeln dazugeben und andünsten. Dann die Paprika hinzufügen und alles ca. 3 bis 5 Min. garen.

- Eier in eine Schüssel schlagen, Feta hinzufügen und mit den Eiern verquirlen. Die Mischung zum Gemüse geben und 3 Min. stocken lassen.

- Das Rührei mit der Kresse bestreuen, mit Salz und Pfeffer abschmecken und mit 2 Scheiben Vollkornbrot servieren.

Tipp Salz und Pfeffer erst kurz vor dem Servieren über die Eier geben, so behält das Eigelb seine kräftige Farbe.

Nährwerte pro Portion
545 kcal • 32 g Fett • 29 g Kohlenhydrate • 30 g Protein

» Rührei mit Paprika

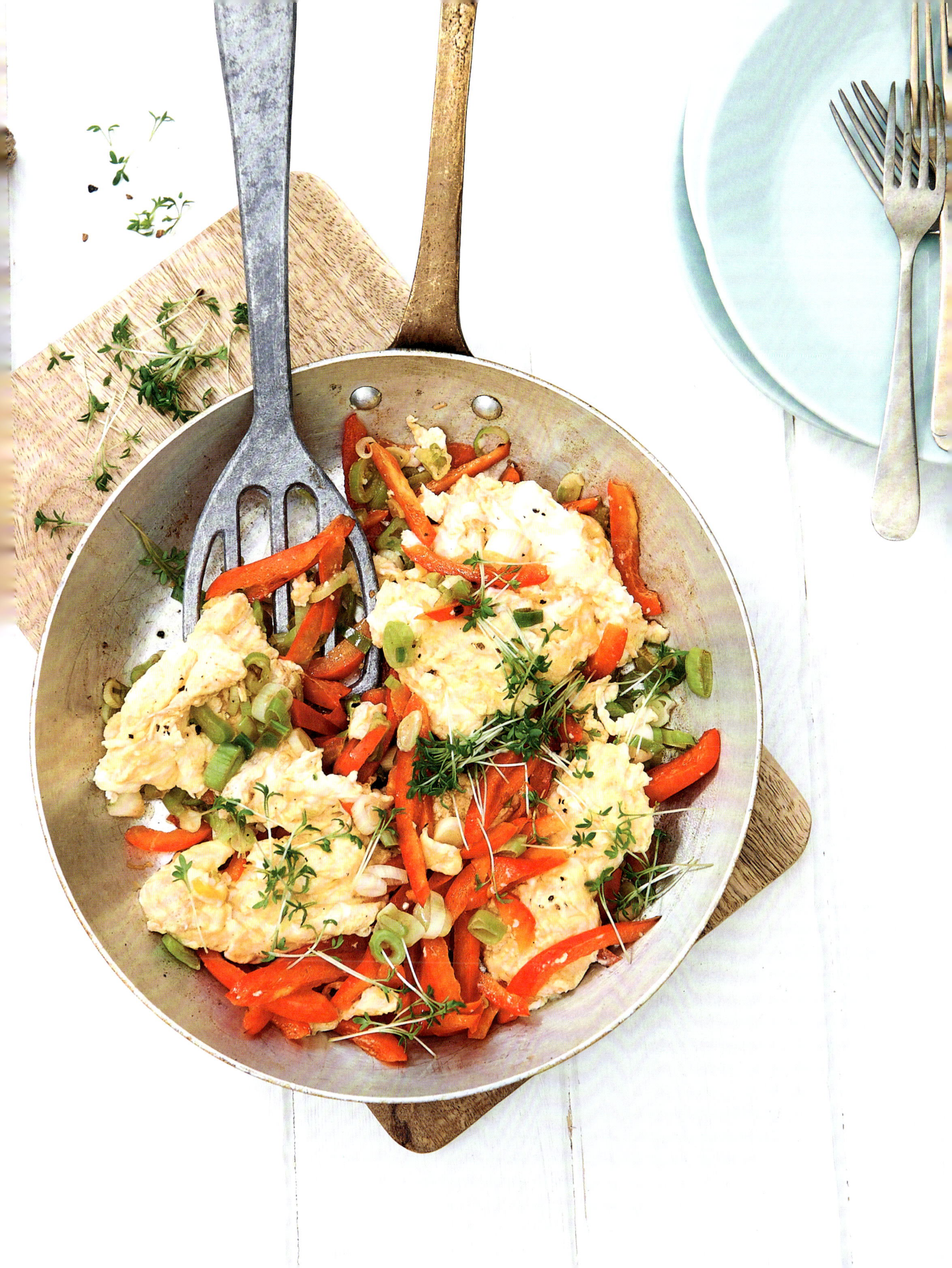

AUFS BROT

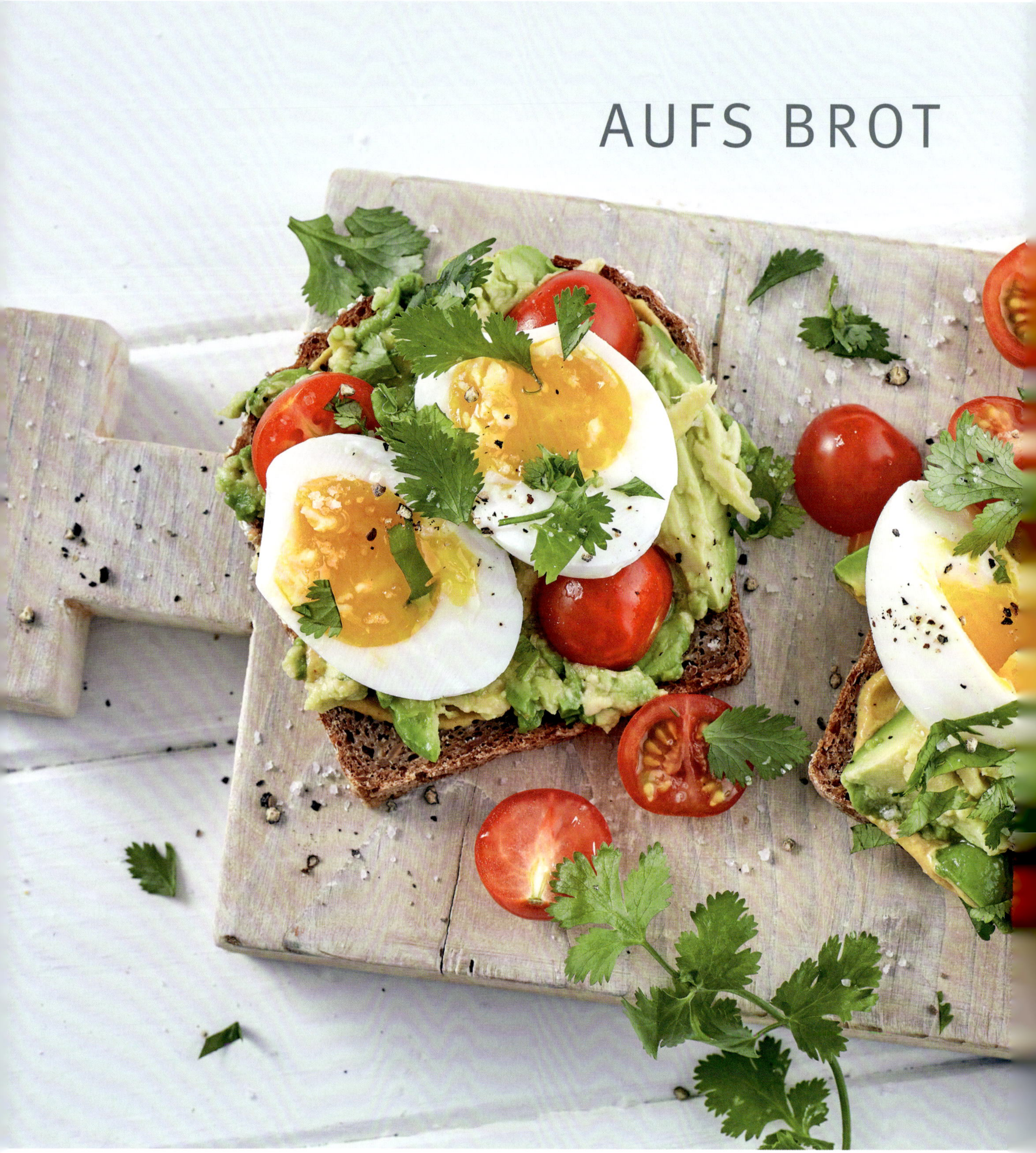

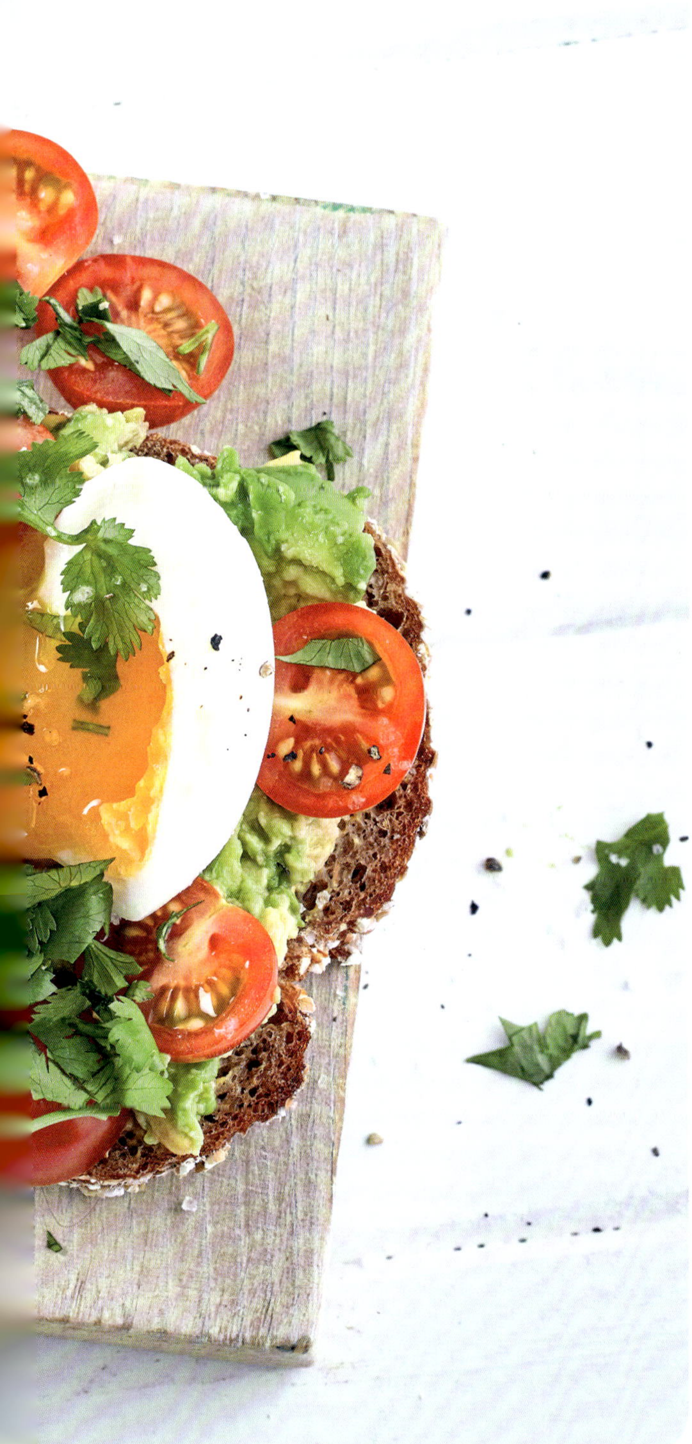

Avocadostulle mit Ei

Für 2 Personen

10 Min.

6 Cherrytomaten • frische Korianderblätter • 2 Eier • 2 Scheiben Roggenbrot à 50 g (aus mindestens 80 % Roggen-Natursauerteig) • ½ Avocado • 2 EL Senf • Salz, Pfeffer

- Tomaten und Koriander waschen. Korianderblätter trocken schütteln.
- Eier in kochendem Wasser oder im Eierkocher in ca. 5- 6 Min. weich kochen.
- Die Brotscheiben in den Toaster legen und auf mittlerer Stufe toasten.
- Avocado halbieren und das Fruchtfleisch mit einem Löffel entnehmen.
- Die Roggenbrotscheibe mit etwas Senf dünn bestreichen und die Avocado mithilfe einer Gabel auf dem Brot vorsichtig zerdrücken.
- Die zwei weichgekochten Eier schälen, über die Brote geben und diese mit einem Messer in zwei Hälften schneiden.
- Die Tomaten halbieren und ebenfalls auf die Avocadobrote legen.
- Den Koriander fein hacken.
- Die Brotscheiben mit Salz und Pfeffer würzen und mit Koriander bestreuen.

Nährwerte pro Portion

310 kcal • 18 g Fett • 22 g Kohlenhydrate • 11 g Protein

Peanutbutter-and-Jelly-Sandwich

Für 2 Personen
10 Min.

50 g tiefgekühlte oder frische Erdbeeren • 1 EL Erythrit • 4 Vollkorn-Toastscheiben • 30 g Erdnussmus • 1 Msp. Salz

- Die frischen oder tiefgefühlten Beeren in einen kleinen Kochtopf geben und zum Kochen bringen. Danach mit Erythrit süßen und wenige Minuten auf niedriger Stufe köcheln lassen.

- Währenddessen die Toastscheiben kurz antoasten und 2 Scheiben mit dem Erdnussmus bestreichen.

- Die fertig gekochte Marmelade zu den Toasts dazugeben, mit einer kleinen Prise Salz würzen, die restlichen beiden Toastscheiben darauflegen und die Sandwiches genießen.

Nährwerte pro Portion
235 kcal • 10 g Fett • 24 g Kohlenhydrate • 9 g Protein

Rote-Bete-Feta-Brot

Für 2 Personen
5 Min.

1 Kugel Rote Bete (vorgegart) • 2 Eiweißbrötchen (Seite 204) • 80 g Feta (in Salzlake) • einige frische Korianderblätter • Pfeffer • 1 EL Granatapfelkerne

- Die Brötchen halbieren.

- Die Rote Bete in feine Scheiben schneiden und auf die Brötchenhälften geben.

- Den Feta abgießen, mit den Händen vorsichtig zerkrümeln und darüberstreuen.

- Koriander fein hacken und die Brötchen mit etwas Pfeffer würzen. Abschließend mit Granatapfelkernen und frischen Korianderblättern bestreut servieren.

Nährwerte pro Portion
380 kcal • 18 g Fett • 10 g Kohlenhydrate • 34 g Protein

» Rote-Bete-Feta-Brot

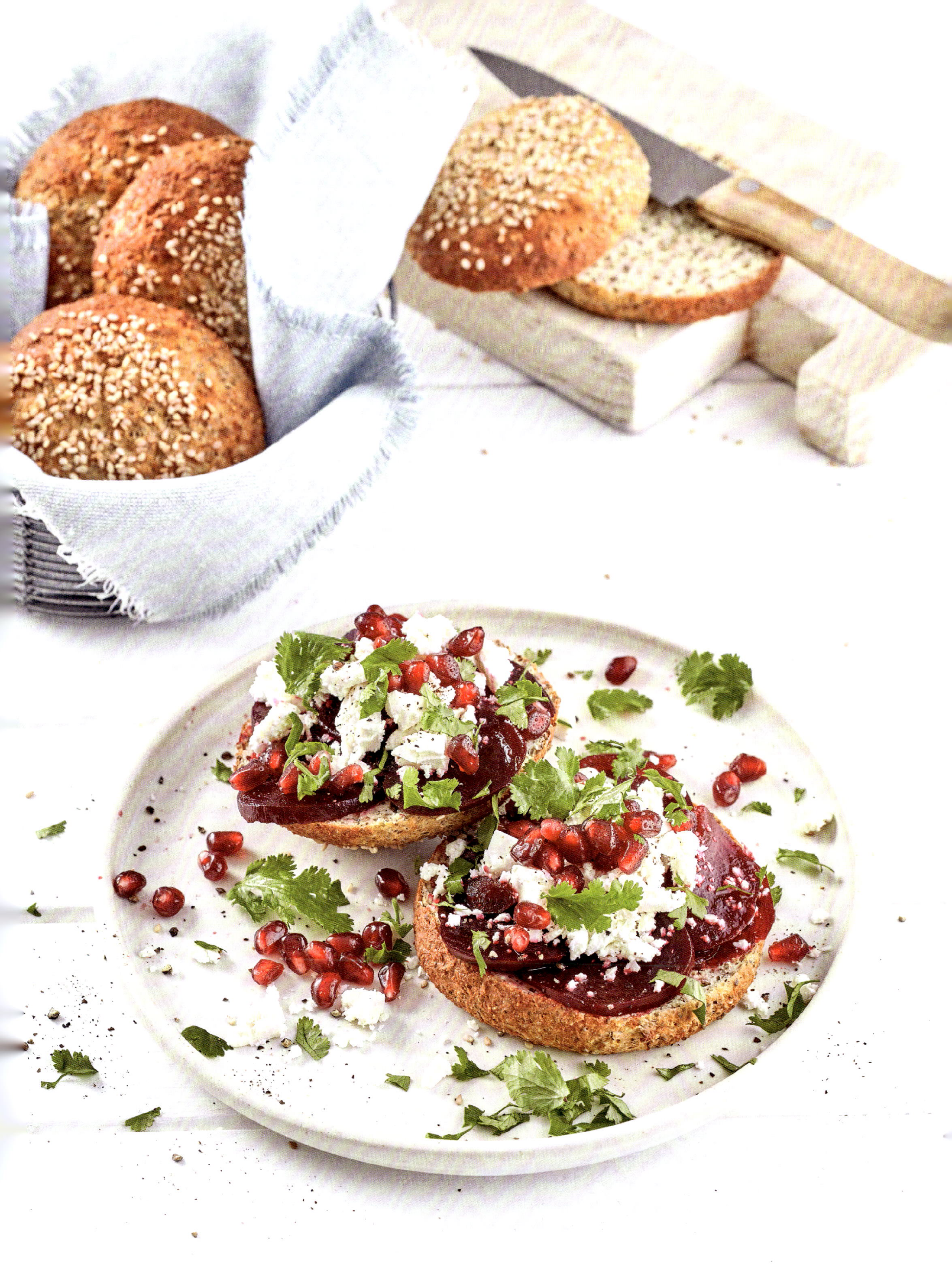

Brot mit Schinken und Ei

Für 2 Personen

15 Min.

2 Eier • 2 Lauchzwiebeln • einige Schnittlauchstängel • 50 g Lachsschinken • 4 EL Frischkäse • 2 Scheiben Vollkornbrot • 6 Cherrytomaten • 1 Msp. Salz • Pfeffer

- Eier in kochendem Wasser oder mit einem Eierkocher hart kochen, pellen und fein hacken.
- Lauchzwiebeln und Schnittlauch waschen und in kleine Ringe schneiden. Lachsschinken in feine Streifen schneiden.
- Eier, Schinken, Zwiebelringe, Schnittlauchröllchen und Frischkäse mischen und den Aufstrich auf die Brotscheiben streichen.
- Tomaten waschen, halbieren und die Vollkornbrote damit belegen. Mit Salz und Pfeffer würzen.

Nährwerte pro Portion

281 kcal • 9 g Fett • 24 g Kohlenhydrate • 18 g Protein

Knäckebrot mit Hummus, Paprika und Rucola

Für 2 Personen

5 Min.

½ rote Paprika • 1 TL Olivenöl • 4 Scheiben Roggenknäckebrot • 2 EL Hummus (Bioprodukt aus dem Handel oder selbst gemacht, Seite 121) • einige Blätter Rucola • 1 TL Balsamicoessig

- Paprika putzen, in Streifen schneiden und in einer Pfanne mit Öl anrösten.
- Knäckebrot mit Hummus bestreichen und mit Paprikastreifen belegen.
- Die Brote mit Rucola garnieren und mit Balsamicoessig beträufeln.

Nährwerte pro Portion

140 kcal • 7 g Fett • 17 g Kohlenhydrate • 3 g Protein

Knäckebrot mit Quarkcreme, Beeren und Honig

Für 2 Personen
5 Min.

4 Scheiben Knäckebrot mit Saaten (Seite 203) • 125 g Magerquark • 1 Handvoll frische Erdbeeren oder Himbeeren • 1 TL Honig

- Knäckebrote mit Magerquark bestreichen.
- Mit Erdbeerhälften oder Himbeeren belegen und mit etwas Honig beträufeln.

Nährwerte pro Portion
65 kcal • 1 g Fett • 7 g Kohlenhydrate • 8 g Protein

Zucchini-Tomaten-Aufstrich

Für 200 g Aufstrich
15 Min.

2 getrocknete Tomaten • 2 EL Olivenöl • 1 Zucchini • 1 Msp. Paprikapulver • 1 Msp. Salz • Pfeffer • 2 Knoblauchzehen

- Die Tomaten in sehr kleine Würfel schneiden und mit 1 EL Olivenöl marinieren.
- Zucchini waschen, in Würfel schneiden und mit 1 EL Öl ca. 5 Minuten in einer Pfanne anbraten. Mit Paprika, Salz und Pfeffer würzen.
- Knoblauch schälen. Die marinierten Tomaten, die Knoblauchzehen und die Zucchiniwürfel in einem Mixer zu einer Creme pürieren.

Nährwerte pro 20 g
32 kcal • 3 g Fett • 1 g Kohlenhydrate • 0,5 g Protein

Frischkäse-Lachs-Bagel

Für 2 Personen
5 Min.

2 Dinkelvollkornbagels (Seite 204) • 50 g körniger Frischkäse • 100 g Wildlachs in Scheiben • Pfeffer • etwas Dill

- Die Vollkornbagels mit dem Frischkäse bestreichen.
- Wildlachsscheiben darauf verteilen und mit etwas Pfeffer und gehacktem Dill würzen.

Nährwerte pro Portion
386 kcal • 13 g Fett • 40 g Kohlenhydrate • 22 g Protein

Pikanter Linsenaufstrich

Für 200 g Aufstrich
10 Min. + 15 Min. Kochzeit

125 g gelbe Linsen • 250 ml Wasser • ½ weiße Zwiebel • 1 Knoblauchzehe • 4 kleine Blätter frisches Basilikum • 50 g Cherrytomaten • 1 TL Olivenöl • je 1 Msp. Salz, Pfeffer und Chili

- Linsen im Wasser sehr weich kochen.
- Zwiebel, Knoblauchzehe und Basilikum fein hacken. Cherrytomaten würfeln.
- Sämtliche Zutaten in einen Hochleistungsmixer geben und zu einem cremigen Aufstrich pürieren.

Nährwerte pro 20 g
49 kcal • 1 g Fett • 7 g Kohlenhydrate • 3 g Protein

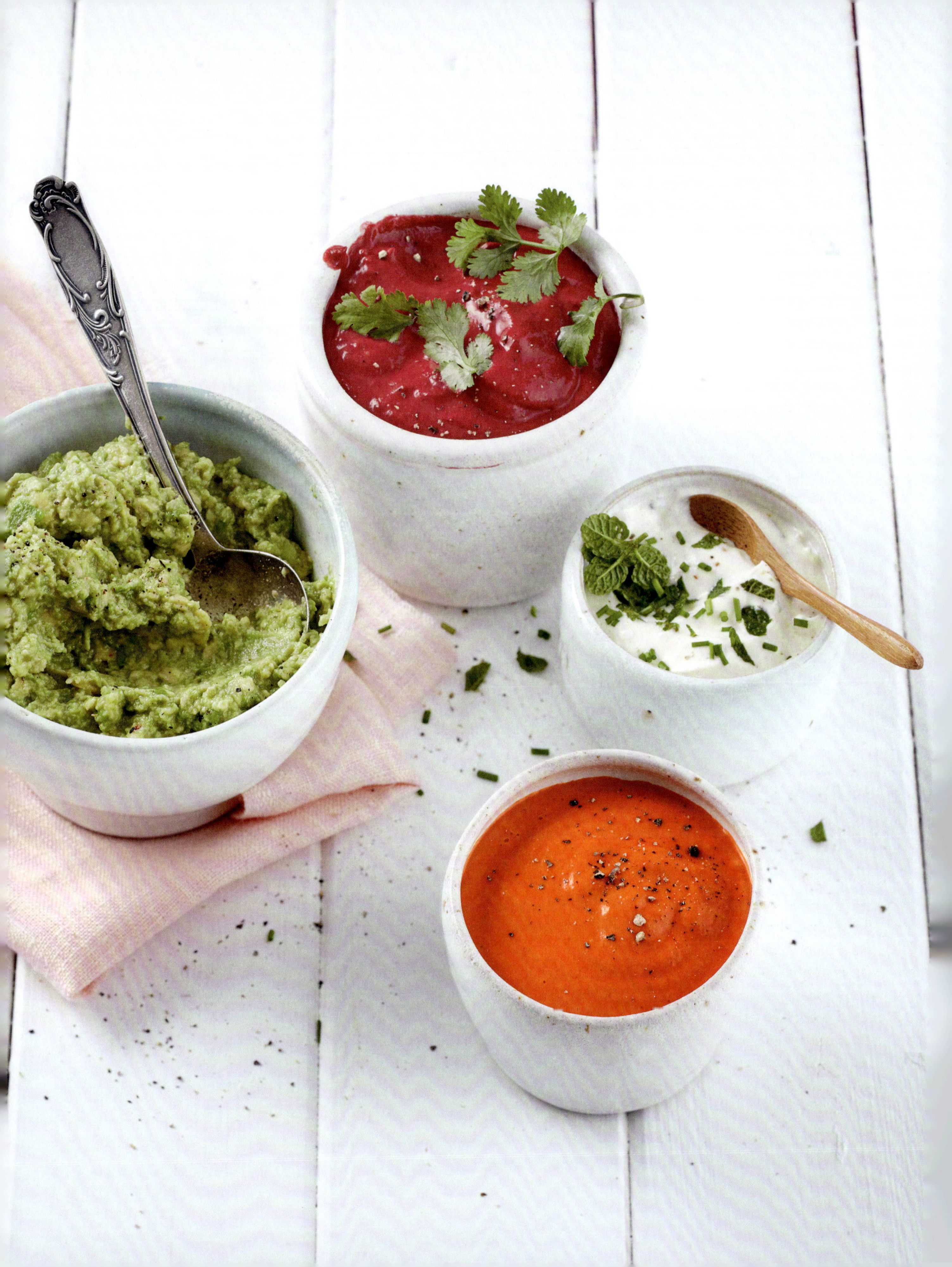

Rote-Bete-Ziegenkäse-Aufstrich

Für 350 g Aufstrich
5 Min.

1 Packung (250 g) gekochte Rote Bete • 100 g Ziegenfrischkäse • 1 TL Sherry-Essig • 1 TL Korianderblätter • 1 Msp. Pfeffer

- Rote Bete in grobe Stücke schneiden und in einen Hochleistungsmixer geben.
- Alle restlichen Zutaten hinzufügen und zu einem cremigen Aufstrich rühren.

Nährwerte pro 20 g
18 kcal • 1 g Fett • 1 g Kohlenhydrate • 1 g Protein

Joghurt-Minz-Aufstrich

Für 125 g Aufstrich
5 Min.

1 Knoblauchzehe • Schnittlauch • einige Minzblätter • 125 g griechischer Joghurt • 1 EL Zitronensaft • 2 EL Olivenöl • Kreuzkümmel • Salz • Pfeffer

- Knoblauch schälen und hacken. Schnittlauch in feine Röllchen schneiden, Minzblätter hacken.
- Joghurt in eine Schüssel geben und mit den restlichen Zutaten gut vermengen.

Nährwerte pro 20 g
67 kcal • 6 g Fett • 1 g Kohlenhydrate • 1 g Protein

Guacamole

Für 400 g Aufstrich
5 Min.

2 reife Avocados • 1 Knoblauchzehe • 1 Zitrone • 1 EL Olivenöl • 1 TL Paprikapulver • 1 Msp. Chili • 1 Msp. Salz • Pfeffer

- Avocado vom Kern befreien. Knoblauch schälen und fein hacken.
- Avocadofruchtfleisch und Knoblauch in eine Schüssel geben. Saft einer ganzen Zitrone, Olivenöl, Paprikapulver, Chili, Salz und Pfeffer hinzufügen.
- Die Masse mit einer Gabel zu einem homogenen Guacamole-Aufstrich zerdrücken.

Nährwerte pro 20 g
51 kcal • 5 g Fett • 0 g Kohlenhydrate • 0 g Protein

Paprikaaufstrich

Für 200 g Aufstrich
10 Min. + 20 Min. Backzeit

3 rote Paprikaschoten • 2 getrocknete Tomaten • 2 Knoblauchzehen • 3 EL Olivenöl • 1 EL Frischkäse • 1 Msp. Salz und Pfeffer

- Paprika halbieren, putzen und in grobe Stücke schneiden. Knoblauch schälen und zusammen mit den Paprikastücken auf ein mit Backpapier ausgelegtes Backblech legen.
- Das Gemüse mit Öl beträufeln und 20 Min. im vorgeheizten Ofen bei 160 Grad Umluft backen.
- Alle Zutaten in einem Mixer pürieren.

Nährwerte pro 20 g
42 kcal • 3 g Fett • 3 g Kohlenhydrate • 1 g Protein

Tomatenaufstrich

Für 200 g Aufstrich
10 Min. + 30 Min. Kochzeit

700 g reife Tomaten • ½ weiße Zwiebel • 2 Knoblauchzehen • 2 EL Olivenöl • 1 Zweig Thymian • 2 Lorbeerblätter • 1 EL Erythrit • 1 Msp. Salz • Pfeffer

- Tomaten mit kochendem Wasser begießen und wenige Min. ziehen lassen.

- Tomaten und Zwiebel schälen und würfeln. Knoblauch abziehen und fein hacken.

- In einem Topf Zwiebel und Knoblauch bei mittlerer Hitze 2 Min. in dem Öl anbraten. Dann Tomaten, Thymian, Lorbeerblätter, Erythrit, Salz und Pfeffer hinzufügen.

- Abdecken und 30 Min. köcheln lassen. Lorbeerblätter vor dem Verzehr entfernen. Bei Bedarf nochmals mit Salz und Pfeffer abschmecken.

Nährwerte pro 20 g
44 kcal • 3 g Fett • 5 g Kohlenhydrate • 2 g Protein

Auberginen-Oliven-Aufstrich

Für 300 g Aufstrich
10 Min. + 20 Min. Backzeit

1 kleine Aubergine • 2 Knoblauchzehen • 2 EL Olivenöl • 100 g schwarze Oliven • 2 EL Kapern • 1 Msp. Salz, Pfeffer

- Den Backofen auf 200 Grad Umluft vorheizen.

- Aubergine waschen und in Scheiben schneiden. Knoblauch schälen, zusammen mit den Auberginenscheiben auf ein Backblech legen und mit 1 EL Olivenöl beträufeln. Das Gemüse 20 Min. im Ofen backen.

- Gebackene Aubergine, Knoblauch, Oliven, Kapern und restliches Olivenöl im Mixer zu einer cremigen Masse pürieren. Mit Salz und Pfeffer abschmecken.

Nährwerte pro 20 g
29 kcal • 3 g Fett • 0 g Kohlenhydrate • 0 g Protein

Hummus

Für 250 g Aufstrich
5 Min.

3 Knoblauchzehen • 1 Dose (240 g) Kichererbsen • 3 EL Tahin (Sesampaste) • ½ Zitrone

- Knoblauch schälen.

- Kichererbsen, Tahin, Knoblauch und Saft einer halben Zitrone in einen Hochleistungsmixer geben und zu Hummus verarbeiten.

Nährwerte pro 20 g
42 kcal • 2 g Fett • 3 g Kohlenhydrate • 2 g Protein

Orientalischer Blumenkohlaufstrich

Für 150 g Aufstrich
5 Min.

150 g Blumenkohl • 1 Knoblauchzehe • 1 EL Hüttenkäse • 1 EL Zitronensaft • 3 EL Olivenöl • je 1 Msp. Kreuzkümmel, Chili • Salz und Pfeffer

- Blumenkohl waschen und in Röschen teilen. Knoblauch schälen.

- Alle Zutaten in einen Hochleistungsmixer geben und zu einem cremigen Aufstrich mixen.

Nährwerte pro 20 g
55 kcal • 5 g Fett • 1 g Kohlenhydrate • 1 g Protein

Thunfischaufstrich

Für 450 g Aufstrich
10 Min. + 30 Min. Backzeit

1 große Aubergine • 3 Knoblauchzehen • etwas Petersilie • 150 g Thunfisch im eigenen Saft • 1 EL Tahin (Sesampaste) • 1 EL Zitronensaft • 3 EL Olivenöl • 1 Msp. Salz • Pfeffer

- Den Backofen auf 220 Grad Umluft vorheizen.

- Die Aubergine waschen, der Länge nach halbieren, mit der Haut nach oben zusammen mit den ungeschälten Knoblauchzehen auf ein mit Backpapier ausgelegtes Backblech legen und ca. 30 Min. backen.

- Aubergine abkühlen lassen und das Fruchtfleisch mit Hilfe eines Löffels auskratzen.

- Die Knoblauchzehen schälen und in einem Mörser zusammen mit der Petersilie zerdrücken, bis eine homogene Mischung entsteht.

- Thunfisch, Auberginenfleisch, Tahin, Zitronensaft, Öl, Salz und Pfeffer in eine Schüssel geben, Knoblauch und Petersilie hinzufügen und alles gut vermischen.

Nährwerte pro 20 g
30 kcal • 2 g Fett • 0 g Kohlenhydrate • 2 g Protein

KLEINIGKEITEN SALZIG & SÜSS

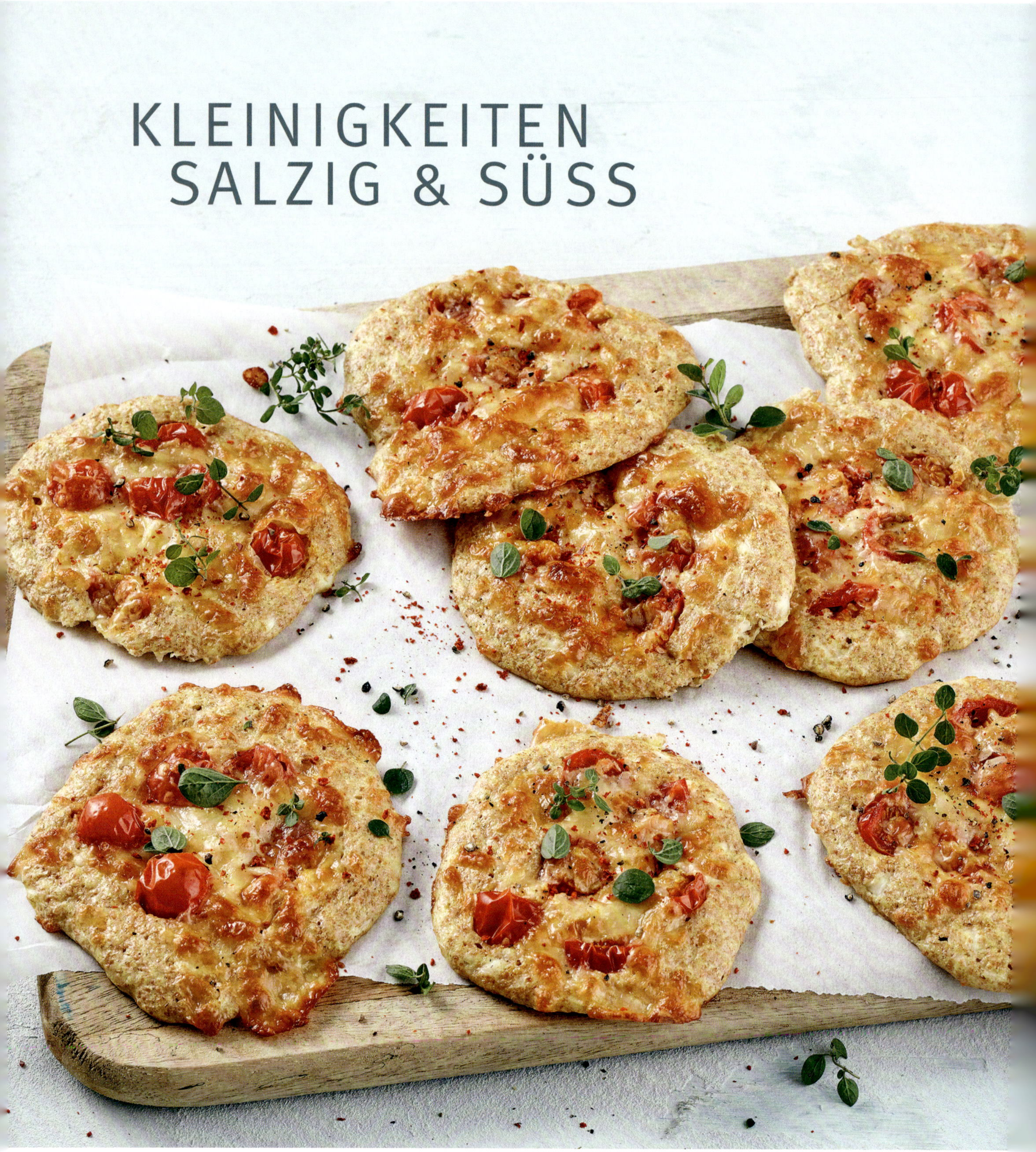

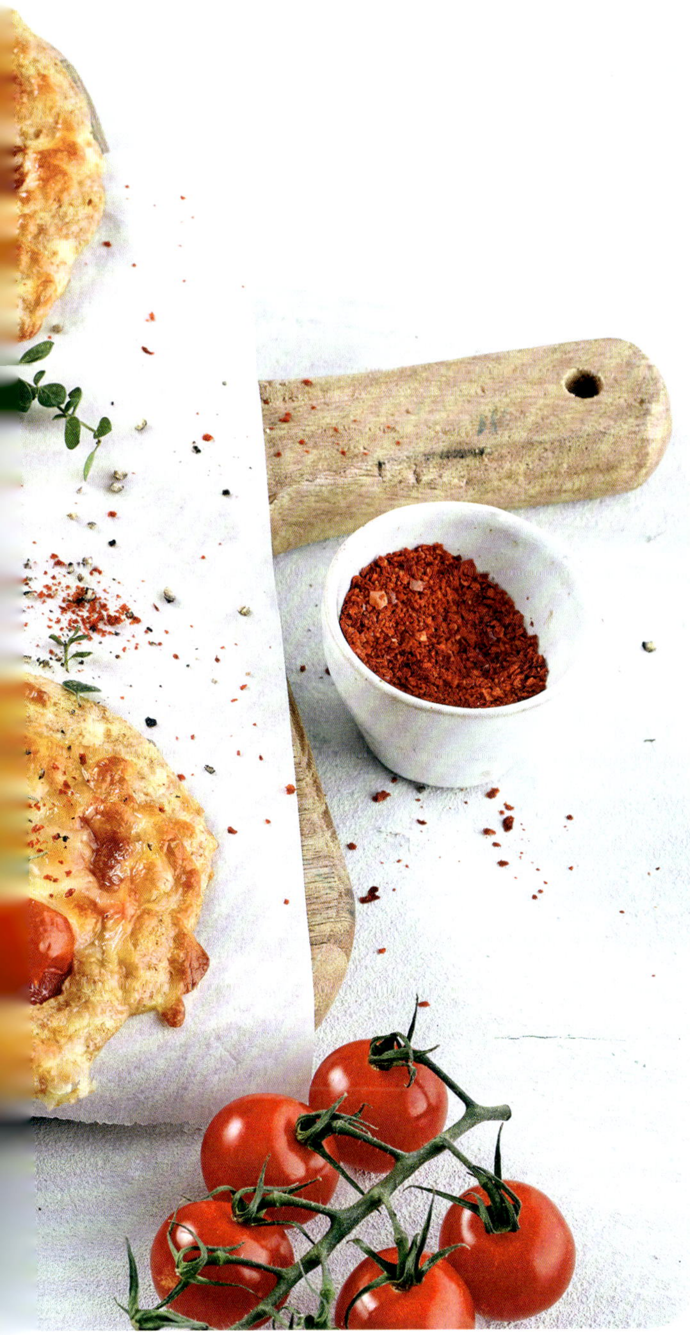

Low-Carb-Mini-Pizza

Ergibt ca. 8 Stück

15 Min. + 20 Min. Backzeit

2 EL Haferkleie • 5 EL Weizenkleie • 3 Eier • 150 g körniger Frischkäse • 150 g Quark • ½ Pck. Weinstein-Backpulver • 1 Handvoll Cherrytomaten • 100 g geriebener Käse • Salz, Pfeffer, Oregano, Chili

- Den Backofen auf 200 Grad Ober-/Unterhitze vorheizen.

- Für den Teig Hafer- und Weizenkleie, Eier, Frischkäse, Quark und Backpulver in einer Schüssel zu einem Teig rühren.

- Mit einem Esslöffel den Pizzateig in 8 kleine Häufchen aufteilen, diese auf ein mit Backpapier ausgelegtes Backblech geben und plattdrücken.

- Für den Belag die Cocktailtomaten halbieren und zusammen mit dem Reibekäse gleichmäßig auf dem Teig verteilen. Mit Salz, Pfeffer, Oregano und Chili abschmecken.

- Die kleinen Pizzen im vorgeheizten Ofen etwa 20 Min. backen.

Nährwerte pro Stück

125 kcal • 6 g Fett • 5 g Kohlenhydrate • 12 g Protein

Gegrillter Spargel mit Parmesan

Für 2 Personen
20 Min.

2,5 EL Olivenöl • 2–3 EL Vollkornsemmelbrösel • ½ Zitrone • 1 TL Kapern • Pfeffer • 200 g frischer grüner Spargel • 1 EL gehobelter Parmesan

- 1 EL Olivenöl in eine Pfanne geben und die Semmelbrösel 2–3 Min. darin anrösten.
- Den Saft der Zitrone und die Kapern dazugeben, mit Pfeffer abschmecken und die Hitze auf die niedrigste Stufe stellen.
- Den Spargel waschen, putzen und in einer weiteren Pfanne mit etwas Olivenöl 4–5 Min. auf hoher Stufe anbraten.
- Den gegrillten Spargel mit den gerösteten Semmelbröseln und Parmesan servieren.

Nährwerte pro Portion
120 kcal • 6 g Fett • 12 g Kohlenhydrate • 6 g Protein

Gurkenschiffchen mit Thunfischcreme

Für 2 Personen
10 Min.

1 große Gurke • kleine rote Peperoni • ½ Dose (75 g) Thunfisch im eigenen Saft • ½ EL Kapern • 4 EL griechischer Joghurt (10 % Fett) • ½ EL frischer Dill • 1 Msp. Salz • schwarzer und roter Pfeffer aus der Mühle

- Die Gurke waschen, längs halbieren und die Kerne mit einem Löffel entfernen. Peperoni ebenfalls waschen, entkernen und fein würfeln. Thunfisch abtropfen lassen und Kapern hacken.
- 2 EL Joghurt mit Thunfisch, Peperoni, gehacktem Dill und Kapern vermengen und mit Salz und Pfeffer abschmecken.
- Die Creme in die Gurkenhälften füllen, den restlichen Joghurt darübergeben, die Gurkenschiffchen mit Dill und frischem Pfeffer bestreuen und servieren.

Nährwerte pro Portion
101 kcal • 3 g Fett • 5 g Kohlenhydrate • 12 g Protein

» Gurkenschiffchen mit Thunfischcreme

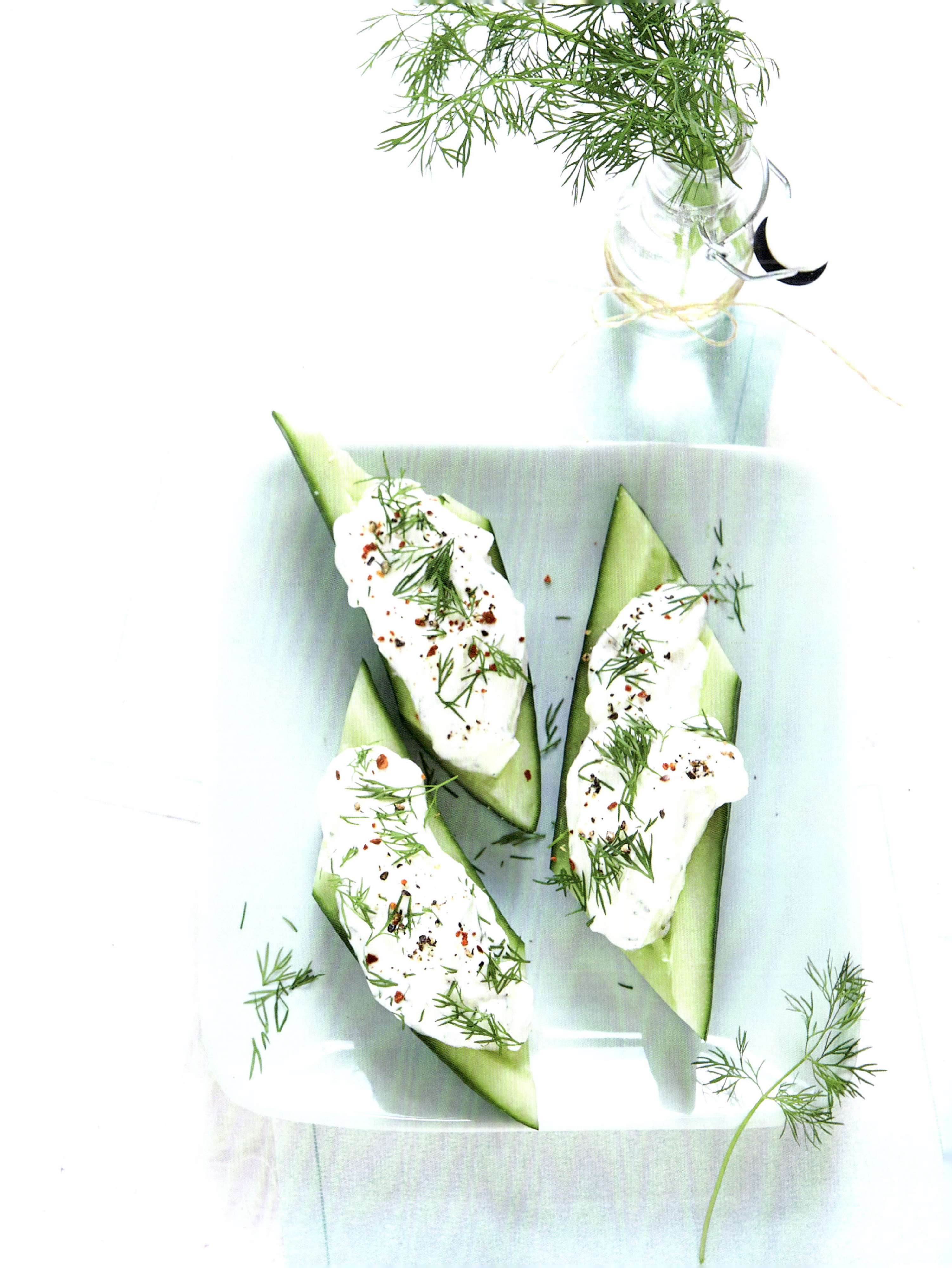

Gemüsesticks mit Hummus

Für 2 Personen
5 Min.

1 Gurke • 1 Handvoll Cherrytomaten • 2 Möhren • ½ Dose (120 g) Kichererbsen • 1 EL Tahin (Sesampaste) • 1 TL Zitronensaft • Salz, Pfeffer

- Gurke und Tomaten waschen. Möhren schälen. Gurke und Möhren in kleine, feine Sticks schneiden, Tomaten halbieren.

- Kichererbsen kurz unter kaltem Wasser abspülen und in eine Schüssel geben. Tahin, Zitronensaft, Salz und Pfeffer dazugeben und alles zu einer homogenen Masse pürieren.

- Die Rohkost mit dem fertigen Hummus-Dip genießen.

Nährwerte pro Portion
195 kcal • 5 g Fett • 20 g Kohlenhydrate • 9 g Protein

Blumenkohl-Milchreis

Für 2 Personen
15 Min.

1 kleiner Blumenkohl • 400 ml Milch (1,5 % Fett) • 2 Eiweiß • 80 g feine Haferflocken • 2 TL Erythrit • 2 TL Zimt

- Blumenkohl waschen, in kleine Röschen teilen und mit einem Hochleistungsmixer auf Reiskorngröße zerkleinern.

- Milch und Blumenkohlreis in einen Kochtopf geben. Nach einmaligem Aufkochen die Hitze auf die niedrigste Stufe stellen und weitere 2–3 Min. köcheln lassen.

- Nun das Eiweiß unter ständigem Rühren zur cremigen Masse hinzufügen, die Haferflocken dazugeben und den Milchreis so lange kochen, bis er kleine Bläschen wirft.

- Den Blumenkohl-Milchreis in zwei kleinen Schüsseln mit Zimt servieren und genießen.

Nährwerte pro Portion
280 kcal • 6 g Fett • 35 g Kohlenhydrate • 18 g Protein

Erdbeer-Kokos-Sorbet

Für 4 Personen
15 Min.

500 g TK-Erdbeeren • 80 ml ungesüßter Kokosdrink • 150 g Joghurt (3,5 % Fett) • 2 EL Erythrit • 2 EL Zitronensaft • 2 EL Kokoschips

- Gefrorene Erdbeeren, Kokosdrink und Joghurt zusammen mit Erythrit und Zitronensaft in einem Mixer fein pürieren. Zwischendurch immer wieder umrühren, sodass eine gleichmäßige Masse entsteht.
- Das Sorbet in kleine Schüsselchen geben und mit Kokoschips servieren.

Nährwerte pro Portion
205 kcal • 10 g Fett • 18 g Kohlenhydrate • 6 g Protein

Tiramisu

Für 2 Personen
15 Min. + 10 Min. Backzeit

2 Eiweiß • 350 g Magerquark • 15 g Dinkelmehl • 1 TL Instant-Kaffeepulver • ½ TL Weinstein-Backpulver • 40 g Erythrit • 50 ml Wasser • ½ TL Backkakao

- Den Backofen auf 180 Grad Umluft vorheizen.
- Das Eiweiß steif schlagen.
- Ein Drittel des Magerquarks, Dinkelmehl, Kaffee- und Backpulver und Erythrit verrühren, dann den Eischnee mit einem Teigschaber vorsichtig unterheben.
- Die Masse auf einem mit Backpapier belegten Blech fingerdick ausstreichen und 10–12 Min. im Ofen backen.
- In der Zwischenzeit den restlichen Quark mit etwas Wasser anrühren. Die Creme auf den fertig gebackenen und etwas abgekühlten Boden geben und das Tiramisu mit etwas Backkakao bestreuen.

Nährwerte pro Portion
170 kcal • 1 g Fett • 13 g Kohlenhydrate • 26 g Protein

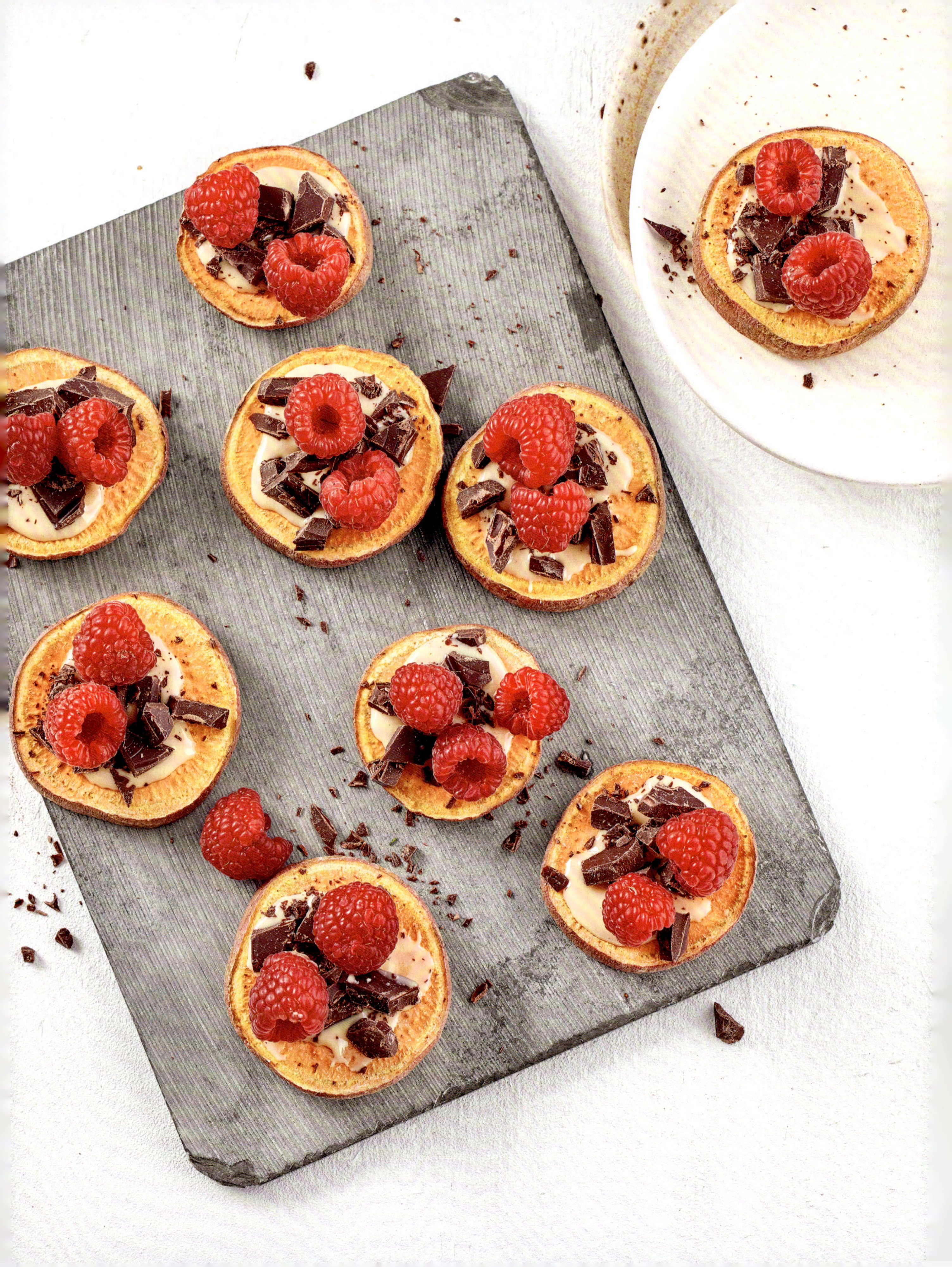

Süßkartoffel-Toast mit Schoko-Himbeer-Topping

Für 2 Personen
10 Min.

1 große Süßkartoffel • 2 EL Mandelmus • 20 g Zartbitterschokolade (85 % Kakao) • 60 g Himbeeren

- Süßkartoffel gründlich waschen, in Scheiben schneiden, in den Toaster geben und auf mittlerer Stufe toasten.

- Die getoasteten Süßkartoffelscheiben etwas auskühlen lassen und mit Mandelmus bestreichen.

- Die Zartbitterschokolade mit einem Löffel vorsichtig in kleine Stücke schlagen und zusammen mit den Himbeeren auf dem Toast verteilen.

Nährwerte pro Portion
290 kcal • 11 g Fett • 39 g Kohlenhydrate • 7 g Protein

Fruchtiges Papaya-Dessert

Für 4 Personen
10 Min. + 30 Min. Quellzeit

10 EL Chiasamen • 400 ml Milch (1,5 % Fett) • 150 g Papaya • 4 EL Erythrit • ½ TL Zitronensaft • 4 Paranüsse

- Chiasamen in 4 Gläser geben und mit jeweils 100 ml Milch auffüllen. Gut verrühren und die Gläser für eine halbe Stunde in den Kühlschrank stellen.

- In der Zwischenzeit die Papaya in kleine Stücke teilen, Erythrit und Zitronensaft dazugeben und alles zu einer Creme pürieren.

- Den Chiapudding aus dem Kühlschrank nehmen und die Papayacreme darübergeben.

- Die Paranüsse mit einem Messer fein zerhacken und das Papaya-Dessert damit bestreuen.

Nährwerte pro Portion
205 kcal • 12 g Fett • 10 g Kohlenhydrate • 8 g Protein

« Süßkartoffel-Toast mit Schoko-Himbeer-Topping

Apfel-Donuts

Für 2 Personen
5 Min.

1 roter oder grüner Apfel • 1 EL weißes Mandelmus • 1 EL Erdnussmus • 3 frische Erdbeeren • 1 TL Kürbiskerne • 1 TL Walnüsse (gehackt) • 1 TL Kokoschips • 1 TL Honig

- Den Apfel waschen, das Kerngehäuse ausstechen und den Apfel in Ringe schneiden.

- Die Ringe mit dem Nussmus bestreichen und mit Erdbeerscheiben, Kürbiskernen, Walnussstückchen und Kokoschips belegen.

- Die Apfel-Donuts mit Honig beträufeln und servieren.

Nährwerte pro Portion

220 kcal • 14 g Fett • 17 g Kohlenhydrate • 6 g Protein

Mousse au Chocolat mit Blaubeeren

Für 4 Personen
10 Min.

2 reife Bananen • 1 reife Avocado • 2 EL Mandelmus • 3 EL dunkler Backkakao • 20 g Zartbitterschokolade (85 % Kakao) • 2 EL Erythrit • 100 g frische Blaubeeren • Schokoraspel zum Verzieren

- Bananen schälen, Avocado halbieren, entkernen und aushöhlen.

- Bananen und Avocado mit den restlichen Zutaten und der Hälfte der Blaubeeren in einen Hochleistungsmixer geben und pürieren.

- Die Mousse in eine Schüssel oder kleine Gläser füllen und mindestens eine Stunde im Kühlschrank kalt stellen. Vor dem Servieren mit den restlichen Blaubeeren und Schokoraspeln verzieren.

Nährwerte pro Portion

315 kcal • 20 g Fett • 19 g Kohlenhydrate • 7 g Protein

» Mousse au Chocolat mit Blaubeeren

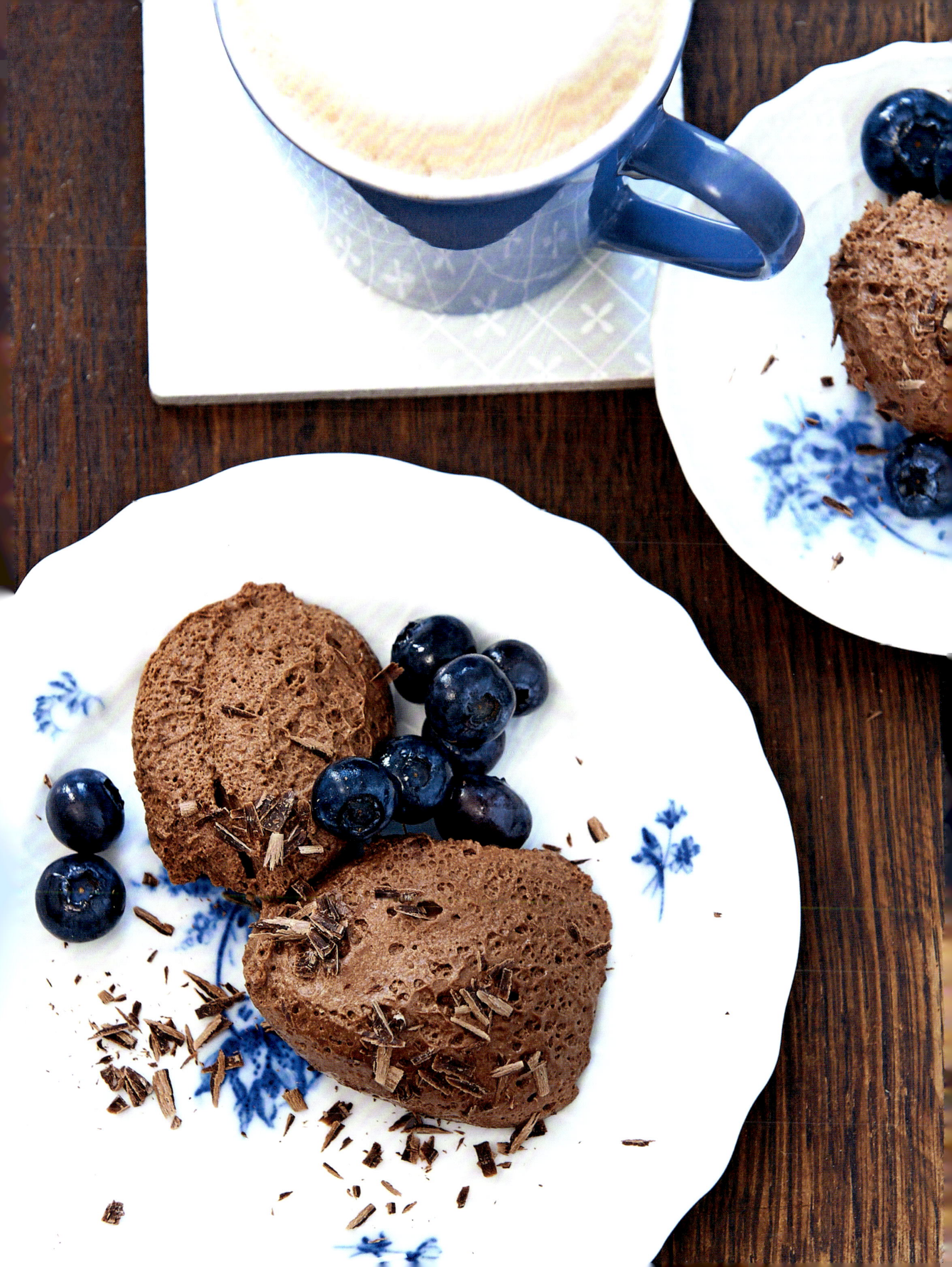

Cremiges Erdbeereis

Für 4 Personen
10 Min. + 15 Min. Gefrierzeit

150 g TK-Erdbeeren • 250 ml Mandeldrink • 150 ml Sahne • 150 g griechischer Joghurt (10 % Fett) • 4 EL Erythrit

- Die Erdbeeren zusammen mit allen Zutaten in einem Hochleistungsmixer cremig mixen.
- Die fertige Creme in eine Schüssel geben und für wenige Min. in die Tiefkühltruhe stellen.

Variante Statt der gefrorenen Erdbeeren können auch Himbeeren, eine Vanilleschote, Zartbitterschokolade oder dunkler Backkakao verwendet werden. Das Eis sollte dann vor dem Verzehr jedoch länger in der Tiefkühltruhe liegen.

Nährwerte pro Portion
180 kcal • 16 g Fett • 6 g Kohlenhydrate • 3 g Protein

Apfelmus ohne Zucker

Für 4 Personen
60 Min.

500 g Äpfel • 50 ml Wasser • 1 TL Zimt • ½ Zitrone

- Äpfel schälen, entkernen und in Viertel schneiden.
- Die Apfelviertel zusammen mit dem Wasser und dem Zimt in einen großen Topf geben, den Saft der halben Zitrone hinzufügen und alles bei mittlerer Hitze ca. 20–30 Min. köcheln lassen.
- Die gekochten Äpfel pürieren und abkühlen lassen.
- Das fertige Apfelmus in ein großes, verschließbares Glas füllen, kühl stellen und innerhalb weniger Tage verbrauchen.

Nährwerte pro Portion
65 kcal • 1 g Fett • 14 g Kohlenhydrate • 1 g Protein

Bullet Proof Eiskaffee

Für 2 Personen
40 Min.

500 ml Kaffee • 5 ml Sonnenblumenöl • 100 g griechischer Joghurt (10 % Fett) • 2 Kugeln zuckerfreies Vanilleeis (Rezeptvariante, Seite 132)

- Kaffee brühen, abkühlen lassen. Öl und ein Drittel des Joghurts dazugeben.
- Die Mischung mit einem Mixer aufschäumen und den restlichen Joghurt auf zwei Gläser verteilen.
- Die Gläser mit dem Kaffee auffüllen und zum Schluss das Vanilleeis darübergeben.

Nährwerte pro Portion
260 kcal • 23 g Fett • 8 g Kohlenhydrate • 5 g Protein

Nuss-Protein-Shake

Für 2 Personen
5 Min.

1 kleiner Apfel • 50 g Haferflocken • 2 EL Mandeln • 150 g Joghurt (3,5 % Fett) • 250 ml Milch (1,5 % Fett)

- Apfel waschen, vom Kerngehäuse befreien und in grobe Stücke schneiden.
- Alle Zutaten in einen Mixer geben und pürieren. Nach Belieben mit etwas Wasser verdünnen, in Gläser füllen und servieren.

Nährwerte pro Portion
300 kcal • 12 g Fett • 35 Kohlenhydrate • 14 g Protein

Tropischer Cocktail

Für 2 Personen
5 Min.

60 g frische Ananas • 60 g frische Himbeeren • 1 Limette • 1 EL Erythrit • 4 EL Crushed Ice • 400 ml Mineralwasser

- Das Ananasstück schälen und klein schneiden.
- Himbeeren und Ananasstücke in zwei Cocktailgläser geben. Limette halbieren, vierteln und jeweils 2 Viertel in ein Glas geben.
- Die Früchte mit einer Gabel leicht zerdrücken, Erythrit und das Crushed Ice hinzufügen und die Gläser mit dem Sprudel auffüllen.
- Den Cocktail sofort servieren.

Nährwerte pro Portion
45 kcal • 1 g Fett • 6 g Kohlenhydrate • 1 g Protein

SALATE ZUM SATTESSEN

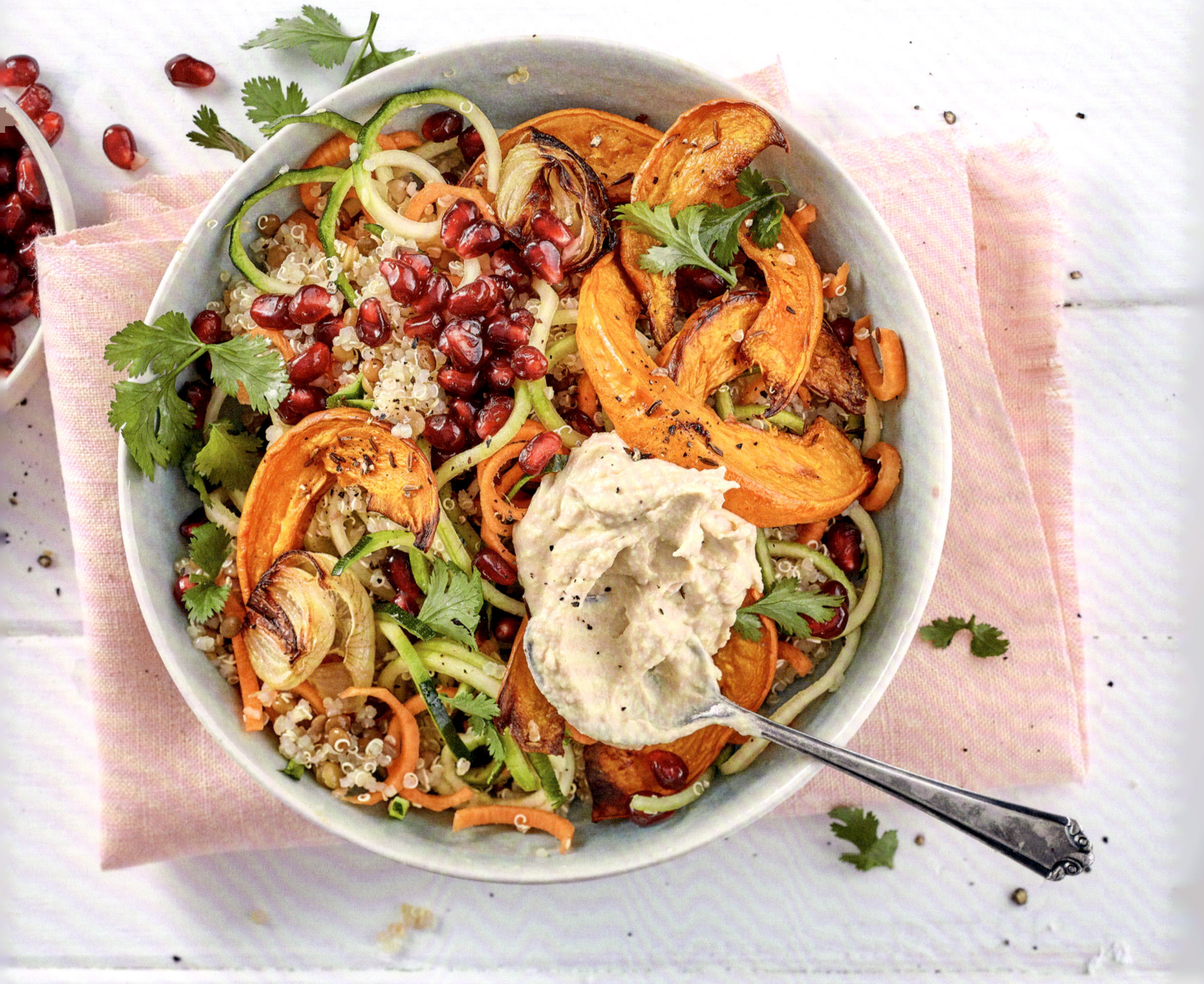

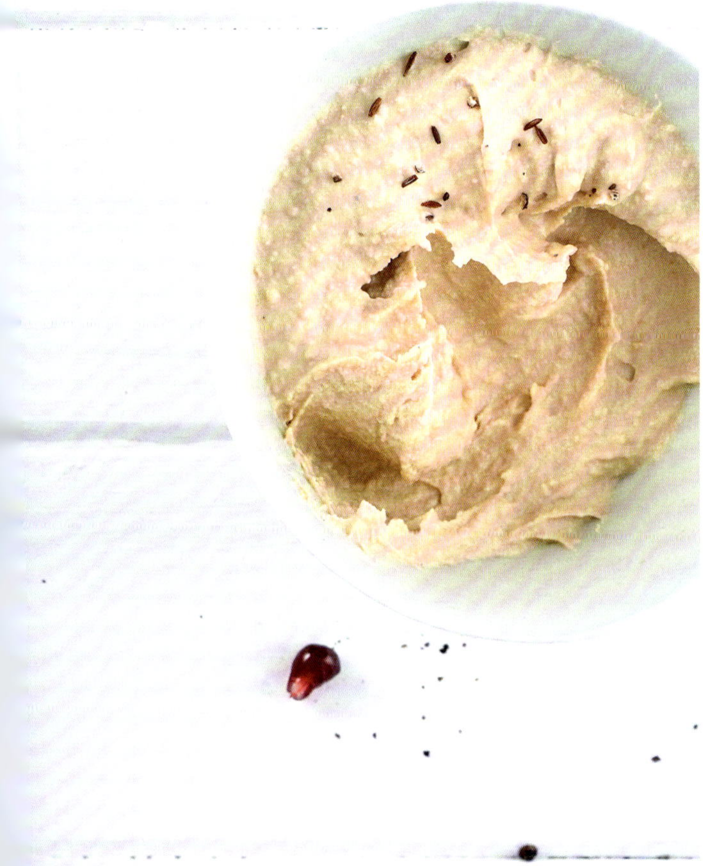

Bunter Salat mit Hokkaido und Hummus

Für 2 Personen

40 Min.

60 g weiße Quinoa • ½ kleiner Hokkaido • 1 Zwiebel • ½ TL Olivenöl • 1 TL Kreuzkümmel • 1 Msp. Pfeffer • 1 Möhre • 1 Zucchini • 60 g braune Linsen aus der Dose • einige Korianderblätter • 1 EL Granatapfelkerne • 2 EL Hummus (selbst gemacht, Seite 121, oder aus dem Bioladen)

- Den Backofen auf 180 Grad Umluft vorheizen.
- Quinoa nach Packungsanweisung zubereiten.
- Hokkaido-Kürbis putzen, entkernen und in ca. 1 cm dicke Streifen schneiden. Zwiebel schälen und halbieren.
- Kürbis und Zwiebelhälften mit Olivenöl beträufeln, mit Kreuzkümmel und etwas Pfeffer würzen und auf einem mit Backpapier ausgelegten Backblech ca. 15–20 Min. im Ofen garen.
- In der Zwischenzeit die Möhre schälen, Zucchini waschen und beide mit einer Gemüsespirale in dünne, nudelartige Streifen schneiden.
- Quinoa, abgetropfte Linsen, Möhren- und Zucchininudeln und Hokkaido in 2 große Schalen geben. Mit Korianderblättern, Granatapfelkernen und jeweils 1 EL Hummus servieren.

Nährwerte pro Portion

345 kcal • 12 g Fett • 50 g Kohlenhydrate • 13 g Protein

Sommerlicher Spargelsalat

Für 2 Personen

15 Min. + 20 Min. Backzeit

200 g grüner Spargel • 1 weiße Zwiebel • 2 EL Olivenöl • Pfeffer • 200 g Tomaten • 200 g Erdbeeren • 2 EL Walnussessig • 20 g Walnüsse • Salz

- Den Backofen auf 175 Grad Ober-/Unterhitze vorheizen.

- Spargel und Zwiebel schälen und in mundgerechte Stücke schneiden.

- Die Stücke auf ein mit Backpapier ausgelegtes Blech legen, mit Olivenöl beträufeln und Pfeffer dazugeben. Das Blech für ca. 20 Min. in den Ofen geben.

- In der Zwischenzeit die Tomaten und Erdbeeren in kleine Würfel schneiden. Mit dem gegarten Ofengemüse vermengen.

- Den Salat mit Walnussessig und Salz abschmecken und mit den Walnüssen bestreut servieren.

Nährwerte pro Portion

210 kcal • 14,5 g Fett • 12 g Kohlenhydrate • 4 g Protein

Eiweißreicher Linsensalat

Für 2 Personen

20 Min.

100 g rote Linsen • 1 Stange Lauch • 200 g Cherrytomaten • 1 Avocado • 1 Stängel frische Petersilie • Salz, Pfeffer • 1 EL Zitronensaft

- Die Linsen nach Packungsanweisung kochen.

- Lauch und Tomaten waschen, in kleine Stücke schneiden und in eine Schüssel geben.

- Avocado in Würfel schneiden und zusammen mit den gekochten Linsen zum Salat geben.

- Die Petersilie waschen. Die Blätter fein hacken und über den Salat streuen. Abschließend alles mit Salz, Pfeffer und etwas Zitronensaft abschmecken.

Nährwerte pro Portion

450 kcal • 21 g Fett • 36 g Kohlenhydrate • 19 g Protein

Rote-Bete-Linsen-Salat

Für 2 Personen

10 Minuten

2 EL Balsamicoessig • 1 TL Olivenöl • 125 g gegarte Rote Bete • 1 Msp. Salz • Pfeffer • ½ Gurke • 1 Dose (260 g) braune Linsen • 100 g grüne Salatblätter • 50 g Feta • 2 TL Salatkernemix (z. B. Kürbiskerne, Sonnenblumenkerne)

- Balsamico und Öl in eine große Salatschüssel geben. Rote Bete würfeln, zum Dressing geben und mit etwas Salz und Pfeffer würzen.

- Salatgurke waschen, in mundgerechte Stücke schneiden und zusammen mit den Linsen und den Salatblättern in die Schüssel geben.

- Feta mit den Händen zerkrümeln und mit dem Salatkernemix über den fertigen Salat streuen.

Nährwerte pro Portion

470 kcal • 20 g Fett • 42 g Kohlenhydrate • 26 g Protein

Quinoasalat mit Kichererbsen und Tomaten

Für 2 Personen

20 Min. + 40 Min. Backzeit

250 g Cherrytomaten • 2 TL Olivenöl • 25 g Cashewkerne • 200 g Kichererbsen aus der Dose • 150 g weiße Quinoa • ½ Knoblauchzehe • ½ TL Zitronensaft • 25 g Mandeln • frische Basilikumblätter

- Den Backofen auf 160 Grad Umluft vorheizen.

- Tomaten waschen und auf ein mit Backpapier belegtes Blech legen. Mit 1 TL Olivenöl beträufeln und ca. 30 Min. im Ofen backen.

- In der Zwischenzeit die Cashews für das Dressing in eine Schüssel geben und mit kochendem Wasser begießen.

- Die Kichererbsen ebenfalls waschen, mit dem restlichen Olivenöl auf ein zweites Blech geben und für 10–15 Min. in den Backofen geben.

- Dann die Quinoa mit doppelter Menge Wasser kochen.

- Cashews trocken tupfen. Den Knoblauch schälen, in feine Stücke schneiden und mit etwas Wasser zu den Cashews geben. Zusammen mit dem Zitronensaft pürieren.

- Die gebackenen Tomaten, Kichererbsen und die Quinoa in eine Schüssel geben, das Cashewdressing dazugeben und den Salat mit den Mandeln und dem frischen Basilikum garnieren.

Nährwerte pro Portion

510 kcal • 22 g Fett • 51 g Kohlenhydrate • 22 g Protein

Orientalischer Blumenkohlsalat

Für 2 Personen
45 Min.

1 großer Blumenkohl • 1 rote Zwiebel • frischer Koriander • 1 TL Kurkuma • EL Olivenöl • TL Tahin (Sesampaste) • TL Zitronensaft • 200 g Cherrytomaten • 1 Dose (240 g) Kichererbsen

- Backofen auf 180 Grad Umluft vorheizen.

- Blumenkohl waschen, in kleine Röschen teilen und auf ein Backblech legen. Zwiebel schälen, in Streifen schneiden und ebenfalls auf das Blech geben. Die Korianderblätter klein schneiden.

- Kurkuma, Olivenöl und Koriander zu dem Gemüse geben. Alles ca. 15 Min. im vorgeheizten Ofen backen. Das Gemüse zwischendurch wenden.

- In der Zwischenzeit die Sesampaste mit einem Schuss Wasser und dem Zitronensaft vermengen.

- Die Cherrytomaten waschen und halbieren.

- Das fertige Ofengemüse in eine Schüssel füllen, Tomaten und abgetropfte Kichererbsen hinzufügen und den Salat mit dem Tahin-Dressing mischen.

Nährwerte pro Portion
410 kcal • 17 g Fett • 33 g Kohlenhydrate • 21 g Protein

Caesar Salad

Für 2 Personen
10 Min.

1 kleines Hähnchenbrustfilet • 1 EL Olivenöl • 1 Scheibe Vollkorntoastbrot • 6 Romana-Salatherzen • 125 g Cherrytomaten • 1 Knoblauchzehe • 1 TL mittelscharfer Senf • 1 TL Zitronensaft • Salz, Pfeffer • 75 g griechischer Joghurt (10 % Fett) • 3 EL geriebener Parmesan

- Fleisch waschen, trocken tupfen und in einer Pfanne im heißen Öl anbraten. Salzen und pfeffern.

- Die Toastscheiben toasten und würfeln. Salat und Tomaten waschen, die Salatherzen in feine Streifen schneiden, die Tomaten halbieren.

- Das Fleisch in Scheiben schneiden und auf dem Salat anrichten.

- Für das Dressing Knoblauchzehe schälen, fein hacken und zusammen mit Senf, Zitronensaft, Salz und Pfeffer zum Joghurt geben.

- Das Dressing gut vermischen und über den fertigen Salat geben. Parmesan darüberstreuen und mit den Toastwürfeln servieren.

Nährwerte pro Portion
320 kcal • 17 g Fett • 12,5 g Kohlenhydrate • 27 g Protein

» Caesar Salad

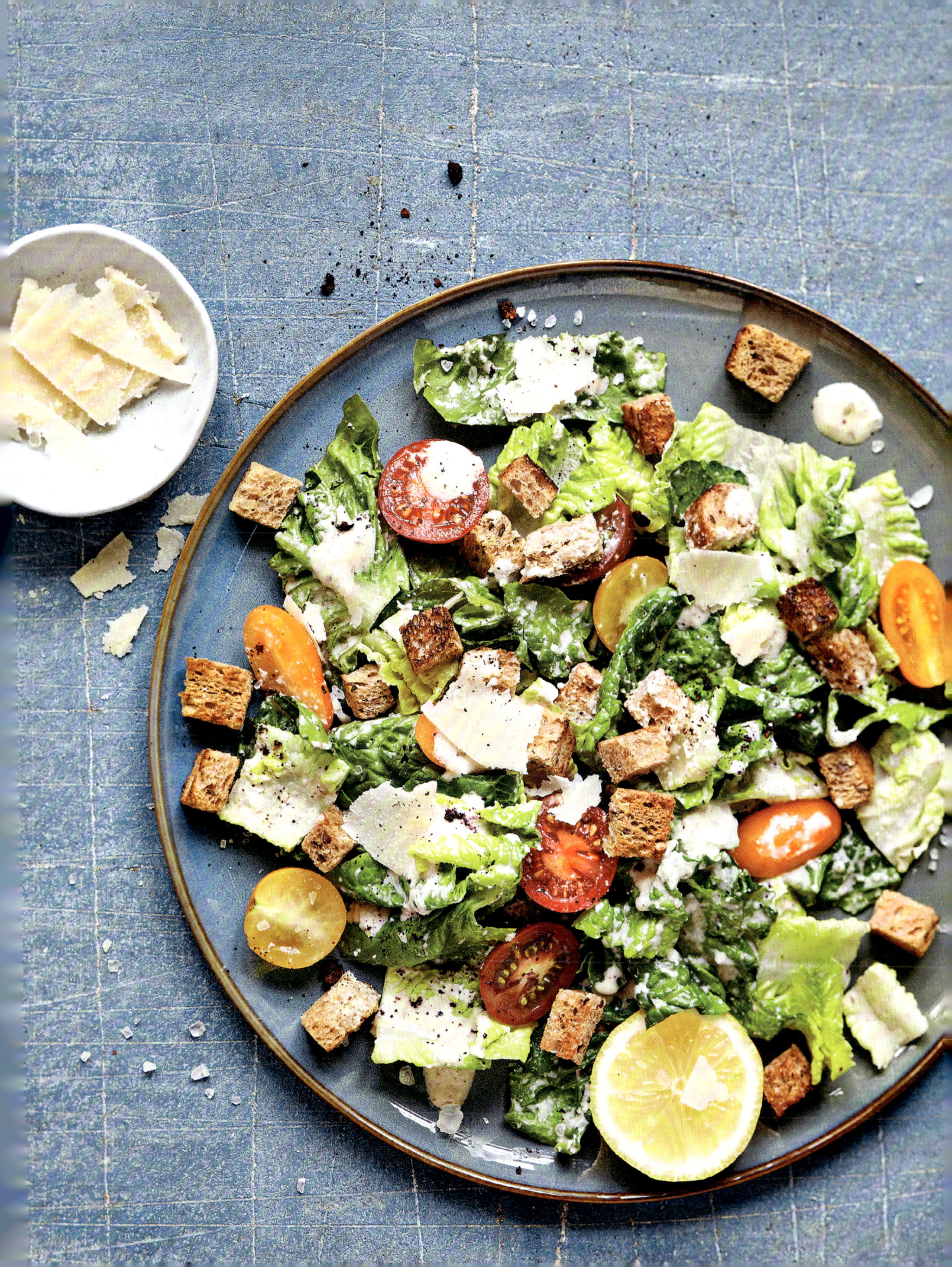

Green Nourishbowl mit Spiegelei

Für 2 Personen
45 Min.

1 Zwiebel • 1 Knoblauchzehe • 2 EL Olivenöl • 250 g Champignons • 200 g grüne TK-Bohnen • 200 g TK-Brokkoli • 1 Dose (240 g) Kichererbsen • 2 Eier • 1 Msp. Salz, Pfeffer

- Zwiebel und Knoblauch schälen, in Würfel schneiden und mit 1 EL Olivenöl in einer Pfanne anbraten.

- Die Pilze waschen und in mundgerechte Stücke schneiden. Zusammen mit den Bohnen und dem Brokkoli in die Pfanne geben und einige Minuten garen. Zum Schluss die Kichererbsen hinzufügen.

- Das Gemüse in zwei Bowls füllen.

- Die Eier mit 1 EL Öl zu Spiegeleiern braten und über die fertigen Bowls geben.

- Das Gericht bei Bedarf mit etwas Salz und Pfeffer abschmecken.

Nährwerte pro Portion
360 kcal • 11 g Fett • 37 g Kohlenhydrate • 22 g Protein

Mexikanischer Quinoasalat mit Limettendressing

Für 2 Personen
35 Min.

70 g bunte Quinoa • 3 EL frischer Rotkohl • 1 große rote Tomate • frischer Koriander • ½ Dose (140 g) Mais • 200 g schwarze Bohnen aus der Dose • ½ Limette • ½ TL Paprikapulver • 1 Msp. Chiliflocken • 2 TL Olivenöl • 1 Msp. Salz, Pfeffer

- Quinoa nach Packungsanweisung kochen.

- Rotkohl und Tomate waschen. Kohl in feine Streifen, Tomate in mundgerechte Stücke schneiden. Korianderblätter grob hacken.

- Quinoa mit Mais, Bohnen und Tomatenstücken in einer Salatschüssel vermischen.

- Den Salat mit einem Dressing aus dem Saft der Limette, Paprikapulver, Chiliflocken, Olivenöl, Salz und Pfeffer mischen und mit Rotkohlstreifen und frischem Koriander toppen.

Nährwerte pro Portion
255 kcal • 6 Fett • 36 g Kohlenhydrate • 13 g Protein

Griechischer Salat

Für 2 Personen
15 Min.

1 gelbe Paprika • 150 g Cherrytomaten • ½ Gurke • ½ rote Zwiebel • frische Minze und Petersilie • 100 g Feta • 3 EL Kalamata-Oliven • 200 g weiße Bohnen aus der Dose • 1 TL Olivenöl • ½ Zitrone • 1 Msp. Salz und Pfeffer (optional)

- Das Gemüse waschen. Paprika putzen und mit Tomaten und Gurke in mundgerechte Stücke schneiden. Zwiebel abziehen und in Ringe schneiden. Minze und Petersilie fein hacken. Feta würfeln.

- Alle Zutaten in eine große Salatschüssel geben und gut vermengen.

Nährwerte pro Portion

310 kcal • 14 g Fett • 21 g Kohlenhydrate • 18 g Protein

Halloumisalat mit Beerenmix

Für 2 Personen
25 Min.

125 g Halloumikäse • 2 EL Olivenöl • 2 EL Balsamicoessig • 1 Msp. Salz • Pfeffer • 200 g gemischter Blattsalat • ½ Avocado • 50 g Himbeeren • 50 g Heidelbeeren • 2 EL Salatkernemix

- Halloumi in grobe Würfel schneiden und in einer Pfanne in 1 EL Olivenöl 4–5 Min. auf mittlerer Stufe anbraten.

- Für die Salatsoße Essig, 1 EL Olivenöl, Salz und Pfeffer verrühren.

- Blattsalat waschen, Blätter in Stücke zupfen. Avocado entkernen, Fruchtfleisch entnehmen und in mundgerechte Stücke schneiden.

- Blattsalat und Avocado, Himbeeren und Heidelbeeren in eine Salatschüssel geben, mit Halloumi und Salatkernen bestreuen und mit Salatsoße abschmecken.

Nährwerte pro Portion

550 kcal • 46 g Fett • 10 g Kohlenhydrate • 20 g Protein

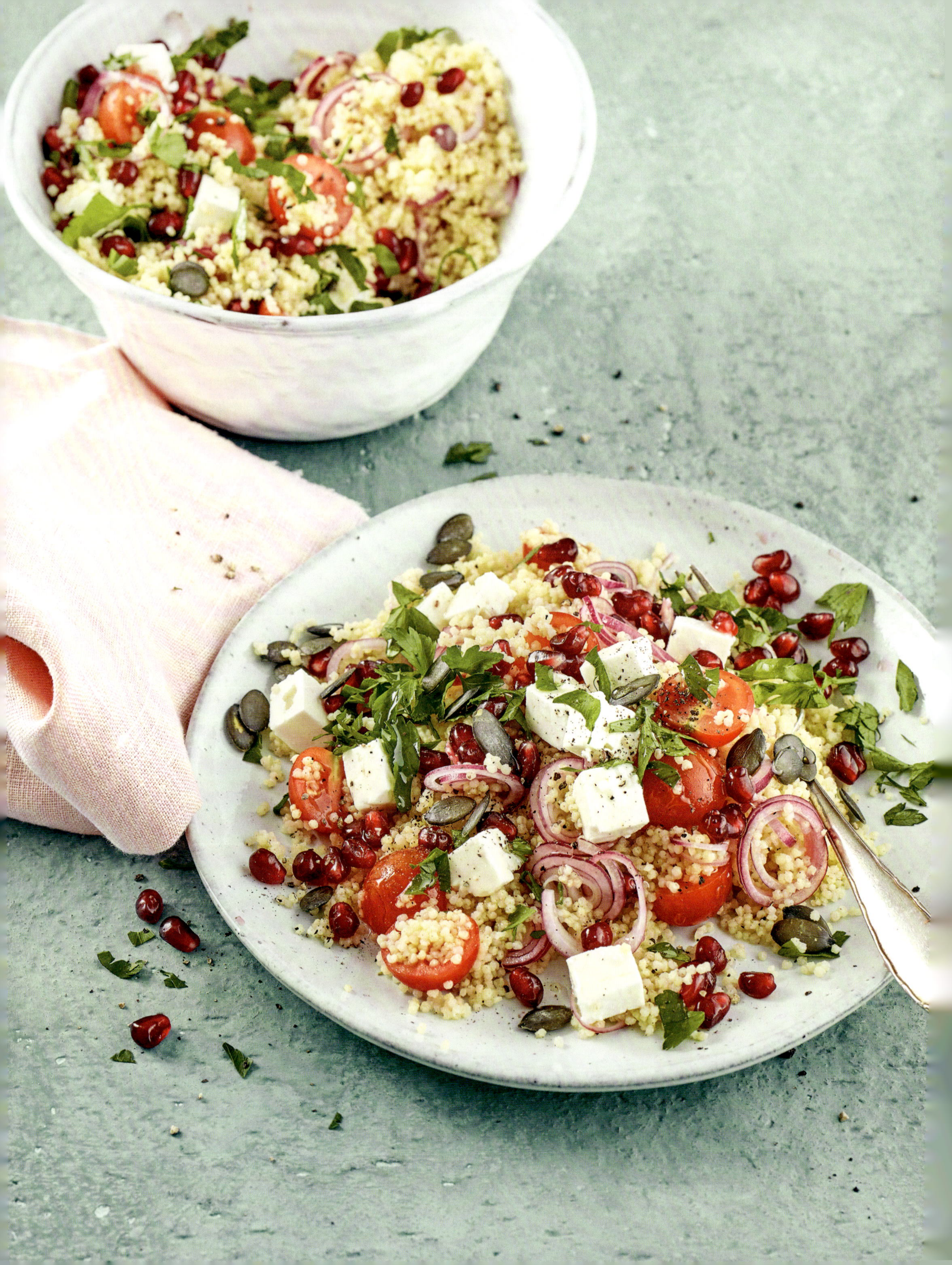

Hirsesalat mit Granatapfelkernen und Feta

Für 2 Personen
15 Min.

100 g Hirse • 100 g Cherrytomaten • ½ rote Zwiebel • frische Petersilie • 100 g Feta • ½ Limette • 2 EL Granatapfelkerne • 2 EL grüne Kürbiskerne • 1 TL Olivenöl • 1 Msp. Salz • Pfeffer

- Hirse nach Packungsanweisung zubereiten.

- Tomaten waschen und halbieren. Zwiebel in feine Ringe schneiden. Petersilie grob hacken. Feta würfeln.

- Hirse, Tomaten und Zwiebelringe in eine Schüssel geben und Saft der halben Limette, Granatapfelkerne, Kürbiskerne und Öl hinzufügen. Alles gut miteinander vermischen.

- Die Fetawürfel über den Salat geben und nach Bedarf mit Salz und Pfeffer würzen.

Nährwerte pro Portion
410 kcal • 19 g Fett • 40 g Kohlenhydrate • 19 g Protein

Marokkanischer Möhrensalat

Für 2 Personen
15 Min.

2 große Möhren • 1 rote Zwiebel • 1 TL rote Johannisbeeren • frische Petersilie • ½ Zitrone • 1 TL Olivenöl • 1 TL Kurkuma • 1 TL Koriander • 1 Msp. Salz • Pfeffer

- Möhren schälen und fein raspeln. Zwiebel schälen und in feine Streifen schneiden. Johannisbeeren und Petersilie waschen. Petersilie fein hacken.

- Alles in eine Schüssel geben und den Salat mit einem Dressing aus dem Saft der halben Zitrone, Olivenöl, Kurkuma, Koriander, Salz und Pfeffer mischen.

Nährwerte pro Portion
120 kcal • 3 g Fett • 23 g Kohlenhydrate • 2 g Protein

« Hirsesalat mit Granatapfelkernen und Feta

Apfel-Pekannuss-Salat mit Blauschimmelkäse

Für 2 Personen

10 Min.

1 Kopf Romanasalat • ½ roter Apfel • 100 g Blauschimmelkäse • 50 g Pekannüsse • 4 EL Cranberrys • 3 EL Apfelessig • 1 EL Olivenöl • 1 TL Honig • 1 Msp. Salz • Pfeffer

- Salatblätter waschen und in grobe Streifen schneiden. Apfel vierteln, entkernen und würfeln. Blauschimmelkäse in mundgerechte Stücke teilen. Pekannüsse in kleine Stücke brechen.

- Salat, Apfelwürfel, Käse, Pekannüsse und Cranberrys in eine große Schüssel geben und den Salat mit einem Dressing aus Apfelessig, Olivenöl, Honig, Salz und Pfeffer mischen.

Nährwerte pro Portion

480 kcal • 41 g Fett • 11 g Kohlenhydrate • 13 g Protein

Romanescosalat mit Avocadocreme

Für 2 Personen

15 Min.

100 g Romanesco • 2 Möhren • 1 Zucchini • 50 g Feldsalat • 4 Radieschen • 1 kleine Avocado • 2 Msp. Salz • Pfeffer • 50 g frische Beeren (Himbeeren, Heidelbeeren) • 2 EL Walnüsse

- Gemüse und Feldsalat waschen.

- Romanesco in kleine Röschen teilen und in kochendem Wasser in wenigen Minuten garen.

- Feldsalat zupfen und in zwei Salatschüsseln geben.

- Möhre und Zucchini mit Hilfe eines Spiralschneiders in dünne Streifen schneiden. Radieschen in mundgerechte Stücke teilen.

- Avocado entkernen, Fruchtfleisch herausheben und mit einer Gabel zu einer Creme zerdrücken. Mit Salz und Pfeffer würzen.

- Das geschnittene Gemüse und die Romanesco-Röschen über den Salat geben. Die Avocadocreme darauf verteilen und den Salat mit frischen Beeren und Walnüssen bestreut servieren.

Nährwerte pro Portion

350 kcal • 27 g Fett • 13 Kohlenhydrate • 9 g Protein

» Romanescosalat mit Avocadocreme

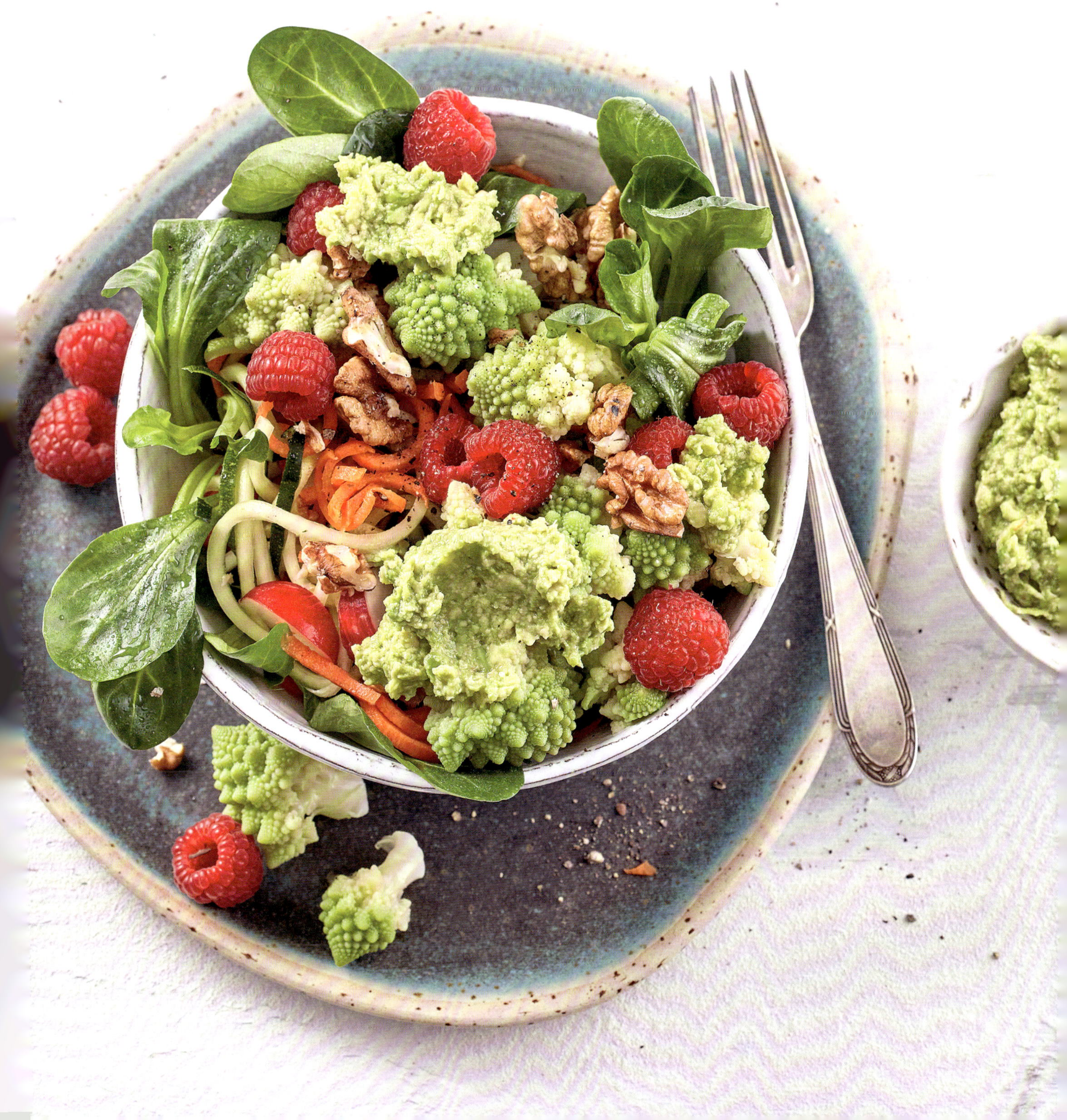

Salat mit Rosenkohl und Cashewkernen

Für 2 Personen
15 Min. + 20 Min. Backzeit

100 g Brokkoli • 2 Möhren • 4 Radieschen • 100 g Rosenkohl • 150 g Feldsalat • 100 g Quinoa • 2 EL Balsamicoessig • 1 Zitrone • 1 Msp. Salz • Pfeffer • 1 EL Tahin (Sesampaste) • 2 EL Cashewkerne

- Den Backofen auf 180 Grad Umluft vorheizen.
- Das Gemüse putzen, den Feldsalat putzen und waschen.
- Den Brokkoli zerteilen, die Brokkoliröschen auf ein mit Backpapier ausgelegtes Backblech geben und im Ofen ca. 15–20 Min. rösten.
- In der Zwischenzeit die Quinoa mit der doppelten Menge Wasser kochen.
- Rosenkohl 5–7 Min. in Salzwasser garen.
- Die Möhren schälen und in mundgerechte Stücke schneiden. Radieschen in dünne Scheiben schneiden.
- 2 Salatteller mit Feldsalat füllen, darauf gerösteten Brokkoli, Rosenkohl, Möhrenstücke und Quinoa anrichten. Ein Dressing aus Balsamico, dem Saft der Zitrone, Salz und Pfeffer über den Salat geben.
- Den fertigen Salat mit Sesammus und Cashews garnieren.

Nährwerte pro Portion
405 kcal • 12 g Fett • 47 g Kohlenhydrate • 16 g Protein

Thunfischsalat mit Tomaten und Frischkäse

Für 2 Personen
15 Min.

1 Dose (150 g) Thunfisch im eigenen Saft • 1 rote Zwiebel • 2 Tomaten • 3 Stängel Petersilie • 150 g körniger Frischkäse • 1 EL schwarze Oliven (entsteint) • 2 EL Olivenöl • 1 EL Zitronensaft • 1 Msp. Salz • Pfeffer

- Thunfisch abtropfen lassen. Zwiebel abziehen, Tomaten waschen. Zwiebel in kleine Ringe, Tomaten in Würfel schneiden. Petersilie grob hacken.
- Thunfisch mit Zwiebel und Tomaten, Frischkäse, Oliven, Petersilie, Olivenöl und Zitronensaft mischen.
- Mit Salz und Pfeffer abschmecken und den Salat in einer Schüssel servieren.

Nährwerte pro Portion
290 kcal • 17 g Fett • 3,5 g Kohlenhydrate • 30 g Protein

Basisdressing

Für 2 Portionen
5 Min.

2 EL Apfelessig • 2 EL Öl (Olive, Raps, Walnuss) • Salz und Pfeffer • Kräuter, Knoblauch, Zwiebel nach Wahl.

- Alle Zutaten zu einem Dressing mischen.

Nährwerte pro Portion
105 kcal • 10 g Fett • 1,5 g Kohlenhydrate • 0 g Protein

French Dressing

Für 2 Portionen
5 Min.

Basisdressing • 1–2 EL mittelscharfer Senf

- Den Senf mit dem Basisdressing mischen.

Nährwerte pro Portion
135 kcal • 12 g Fett • 3 g Kohlenhydrate • 0 g Protein

Italienisches Dressing

Für 2 Portionen
5 Min.

2 EL Balsamicoessig • 2 EL Olivenöl • Salz und Pfeffer • Basilikum, Thymian, Oregano und/oder Knoblauch

- Essig, Öl, Gewürze und Kräuter zu einem Dressing mischen.

Nährwerte pro Portion
150 kcal • 14 g Fett • 3 g Kohlenhydrate • 0 g Protein

Joghurtdressing

Für 2 Portionen
5 Min.

3 EL Joghurt (3,5 % Fett) • 2 EL Zitronensaft • Salz und Pfeffer • 1 EL Oliven- oder Rapsöl • 1 EL Petersilie, Schnittlauch, Dill, Zwiebel, Knoblauch nach Wahl

- Alle Zutaten zu einem Dressing mischen.

Nährwerte pro Portion
90 kcal • 8 g Fett • 2 g Kohlenhydrate • 2 g Protein

FÜRS BÜRO & UNTERWEGS

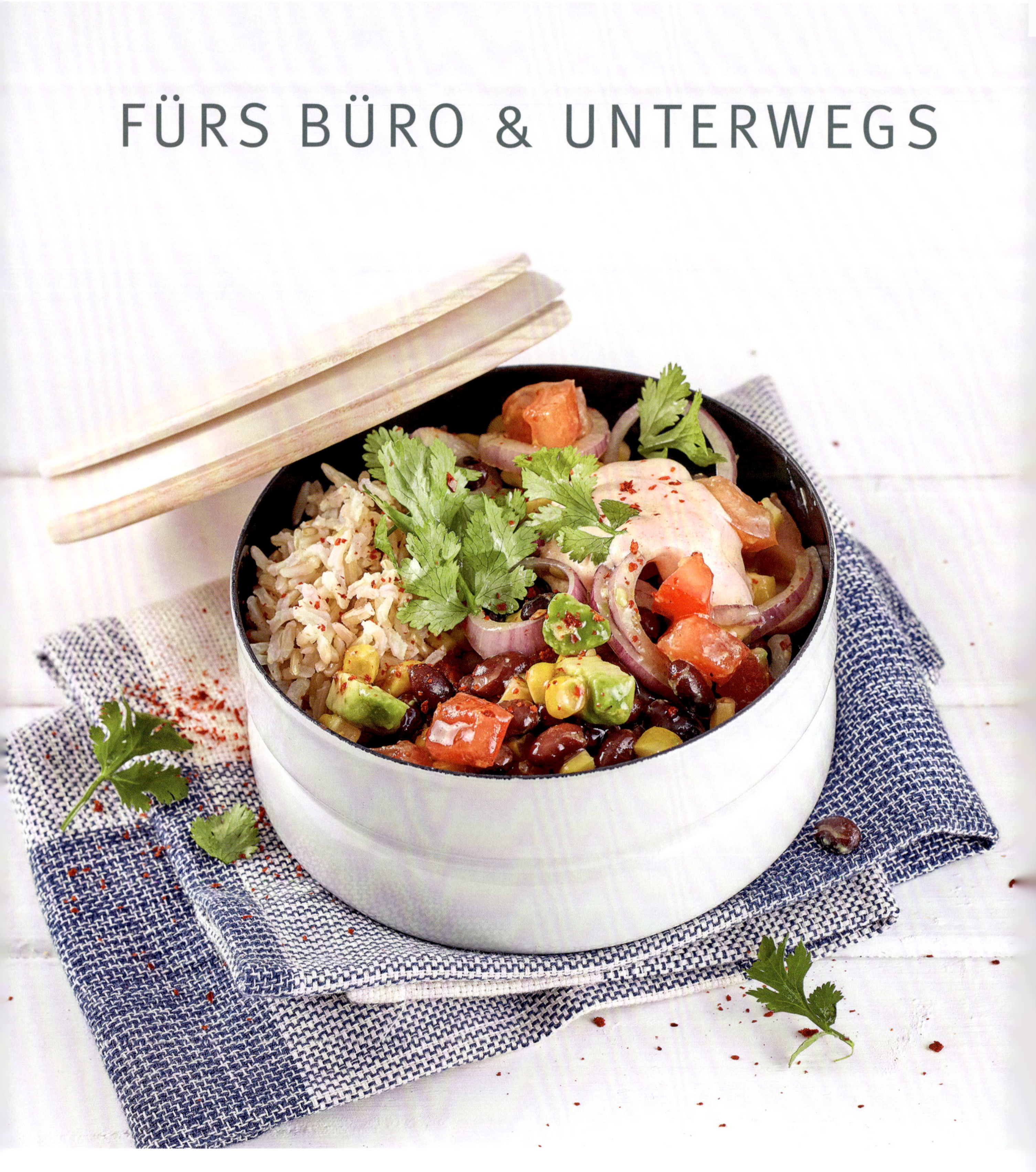

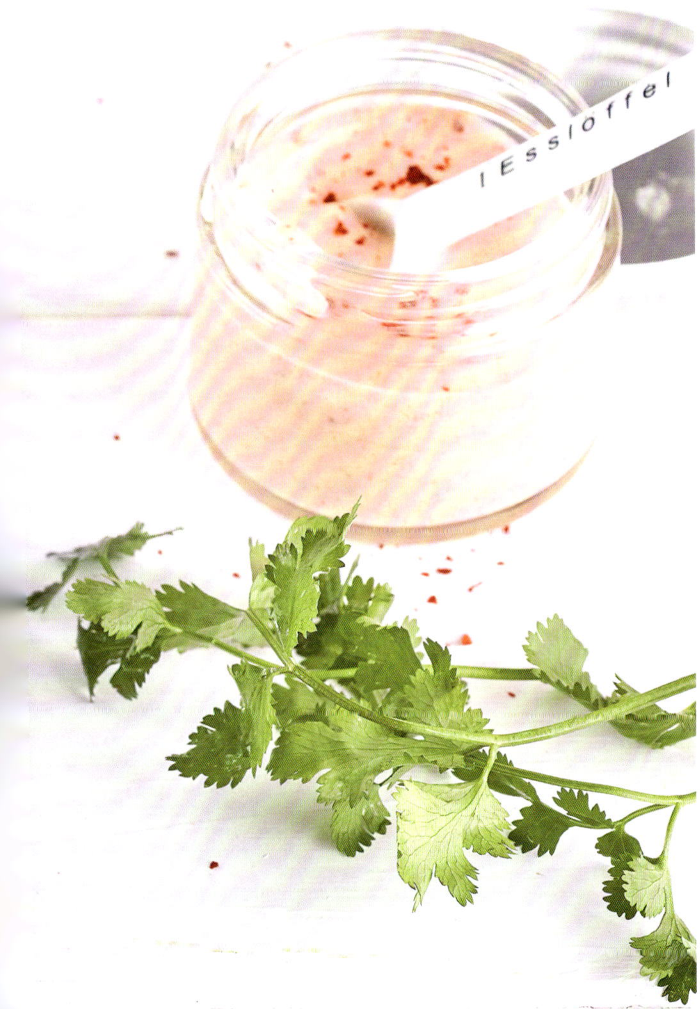

Tex-Mex-Bowl mit Limettendressing

Für 2 Personen
20 Min.

70 g Vollkorn-Basmatireis • 1 große Tomate • ½ Avocado • 1 rote Zwiebel • ½ Dose (140 g) Mais • ½ Dose (130 g) schwarze Bohnen • ½ TL Olivenöl • ½ TL Paprikapulver • 1 Msp. Chiliflocken • 1 TL Limettensaft • 125 g Magerquark • frischer Koriander

- Reis mit doppelter Menge Wasser kochen.
- Tomate waschen und in Würfel schneiden. Avocado vom Kern befreien und das Fruchtfleisch ebenfalls würfeln. Die Zwiebel schälen und in grobe Ringe schneiden.
- Alles zusammen mit dem Mais und den Bohnen in eine große Schüssel geben.
- Für das Dressing Öl, Paprikapulver, Chiliflocken, Limettensaft und Quark mit einem Schuss Wasser vermengen.
- Den gekochten Reis zu dem Salat geben, mit dem Limettendressing abschmecken und in luftdichte Behälter geben.
- Vor dem Servieren die Tex-Mex-Bowls mit frischem Koriander bestreuen.

Nahrwerte pro Portion
415 kcal • 15 g Fett • 48 g Kohlenhydrate • 17 g Protein

Gemüsetaler mit Quark-Dip

Für 2 Personen
10 Min.

150 g Blumenkohl • 30 g Emmentaler Käse • 50 g Harzer Käse • 2 Eier • 150 g TK-Erbsen • 2 EL Dinkelvollkornmehl • 3 EL Wasser • 1 EL Olivenöl • 1 kleine Knoblauchzehe • etwas Schnittlauch • 250 g Magerquark • 1 EL Zitronensaft • 1 Msp. Salz • Pfeffer

- Den Blumenkohl waschen und in kleine Stücke teilen. Anschließend in einen Hochleistungsmixer geben und zerkleinern.

- Emmentaler und Harzer Käse fein raspeln.

- Blumenkohl, Eier, Erbsen, Käse und Mehl mit etwas Wasser zu einer homogenen Masse verkneten, mit Salz und Pfeffer würzen und zu kleinen Talern formen.

- Die Taler mit dem Olivenöl in einer Pfanne einige Min. bei mittlerer Hitze auf beiden Seiten goldbraun anbraten.

- Für den Dip den Knoblauch abziehen. Knoblauch und Schnittlauch klein schneiden, zusammen mit dem Magerquark in einer Schüssel vermengen und mit Zitronensaft, Salz und Pfeffer abschmecken.

- Die Taler mit dem Dip servieren.

Nährwerte pro Portion
445 kcal • 19 g Fett • 23 g Kohlenhydrate • 41 g Protein

Couscous mit Gemüse

Für 2 Personen
30 Min.

250 g Zucchini • 1 rote Paprikaschote • 1 Knoblauchzehe • 100 g Cherrytomaten • 2 EL Olivenöl • 75 g Mais aus der Dose • 1 EL Currypulver • Pfeffer • 100 g Couscous • 200 ml Gemüsebrühe • 2 EL Schnittlauchröllchen

- Zucchini waschen und würfeln. Paprikaschote waschen, putzen und ebenfalls grob würfeln. Knoblauch schälen und fein hacken. Tomaten halbieren.

- Öl in einer Pfanne erhitzen und das Gemüse ca. 5 Min. anbraten. Abschließend den Mais dazugeben und das Gemüse mit Currypulver und Pfeffer abschmecken.

- Couscous in die Pfanne geben und mit der Gemüsebrühe ablöschen. Alles kurz aufkochen lassen und auf der ausgeschalteten Herdplatte zugedeckt 5 Min. quellen lassen.

- Das Gemüse-Couscous anrichten und mit Schnittlauchröllchen bestreuen.

Nährwerte pro Portion
355 kcal • 11 g Fett • 48 g Kohlenhydrate • 13 g Protein

» Couscous mit Gemüse

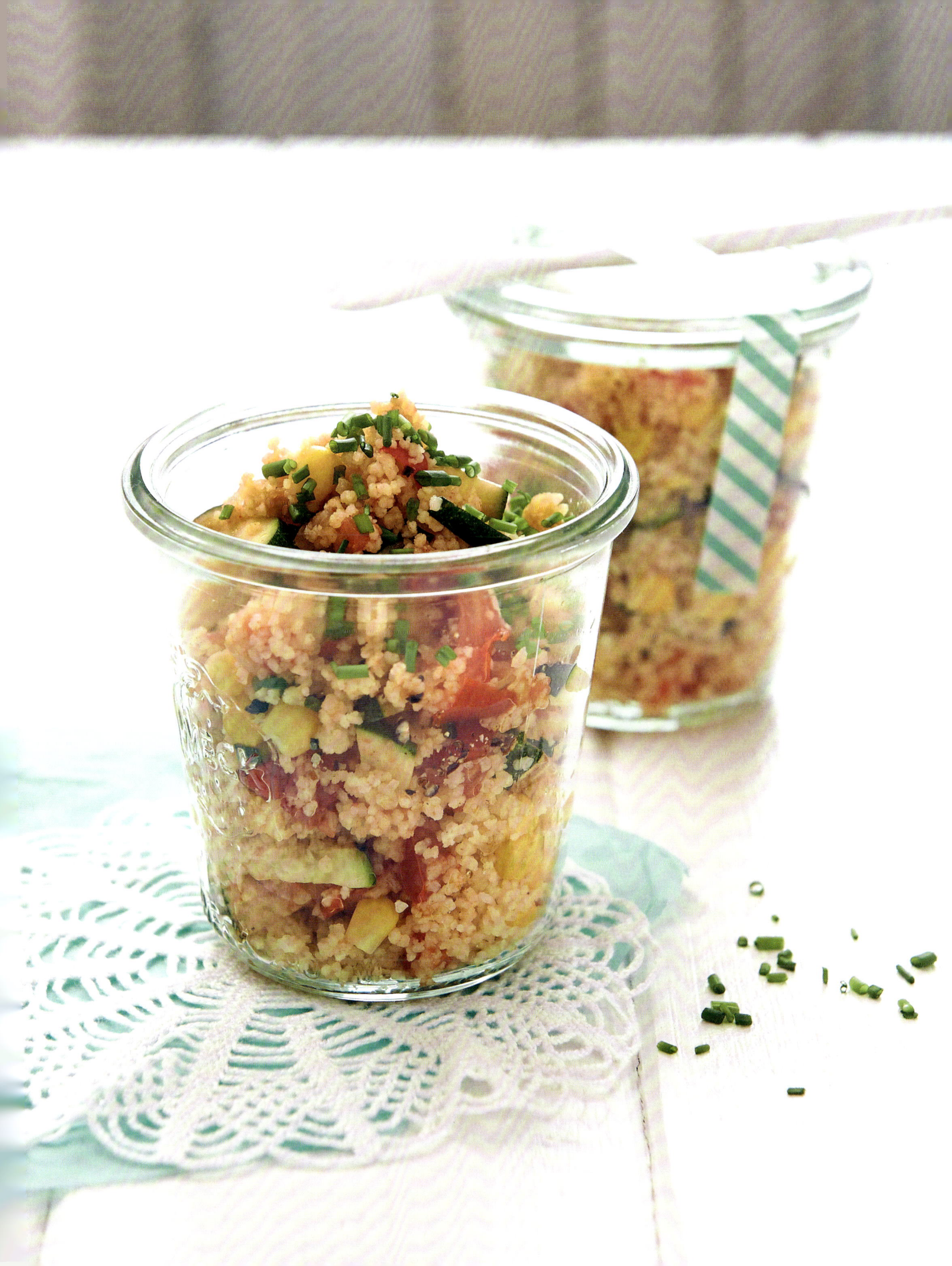

Gesundes Pausenbrot

Für 2 Personen

15 Min.

100 g rote Linsen • 3 Blätter Basilikum • 3 getrocknete Tomaten • 1 weiße Zwiebel • 1 TL Paprikapulver (edelsüß) • 1 Msp. Salz • Pfeffer • 1 TL Apfelessig • 1 TL Olivenöl • 4 Vollkorn-Toastbrötchen • 5 Cocktailtomaten

- Rote Linsen waschen und nach Packungsanleitung kochen.

- Die Basilikumblätter waschen und zusammen mit den getrockneten Tomaten und der abgezogenen Zwiebel in feine Stücke schneiden.

- Basilikum, Tomaten und Zwiebeln mit den gekochten Linsen in eine Schüssel geben und alles miteinander vermengen. Paprikapulver, Salz, Pfeffer, Apfelessig und Olivenöl dazugeben und alles mit einem Stabmixer zu einer homogenen Masse pürieren.

- Die Brötchen toasten und mit dem Linsenaufstrich bestreichen.

- Cocktailtomaten in Scheiben schneiden und die Brötchen damit belegen.

Nährwerte pro Portion

500 kcal • 8 g Fett • 73 g Kohlenhydrate • 23 g Protein

Schichtsalat im Glas

Für 2 Personen

20 Min.

100 g Feldsalat • 1 Handvoll Cherrytomaten • 1 rote Zwiebel • 1 Dose (240 g) Kichererbsen • 50 g Parmesan • 20 g Pinienkerne • 1 Msp. Salz • Pfeffer • 3 EL Apfelessig

- Feldsalat und Tomaten waschen und putzen bzw. in kleine Stücke schnippeln. Zwiebel schälen und in dünne Ringe schneiden.

- Die abgetropften Kichererbsen in 2 Einmachgläser geben, Feldsalat, Tomaten und Zwiebeln darübergeben und mit geriebenem Parmesan und den Pinienkernen garnieren.

- Den Schichtsalat mit Salz, Pfeffer und Apfelessig abschmecken.

Nährwerte pro Portion

330 kcal • 16 g Fett • 23 g Kohlenhydrate • 20 g Protein

Falafel mit gerösteten Möhren und Brokkoli

Für 2 Personen
60 Min.

je 2 Zweige frische Petersilie und Minze • 1 Dose (240 g) Kichererbsen • 1 TL Sesam • 2 TL Kurkuma • ¼ Pck. Weinstein-Backpulver • 3 Möhren • 300 g Brokkoli • 1 EL Olivenöl • 5 Radieschen • 100 g Babyspinat • 2 EL Hummus (selbst gemacht, Seite 121, oder aus dem Bioladen) • 1 EL Zitronensaft

- Petersilie und Minze grob hacken.

- Kichererbsen, Petersilie, Minze, Sesam, Kurkuma und Backpulver in einer Schüssel mit einem Schuss Wasser zu einer homogenen Masse mixen. Daraus 8 Falafelbällchen formen. 30 Min. ruhen lassen.

- Möhren schälen, in dünne Streifen schneiden, Brokkoli in Röschen zerteilen. Möhren und Brokkoli auf ein mit Backpapier belegtes Blech geben, mit Öl beträufeln und im vorgeheizten Backofen bei 190 Grad Umluft ca. 30 Min. backen.

- Nach ein paar Minuten Backzeit die Falafelbällchen auf ein weiteres Blech geben und ebenfalls in den Ofen schieben. Zwischendurch alles immer wieder wenden.

- In der Zwischenzeit die Radieschen waschen, putzen und in kleine Scheiben schneiden.

- Babyspinat, Möhren, Brokkoli, Radieschen und Falafel in 2 Bowls geben.

- Für das Dressing Hummus, etwas Wasser und Zitronensaft vermischen. Mit den Gemüse- und Falafel-Bowls servieren.

Nährwerte pro Portion
350 kcal • 14 g Fett • 31 g Kohlenhydrate • 17 g Protein

Gebackene Pilze mit Bohnenpüree

Für 2 Personen
20 Min. + 40 Min. Backzeit

1 Knoblauchzehe • 1 TL frischer oder getrockneter Thymian • ½ Zitrone • 250 g Pilze (z. B. Champignons) • 1 EL Olivenöl • 80 g Quinoa • 160 ml Wasser • 150 g grüne TK-Bohnen • 1 Dose (200 g) weiße Bohnen • 150 g Mais aus der Dose • 1 Msp. Salz • Pfeffer

- Den Backofen auf 180 Grad Umluft vorheizen.

- Knoblauch schälen, fein hacken und mit dem Thymian und dem Saft der Zitrone in einer kleinen Schüssel vermengen.

- Pilze waschen, putzen und auf einem mit Backpapier ausgelegten Backblech verteilen. Mit etwas Olivenöl beträufeln und ca. 40 Min. im Ofen backen.

- In der Zwischenzeit Quinoa waschen und mit doppelter Menge Wasser kochen. Grüne Bohnen in einer Pfanne mit wenig Olivenöl braten.

- Weiße Bohnen zu einer Creme mixen, mit Salz und Pfeffer abschmecken.

- Quinoa mit Mais, grünen Bohnen, Pilzen und dem Knoblauchdressing vermengen, mit der Bohnencreme anrichten und in einen verschließbaren Behalter füllen.

Tipp Zu dem Gericht passen Fetakäse oder ein Klecks Joghurt sehr gut.

Nährwerte pro Portion
290 kcal • 5 g Fett • 45 g Kohlenhydrate • 17 g Protein

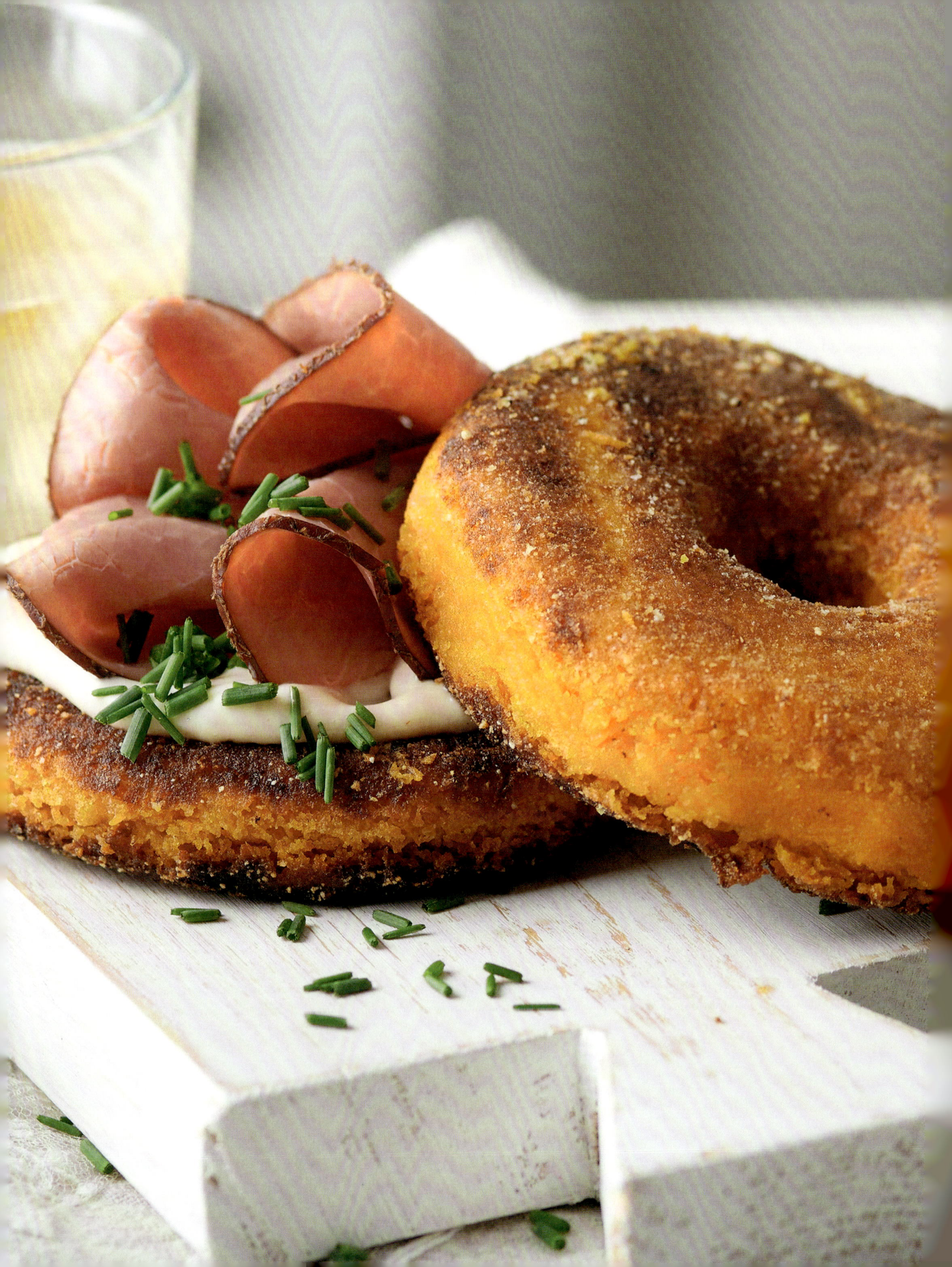

Süßkartoffelbagel mit Frischkäse und Schinken

Für 2 Bagels
20 Min. + 1 Std. Gehzeit + 30 Min. Backzeit

50 g Dinkelmehl • 40 g Dinkelvollkornmehl • ½ TL Salz • ½ TL Trockenhefe • 100 g Süßkartoffeln • 1 EL Rapsöl • 4 EL warmes Wasser • 40 g Frischkäse • 80 g Schinken • 10 g Schnittlauch

- Das Mehl mit dem Salz und der Trockenhefe vermengen.
- Süßkartoffel waschen, schälen und sehr fein raspeln.
- Die Kartoffelraspel mit Öl und lauwarmem Wasser zur Mehlmischung geben und zu einem homogenen Teig verkneten. Den Teig 1 Stunde gehen lassen.
- Dann die Masse teilen, zu 2 Bagels formen und auf ein Backblech legen.
- Die Süßkartoffelbagels ca. 30 Min. im vorgeheizten Backofen bei 200 Grad Umluft backen, bis sie goldbraun und knusprig sind.
- Die Bagels nach dem Abkühlen aufschneiden, mit Frischkäse bestreichen, mit je 2 Scheiben Schinken belegen und mit Schnittlauchröllchen bestreut genießen.

Nährwerte pro Portion
334 kcal • 11 g Fett • 41 g Kohlenhydrate • 13 g Protein

Scharfe Blumenkohl-Kichererbsen-Tortilla

Für 2 Personen
35 Min.

½ Blumenkohl • 1 Möhre • 50 g Babyspinat • ½ Zwiebel • 1 Knoblauchzehe • 1 TL Olivenöl • 200 g gehackte Tomaten aus der Dose • 1 TL Tomatenmark • 1 Dose (240 g) Kichererbsen • frische Petersilie • 1 Msp. Chiliflocken • 1 Msp. Salz • Pfeffer • 2 Vollkorntortillas

- Das Gemüse waschen. Zwiebel und Knoblauch schälen und in feine Stücke hacken. Blumenkohl in Röschen teilen. Möhre schälen und in feine Streifen schneiden.
- Zwiebel, Knoblauch, Blumenkohl und Möhrenstreifen in einer Pfanne mit Olivenöl 3–4 Min. anbraten. Tomatenstücke, Tomatenmark und abgetropfte Kichererbsen dazugeben und alles 10–12 Min. bei geschlossenem Deckel und reduzierter Hitze köcheln, bis der Blumenkohl gar ist.
- Petersilie grob hacken, zum Gemüse geben und alles gut vermengen. Mit Chili, Salz und Pfeffer würzen.
- Tortillas erwärmen und mit der scharfen Blumenkohlpfanne und dem Babyspinat füllen.

Nährwerte pro Portion
340 kcal • 8 g Fett • 55 g Kohlenhydrate • 14 g Protein

« Süßkartoffelbagel mit Frischkäse und Schinken

Orientalischer Reis mit Linsen, Kürbis und Spinat

Für 2 Personen

35 Min.

100 g frischer Spinat • ½ Zwiebel • ½ Knoblauchzehe • 1 TL Olivenöl • 300 g Butternut-Kürbis • 1 TL frischer Koriander • 1 TL Kurkuma • 100 g Basmatireis • 200 ml Gemüsebrühe • 1 Dose (240 g) braune Linsen

- Den Spinat waschen.

- Zwiebel und Knoblauch fein hacken und mit Olivenöl in einer Pfanne glasig anbraten.

- Kürbis schälen, in mundgerechte Stücke schneiden und zusammen mit Koriander, Kurkuma und Reis ebenfalls in die Pfanne geben. Mit Gemüsebrühe ablöschen. Alles zum Kochen bringen, dann die Hitze abdrehen und den Reis 15 Min. köcheln lassen, bis er die gesamte Flüssigkeit aufgenommen hat.

- Zum Schluss die abgetropften Linsen und den Spinat hinzufügen, gut umrühren und den Gemüsereis weitere 5 Min. bei geschlossenem Deckel und niedriger Hitze köcheln lassen.

Nährwerte pro Portion

377 kcal • 5 g Fett • 62 g Kohlenhydrate • 12 g Protein

Wrap mit Schinken

Für 2 Personen

20 Min.

2 Eiweiß • 250 ml Buttermilch • 2 EL Flohsamenschalen • 2 EL Kokosmehl • ½ TL Weinstein-Backpulver • 1 Msp. Salz • 4 Salatblätter • 1 rote Zwiebel • 100 g körniger Frischkäse • 150 g magerer Schinken • Pfeffer

- Für den Teig 2 Eiweiß zu Schnee schlagen, mit Buttermilch, Flohsamenschalen, Kokosmehl, Backpulver und einer Prise Salz vermischen.

- Die Hälfte des Teigs in eine Pfanne geben und von beiden Seiten hellbraun backen. Den Vorgang für einen zweiten Fladen wiederholen.

- Für die Füllung Salatblätter waschen, die rote Zwiebel in Ringe schneiden.

- Die gebackenen Fladen mit körnigem Frischkäse bestreichen, mit Salatblättern, Zwiebelringen und Schinken belegen, mit etwas Salz und Pfeffer würzen und zu fertigen Wraps formen.

Nährwerte pro Portion

278 kcal • 6 g Fett • 14 g Kohlenhydrate • 39 g Protein

» Wrap mit Schinken

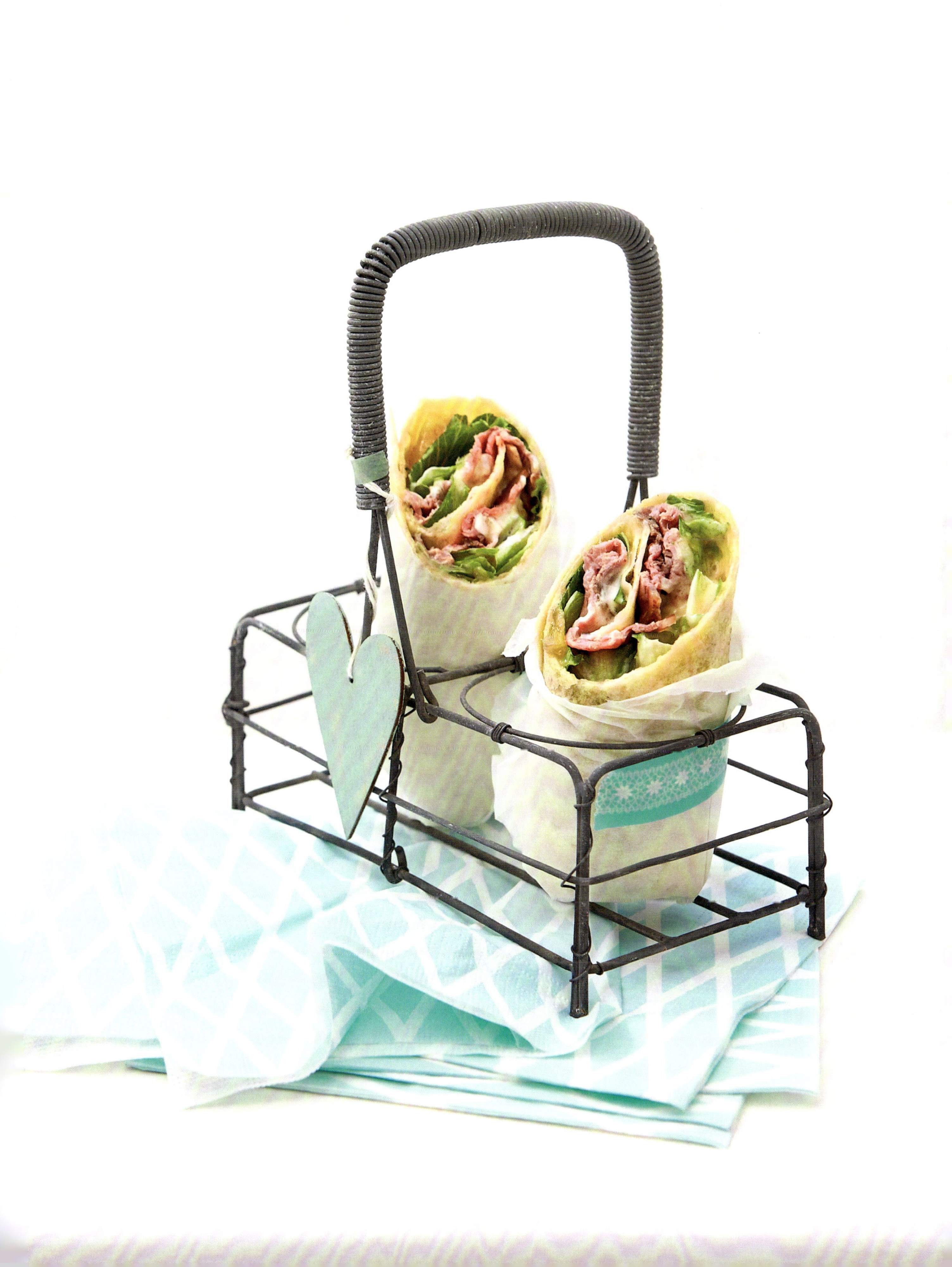

Nudelsalat mit geröstetem Gemüse

Für 2 Personen
30 Min.

½ Zucchini • ½ gelbe Paprika • ½ Bund grüner Spargel • ½ rote Paprika • ½ weiße Zwiebel • 10 Cherrytomaten • 100 g Kichererbsennudeln • ½ Avocado • 4–5 EL Joghurt (3,5 % Fett) • 1 TL Zitronensaft • 1 hartgekochtes Ei • 1 EL schwarze Oliven • 1 EL Pinienkerne

- Den Backofen auf 180 Grad Umluft vorheizen.
- Zucchini, Paprika und Spargel waschen, putzen und in mundgerechte Stücke schneiden. Zwiebel in Streifen schneiden. Zucchini, Paprika und Zwiebel auf ein mit Backpapier ausgelegtes Backblech geben und 15–20 Min. im Ofen backen.
- Ganze Tomaten und Spargelstücke dazugeben und weitere 5 Min. backen.
- In der Zwischenzeit die Nudeln kochen.
- Avocado, Joghurt und Zitronensaft im Mixer zu einer Creme mixen. Das hartgekochte Ei pellen und halbieren.
- Die fertigen Nudeln mit dem Ofengemüse und der Avocado-Joghurt-Creme servieren und mit Oliven, Ei und Pinienkernen belegen.

Nährwerte pro Portion
455 kcal • 24 g Fett • 38 g Kohlenhydrate • 20 g Protein

Bunte Bento Box

Für 2 Personen
45 Min.

Für die herzhafte Box
60 g bunte Quinoa • 200 g Babyspinat • 2 Eier • 75 g Feta • Salz • Pfeffer • 100 g Hähnchenbrustfilet • etwas Paprikapulver • 1 EL Olivenöl • ½ Avocado • 10 Cherrytomaten • TL grüne Kürbiskerne • ½ Zitrone
Für die süße Box
3 EL Brombeeren • 3 EL Himbeeren • 3 EL Nüsse (z. B. Mandeln und Cashews) • 20 g Zartbitterschokolade

- Quinoa abspülen und mit doppelter Menge Wasser aufkochen, wenige Min. auf niedriger Stufe köcheln lassen, dann beiseitestellen.
- Spinat in einem Topf 5 Min. erhitzen. Abkühlen lassen und grob hacken. Eier hart kochen und in Streifen schneiden.
- In einer Lunchbox Quinoa mit Spinat und dem Ei vermengen. Feta zerbröseln und ebenfalls dazugeben. Mit Salz und Pfeffer würzen.
- Hähnchen mit Paprikapulver würzen und mit Olivenöl in einer Pfanne scharf anbraten.
- Avocado vom Kern befreien. Fruchtfleisch und Tomaten in mundgerechte Stücke schneiden und zusammen mit dem Fleisch in das Behältnis füllen. Die herzhafte Box mit Kürbiskernen bestreuen und mit Zitronensaft abschmecken.
- Für die süße Box Beeren waschen. Obst mit dem Nussmix und den Schokoladenstücken in die Box geben. Beide Boxen gut verschließen.

Nährwerte pro Portion
655 kcal • 40 g Fett • 30 g Kohlenhydrate • 40 g Protein

Nudeln mit Chilithunfisch und grünem Gemüse

Für 2 Personen
20 Min.

100 g Vollkornspaghetti • 100 g Blattspinat • 1 Frühlingszwiebel • 2 TL Olivenöl • 150 g TK-Brokkoli • 1 Dose (150 g) Thunfisch im eigenen Saft • 1 Msp. Chiliflocken • 1 Msp. Pfeffer, Salz • 2 EL gehobelter Parmesan • 1 EL Sesam

- Spaghetti nach Packungsanweisung kochen.
- Spinat waschen.
- Frühlingszwiebel in kleine Ringe schneiden und kurz in Olivenöl anbraten. Brokkoli dazugeben. Abschließend den Blattspinat hinzufügen und das Gemüse bei mittlerer Hitze ca. 3 Min. köcheln lassen.
- In der Zwischenzeit den Thunfisch in einer separaten Schüssel mit Chiliflocken, Pfeffer und einer Prise Salz würzen.
- Nudeln abseihen, mit dem Brokkoligemüse und Chilithunfisch vermischen, mit gehobeltem Parmesan und Sesam bestreuen.

Nährwerte pro Portion
430 kcal • 12 g Fett • 38 g Kohlenhydrate • 36 g Protein

Quinoa-Himbeer-Salat mit Ziegenkäse

Für 2 Personen
20 Min.

100 g weiße Quinoa • 2 Stängel frisches Basilikum • 100 g Ziegenkäse (z. B. Chavroux) • 100 g Himbeeren (frisch oder TK) • ½ Zitrone • 2 TL Olivenöl • 1 Msp. Salz • Pfeffer • 2 EL Sonnenblumenkerne

- Quinoa mit doppelter Menge Wasser einmal aufkochen, dann die Hitze herunterdrehen und die Quinoa ca. 10 Min. köcheln lassen. Beiseitestellen.
- Basilikumblätter waschen und fein hacken. Ziegenkäse in Würfel schneiden.
- Gekochte Quinoa mit Himbeeren, Ziegenkäse und Basilikum in eine Schüssel geben. Aus dem Saft der Zitrone, Olivenöl, Salz und Pfeffer ein Dressing zubereiten.
- Den Salat mit dem Dressing mischen und mit Sonnenblumenkernen bestreuen.

Nährwerte pro Portion
495 kcal • 28 g Fett • 36 g Kohlenhydrate • 22 g Protein

SUPPEN & EINTÖPFE

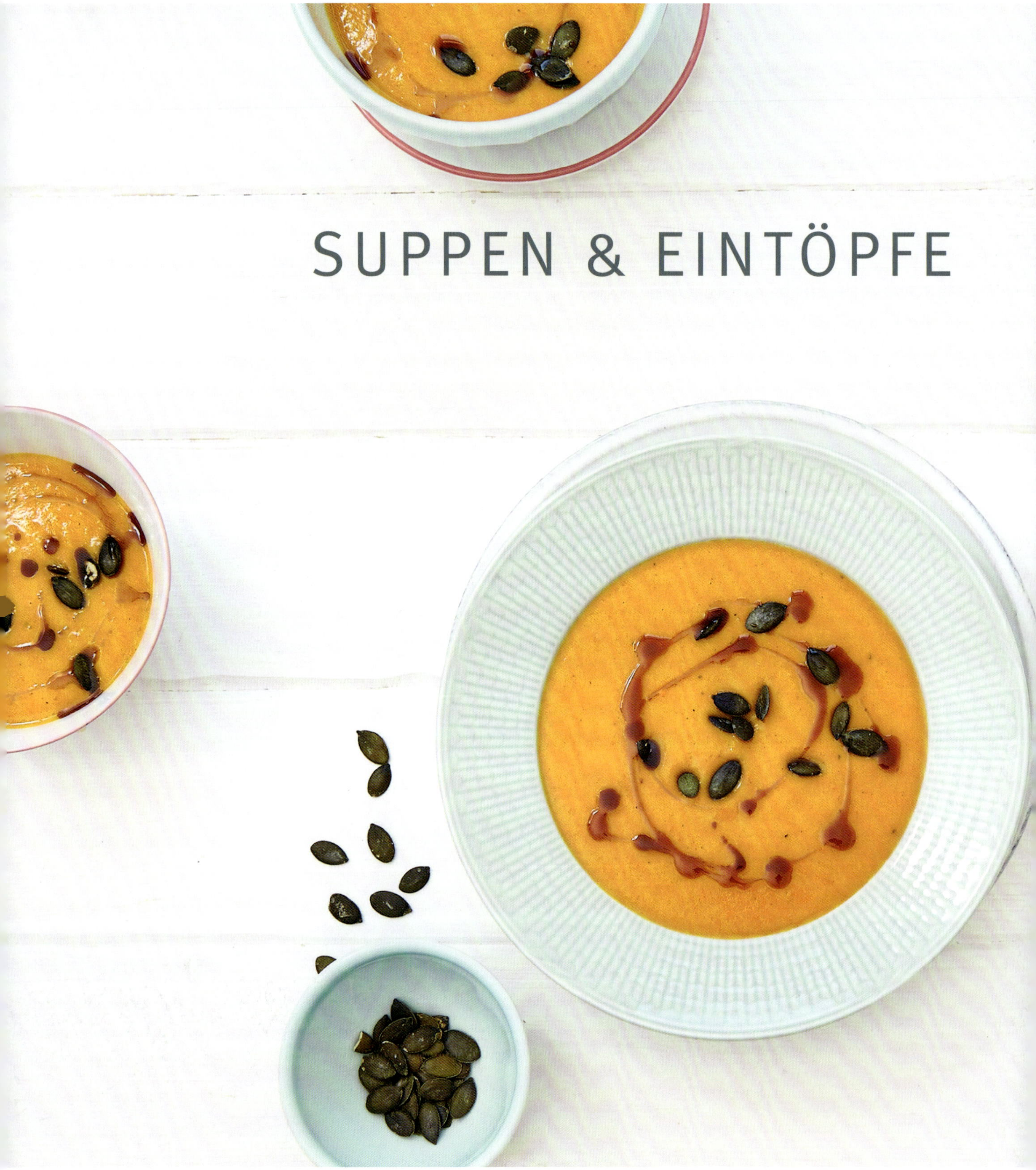

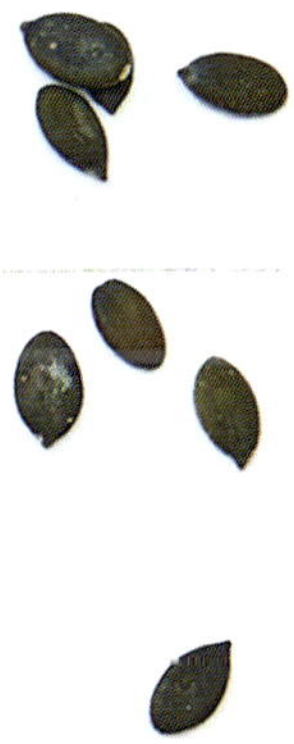

Kürbissuppe mit Kürbiskernen

Für 4 Personen

30 Min.

2 Zwiebeln • 30 g Ingwer • 1 großer Hokkaido-Kürbis • 1 EL Olivenöl • 1,5 l Gemüsebrühe (Seite 162) • 1 Msp. Salz • Pfeffer • ½ TL Muskatnuss • 40 g grüne Kürbiskerne • 4 TL Kürbiskernöl

- Zwiebeln und Ingwer schälen und in feine Würfel schneiden. Hokkaido waschen, halbieren und vom Kerngehäuse befreien. In kleine Stücke schneiden.

- Zwiebel- und Ingwerwürfel in einem großen Topf in Olivenöl glasig andünsten. Den Kürbis hinzufügen und die Gemüsebrühe dazugeben. Alles bei mittlerer Hitze ca. 20 Min. köcheln lassen.

- Die Suppe mit einem Stabmixer fein pürieren und mit Salz, Pfeffer und Muskatnuss abschmecken. Mit grünen Kürbiskernen und Kürbiskernöl servieren.

Nährwerte pro Portion

270 kcal • 13 g Fett • 30 g Kohlenhydrate • 7 g Protein

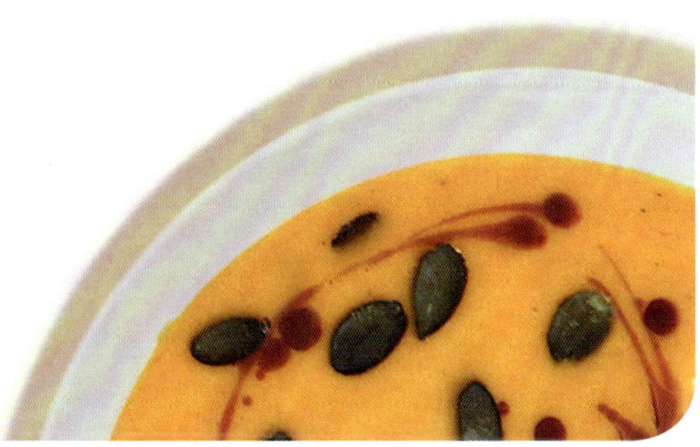

Indisches Gemüsecurry

Für 4 Personen
30 Min.

3 TL Currypulver • 375 ml Wasser • Zwiebel • Knoblauchzehen • ½ mittelgroße Knollensellerie • 1 grüne Paprikaschote • 1 große Tomate • 1 EL Olivenöl • 1 TL Garam Masala • 1 Msp. Salz, Pfeffer • 1 Dose (240 g) Kichererbsen • 500 g Blumenkohl • 250 g grüne TK-Erbsen

- In einer kleinen Schüssel das Currypulver mit etwas Wasser zu einer Paste mischen und beiseitestellen.

- Zwiebel und Knoblauch schälen. Sellerie und Paprika waschen und putzen. Zwiebel, Knoblauch, Sellerie, Paprika und Tomate in kleine Stücke schneiden.

- Das Olivenöl in eine Pfanne geben und das Gemüse 10 Min. darin anbraten. Das restliche Wasser, Garam Masala, Salz und Pfeffer dazugeben und das Gemüse weiter köcheln lassen.

- Nach ein paar Minuten die abgetropften Kichererbsen und den Blumenkohl hinzufügen und weiter köcheln lassen, bis der Blumenkohl gar ist. Zum Schluss die grünen Erben in das Curry geben und das fertige Gericht genießen.

Nährwerte pro Portion
220 kcal • 6 g Fett • 21 g Kohlenhydrate • 12 g Protein

Gemüsebrühe

Für ca. 7 l Brühe
10 Min.

200 g Pastinaken • 200 g Sellerie • 2 Möhren • 3 Knoblauchzehen • 1 Stange Petersilie • 50 g Salz

- Gemüse waschen und putzen bzw. schälen. Knoblauch abziehen. Alle Zutaten in einem Hochleistungsmixer zerkleinern. Anschließend das Salz dazugeben und die Paste in einen Behälter füllen.

- Die Gemüsebrühe ist im Kühlschrank einige Wochen haltbar.

Nährwerte pro 10 g Paste
21 kcal • 0 g Fett • 3 g Kohlenhydrate • 1 g Protein

Kartoffelgulasch

Für 4 Personen
40 Min.

8 mittelgroße Kartoffeln (festkochend) • 2 große Pastinaken • je 2 rote und gelbe Paprikaschoten • 2 große Zwiebeln • 2 EL Rapsöl • 800 ml Gemüsebrühe • 2 EL Tomatenmark • 2 TL Paprikapulver • 2 TL Muskat • 1 Msp. Chiliflocken • 1 TL Kreuzkümmel

- Das Gemüse putzen bzw. schälen und in Stücke schneiden. Die Zwiebeln in Streifen schneiden.

- Alles mit dem Rapsöl in einem Topf wenige Min. anbraten. Brühe, Tomatenmark und Gewürze dazugeben und den Eintopf 30 Min. köcheln lassen.

Nährwerte pro Person
395 kcal • 12 g Fett • 50 g Kohlenhydrate • 10 g Protein

Brokkolisuppe mit Minze und Pistazien

Für 4 Personen
35 Min.

350 g frischer Brokkoli • 1 große Zwiebel • 2 Knoblauchzehen • 1 TL Olivenöl • TL Zitronensaft • 2 große Kartoffeln (festkochend) • 300 g grüne TK-Erbsen • 300 ml Gemüsebrühe • 1 Handvoll Pistazien • 100 g fettarmer Sauerrahm • frische Minzblätter

- Brokkoli waschen und in Röschen zerteilen. Zwiebel und Knoblauch schälen und klein schneiden.
- Das Öl in einem großen Topf erhitzen. Zwiebeln und Knoblauch zusammen mit dem Zitronensaft in den Topf geben und 1 bis 2 Min. scharf anbraten.
- Die Kartoffeln ebenfalls schälen, in grobe Stücke schneiden und in den Topf geben.
- Nach ca. 5 Min. Brokkoli, Erbsen und die Gemüsebrühe hinzufügen und alles weitere 10 Min. köcheln lassen, bis das Gemüse gar ist.
- Die Suppe mit einem Pürierstab cremig rühren. Pistazien in kleine Stücke teilen. Die Suppe mit etwas Sauerrahm, frischer Minze und den Pistazienstückchen servieren.

Nährwerte pro Portion
360 kcal • 10 g Fett • 44 g Kohlenhydrate • 17 g Protein

Tofu-Miso-Suppe mit Koriander

Für 4 Personen
10 Min.

1 l Wasser • 4 TL weiße oder braune Misopaste • ½ Lauchstange • 1 daumennagelgroßes Stück Ingwer • 200 g Shiitake-Pilze • 100 g Brokkoli • 100 g grüner Spargel • 2 Noriblätter • 300 g Seidentofu • 250 g Reisnudeln • 1 Msp. Chiliflocken • frischer Koriander

- Wasser in einem großen Topf zum Kochen bringen. Danach die Hitze zurückdrehen, die Misopaste dazugeben und verrühren.
- Lauch waschen und in mundgerechte Stücke schneiden. Ingwer schälen und fein hacken.
- Pilze, Brokkoli und Spargel waschen, Brokkoli in Röschen zerteilen. Spargel in Stücke schneiden.
- Noriblätter zerkleinern, den Tofu in Würfel schneiden und zusammen mit dem Ingwer, dem Lauch, den Pilzen, dem Brokkoli und dem Spargel in den Topf geben. Alles ca. 5 Min. kochen.
- Die Reisnudeln hinzugeben und alles weitere 3 Min. kochen.
- Die Suppe mit Chiliflocken würzen und mit Korianderblättern bestreuen.

Nährwerte pro Portion
320 kcal • 4 g Fett • 55 g Kohlenhydrate • 13 g Protein

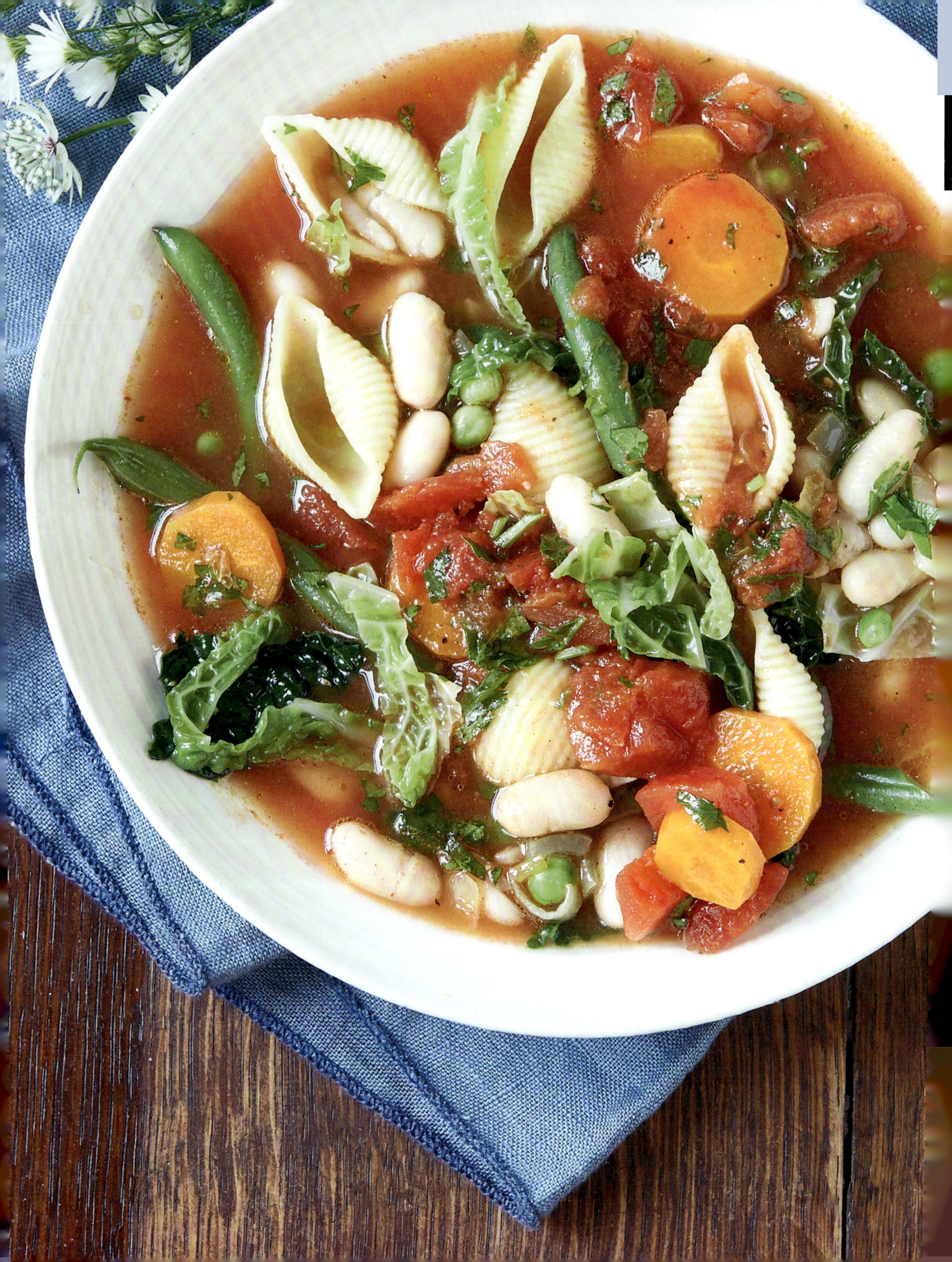

Minestrone

Für 4 Personen

15 Min.

100 g Muschel- oder Makkaroninudeln (Hartweizengrieß, ohne Ei) • 2 Möhren • 1 Stück Sellerie • 1 Zwiebel • 2 Knoblauchzehen • 5 Blätter Wirsing • 1 EL Olivenöl • 1 l Gemüsebrühe • 2 Dosen (800 g) gehackte Tomaten • 1 Dose (400 g) weiße Bohnen • 100 g grüne Erbsen • 100 g grüne Bohnen aus dem Glas • frische Petersilie und frisches Basilikum

- Wasser in einem großen Topf erhitzen und die Nudeln al dente kochen.
- Möhren, Sellerie, Zwiebel und Knoblauch schälen. Zusammen mit dem Wirsing in feine Stücke schneiden.
- Olivenöl in einen zweiten Topf geben und das Gemüse ein paar Min. darin anbraten.
- Die Gemüsebrühe und die Dosentomaten dazugeben und die Suppe ca. 10 Min. köcheln lassen.
- Erbsen, grüne und weiße Bohnen dazugeben und alles nochmals 1–2 Min. aufkochen, dann die Hitze auf niedrigste Stufe stellen.
- Petersilien- und Basilikumblätter waschen und zerkleinern.
- Nudeln und Kräuter zur Minestrone geben und die Suppe servieren.

Nährwerte pro Portion

400 kcal • 4 g Fett • 74 g Kohlenhydrate • 19 g Protein

Asiatische Rinder-Gemüse-Suppe

Für 4 Personen

60 Min.

400 g Rindfleisch • 1 Stück Ingwer • 1 Knoblauchzehe • 100 g Shiitake-Pilze • 1 Möhre • 200 g grüne Bohnen • 1 rote Paprika • 2 EL Sesamöl • 1 Liter Wasser • je 1 Msp. Pfeffer, Zimt, Kardamom, Chiliflocken, Koriander, Kurkuma • 1 EL Gemüsebrühe

- Rindfleisch waschen, trocken tupfen und in Würfel schneiden.
- Ingwer und Knoblauchzehe schälen. Die Pilze vom Stiel befreien, putzen und vierteln. Möhre schälen und in feine Streifen schneiden. Grüne Bohnen und Paprika waschen. Bohnen dritteln. Die Paprika putzen und in mundgerechte Würfel schneiden.
- Das Fleisch in einer Pfanne in etwas Sesamöl goldbraun anbraten.
- Das Gemüse in einen großen Kochtopf geben und mit dem Wasser, den Gewürzen und der Gemüsebrühe zum Kochen bringen. Die Suppe dann ca. 15–20 Min. auf mittlerer Stufe köcheln lassen.
- Den Knoblauch und den Ingwer aus der Suppe herausnehmen und die Fleischwürfel dazugeben. Alles noch einmal ca. 20 Min. köcheln lassen und die Suppe servieren.

Nährwerte pro Portion

245 kcal • 10 g Fett • 8 g Kohlenhydrate • 21 g Protein

« Minestrone

Gazpacho mit Garnelen

Für 4 Personen
15 Min.

2 Knoblauchzehen • 200 g Garnelen • 2 EL Olivenöl • 1 weiße Zwiebel • 300 g Kohlrabi • 2 rote Paprika • 2 grüne Paprika • 1 kg Fleischtomaten • 1 Salatgurke • 4 Selleriestangen • 100 ml Apfelessig • je 1 Msp. Salz, Pfeffer, Chiliflocken • 1 Handvoll Cherrytomaten

- Knoblauch schälen, fein hacken und zusammen mit den Garnelen in 1 EL Öl anbraten. Zur Seite stellen.

- Das Gemüse waschen, Zwiebel und Kohlrabi schälen. Paprika entkernen und die Tomaten vom Strunk befreien. Alles in grobe Stücke schneiden und im Standmixer pürieren.

- Das restliche Öl und den Apfelessig hinzufügen und das Püree mit Salz, Pfeffer und Chili abschmecken. Anschließend alles noch einmal pürieren.

- Cherrytomaten waschen und halbieren. Die fertige Gazpacho auf Teller verteilen und mit den Tomatenhälften und den Garnelen garnieren.

Nährwerte pro Portion
245 kcal • 9 g Fett • 23 g Kohlenhydrate • 13 g Protein

Rote-Bete-Suppe mit Zitrone

Für 4 Personen
15 Min.

1 große Zwiebel • 1 Knoblauchzehe • TL Olivenöl • 1 kg vorgegarte Rote Bete • 1 l Gemüsebrühe • ½ Zitrone • frische Kräuter (z. B. Schnittlauch und Dill)

- Zwiebel und Knoblauchzehe schälen und fein würfeln.

- In einem Kochtopf das Öl erhitzen und die Zwiebel- und Knoblauchwürfel darin glasig anbraten.

- Die Rote Bete und die Gemüsebrühe in den Topf geben und alles einmal aufkochen.

- Die Suppe mit einem Pürierstab cremig mixen. Vor dem Servieren mit dem Saft der Zitrone abschmecken und mit frischen Kräutern bestreuen.

Tipp Ein Löffel Ziegenfrischkäse rundet die Suppe besonders aromatisch ab.

Nährwerte pro Portion
145 kcal • 3 g Fett • 21 g Kohlenhydrate • 6 g Protein

Blumenkohlcremesuppe

Für 4 Personen
20 Min.

2 Zwiebeln • 2 EL Olivenöl • 1 großer Blumenkohl • 1 l Gemüsebrühe • 2 EL Cashewmus • 2 EL Zitronensaft • frische Petersilie

- Die Zwiebeln schälen, würfeln und mit dem Öl in einem Topf glasig anbraten.

- Blumenkohl in kleine Röschen teilen und zu den Zwiebeln geben. Mit der Gemüsebrühe ablöschen und alles ca. 10 Min. köcheln lassen, bis der Blumenkohl gar ist.

- Abschließend Cashewmus, Zitronensaft und frische Petersilie dazugeben und die Suppe mit einem Pürierstab cremig rühren.

Nährwerte pro Portion
185 kcal • 10 g Fett • 13 g Kohlenhydrate • 8 g Protein

Indische Linsensuppe

Für 4 Personen
20 Min.

200 g rote Linsen • 1 daumennagelgroßes Stück Ingwer • 1 Zwiebel • 2 Knoblauchzehen • 1 EL Olivenöl • 2 große Fleischtomaten • 2 TL Garam Masala • 800 ml Gemüsebrühe • 1 Msp. Salz • Pfeffer • 1 EL Zitronensaft • frische Petersilie

- Linsen in warmem Wasser abspülen.

- Ingwer, Zwiebel und Knoblauch schälen, in kleine Würfel schneiden und in einem großen Kochtopf in Olivenöl scharf anbraten.

- Tomaten waschen und würfeln.

- Die Tomatenstücke, Linsen und Garam Masala in den Topf geben und alles kurz anschwitzen. Mit der Gemüsebrühe ablöschen und die Suppe 10 Min. bei geschlossenem Deckel köcheln lassen.

- Die Linsensuppe mit etwas Salz, Pfeffer und Zitronensaft abschmecken und mit frischer Petersilie servieren.

Nährwerte pro Portion
225 kcal • 5 g Fett • 27 g Kohlenhydrate • 13 g Protein

Fruchtige Tomatensuppe

Für 4 Personen

20 Min. + 60 Min. Garzeit

1 kg Tomaten • 500 g Cherrytomaten • 150 g Schalotten • 1 Knoblauchzehe • ½ Chilischote • 5 EL Olivenöl • 3 frische Basilikumzweige • 1 Liter Wasser • 2 EL Gemüsebrühe • etwas Kurkuma • 1 Msp. Pfeffer • 4 EL saure Sahne

- Den Backofen auf 190 Grad Ober-/Unterhitze vorheizen.

- Tomaten in Spalten schneiden. Schalotten und Knoblauch schälen und in Viertel teilen. Chilischote in Ringe schneiden. Alles zusammen mit dem Olivenöl in eine große Auflaufform geben und gut vermischen.

- Die Tomaten ca. 1 Stunde in dem vorgeheizten Ofen garen.

- Die Basilikumblätter waschen und fein hacken, einige Blätter beiseitelegen.

- Die Ofentomaten zusammen mit dem Wasser in einen großen Topf geben und alles kurz aufkochen lassen.

- Die Gemüsebrühe und das Kurkumapulver hinzufügen und die Suppe mit einem Stabmixer sämig pürieren.

- Basilikum zum Schluss zur fertigen Suppe geben, mit Pfeffer abschmecken und die Suppe mit ganzen Basilikumblättern und jeweils 1 Esslöffel saurer Sahne garnieren.

Nährwerte pro Portion

234 kcal • 19 g Fett • 8 g Kohlenhydrate • 3 g Protein

Möhren-Ingwer-Suppe mit Granatapfel und Minze

Für 4 Personen

25 Min.

500 g Möhren • 500 g Süßkartoffeln • 2 Zwiebeln • 2 Knoblauchzehen • 1 Stück Ingwer • 1 EL Olivenöl • 800 ml Gemüsebrühe • 200 ml Kokosdrink • 2 EL Zitronensaft • 2 TL Kurkuma • 2 TL Kreuzkümmel • 1 TL Paprikapulver • 4 EL Granatapfelkerne • frische Minze

- Möhren und Süßkartoffeln gründlich waschen und in grobe Stücke schneiden.

- Zwiebeln, Knoblauch und Ingwer schälen, in feine Stücke schneiden und in einer Pfanne in etwas Olivenöl anbraten.

- Möhren und Süßkartoffeln dazugeben, mit Gemüsebrühe ablöschen und das gesamte Gemüse 10 Min. auf mittlerer Stufe köcheln lassen.

- Die Suppe mit einem Pürierstab sämig pürieren und Kokosdrink, Zitronensaft und die Gewürze langsam unterrühren.

- Die fertige Suppe mit Granatapfelkernen und frischen Minzblättern servieren.

Nährwerte pro Portion

300 kcal • 12 g Fett • 36 g Kohlenhydrate • 5 g Protein

» Fruchtige Tomatensuppe

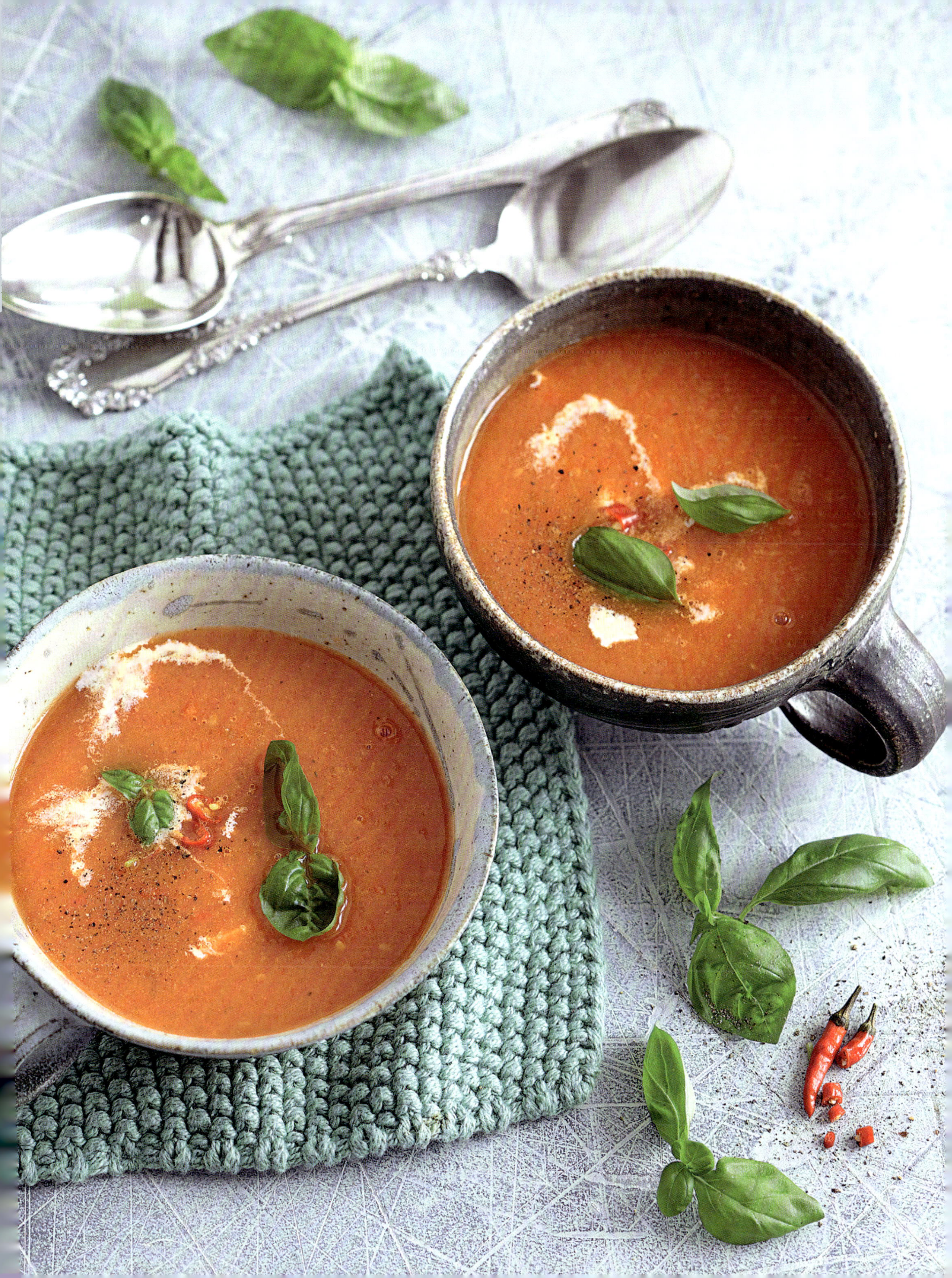

FÜR DEN GROSSEN HUNGER

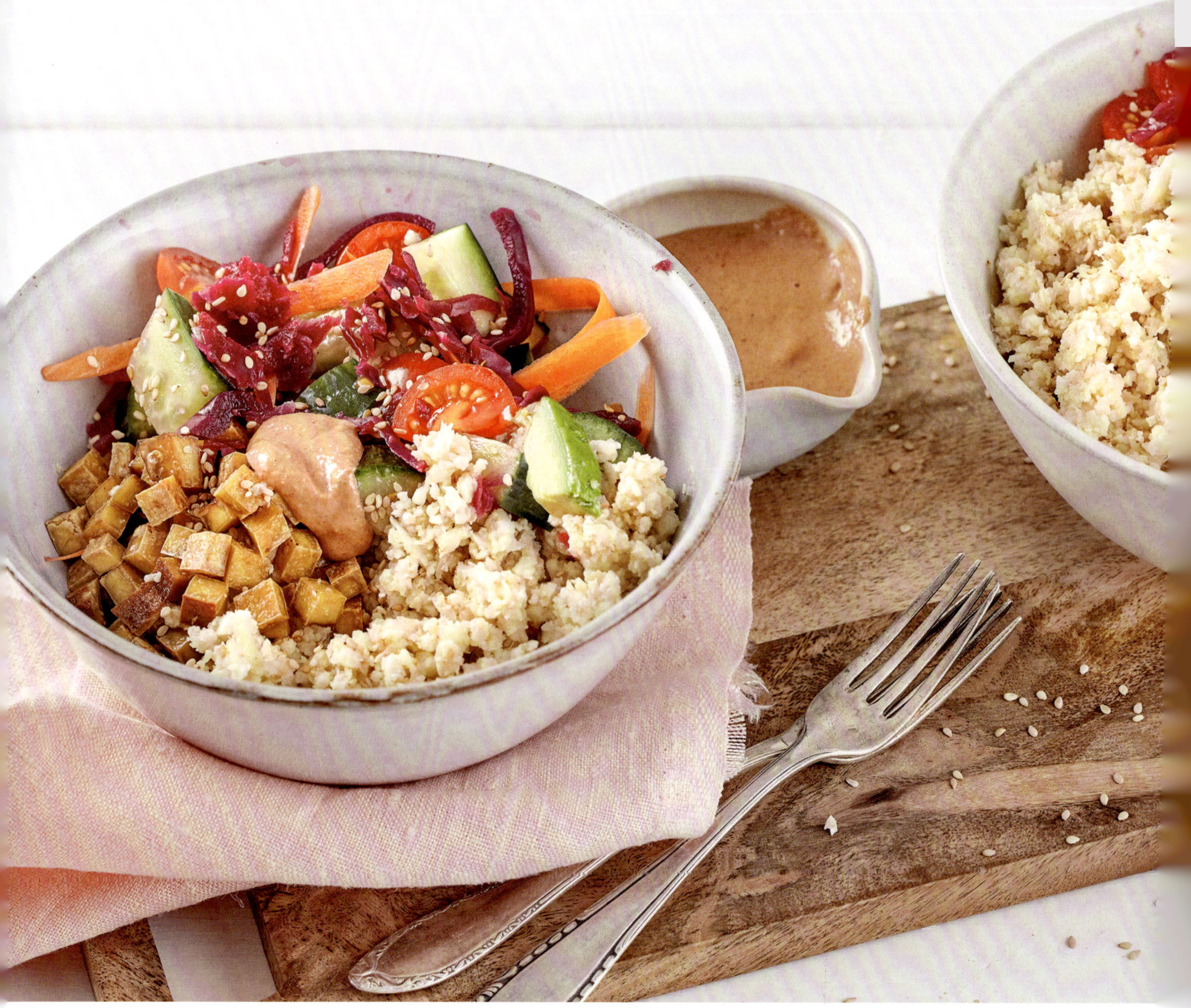

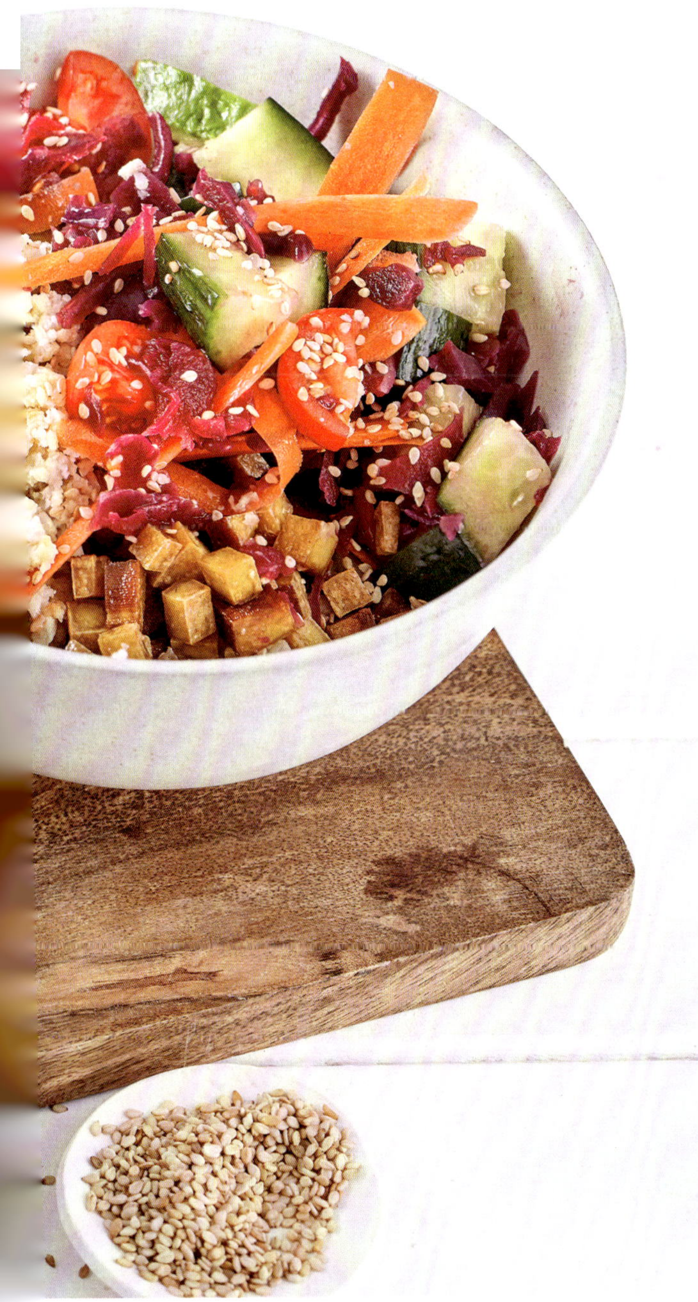

Poké Bowl

Für 2 Personen

30 Min.

200 g Blumenkohl • 100 g Räuchertofu • 1 Salatgurke • 1 Handvoll Cocktailtomaten • 1 kleine Avocado • 2 Möhren • 3 EL Rotkohl (aus dem Glas) • 1 EL Olivenöl • 3 EL Tahin (Sesampaste) • 2 TL Tomatenmark • 1 TL Senf • 2 TL Sojasoße • 3 EL Wasser • 1 EL Sesam

- Blumenkohl waschen, in kleine Röschen zerteilen und in einen Hochleistungsmixer geben. Auf mittlerer Stufe zerkleinern, bis der Blumenkohl eine reisähnliche Konsistenz angenommen hat.
- Tofu in kleine Würfel schneiden und in einer feuerfesten Form im vorgeheizten Backofen bei 200 Grad Ober-/Unterhitze ca. 30 Min. braten.
- Gurke und Tomaten waschen, Avocado entkernen. Alles in mundgerechte Würfel schneiden. Möhren schälen und mit einem Sparschäler in lange Streifen schneiden.
- Gemüse und Avocadostücke zusammen mit dem abgetropften Rotkohl in eine große Schale geben.
- Den Blumenkohlreis mit etwas Olivenöl goldbraun anbraten.
- Für die Soße Tahin, Tomatenmark, Senf, Sojasoße und Wasser vermengen.
- Blumenkohlreis und Tofu mit dem Gemüse in 2 Bowls anrichten und mit der Tahin-Soße und etwas Sesam servieren.

Nährwerte pro Portion

575 kcal • 42 g Fett • 18 g Kohlenhydrate • 20 g Protein

Asiatische Frühlingsrollen-Bowl

Für 2 Personen

30 Min.

1 Möhre • 3 EL Weißkohl • ½ weiße Zwiebel • 1 Knoblauchzehe • 1 kleines Stück Ingwer • 1 Frühlingszwiebel • 1 TL Olivenöl • 250 g Rinderhackfleisch • 2–3 EL Sojasoße • 1 Msp. Chiliflocken • 1 EL Sesam

- Möhre waschen und raspeln. Weißkohl und Zwiebel in dünne Streifen schneiden. Knoblauchzehe und Ingwer schälen und fein hacken. Frühlingszwiebel in feine Ringe schneiden.
- Olivenöl in einem Wok erhitzen und Knoblauch, Zwiebel und Ingwer scharf anbraten. Hackfleisch dazugeben.
- Wenn das Fleisch fertig gebraten ist, aus dem Wok nehmen. Möhre und Kohl in die Wokpfanne geben und ca. 10 Min. anbraten.
- Hackfleisch erneut in den Wok geben, Sojasoße und Chiliflocken hinzufügen und alles gut vermischen.
- Die Hackfleisch-Gemüse-Mischung auf 2 Bowls verteilen und mit Frühlingszwiebelröllchen und Sesam anrichten.

Nährwerte pro Portion

445 kcal • 28 g Fett • 8 g Kohlenhydrate • 30 g Protein

Mediterraner Gemüseauflauf

Für 4 Personen

25 Min. + 30 Min. Backzeit

2 große Zwiebeln • 1 Knoblauchzehe • 2 EL Olivenöl • 2 EL Tomatenmark • 500 g Tomaten • 3 Zucchini • 1 Aubergine • 1 rote Paprika • 6 Eier • 100 g Feta • 100 g geriebener Mozzarella • Salz, Pfeffer, frischer oder getrockneter Thymian

- Zwiebeln und Knoblauch schälen und fein hacken, in 1 EL Olivenöl in einer großen Pfanne anbraten.
- Nach kurzer Zeit das Tomatenmark dazugeben und alles anrösten.
- Den Backofen auf 180 Grad Ober-/Unterhitze vorheizen.
- Tomaten, Zucchini, Aubergine und Paprika waschen, putzen und in grobe Stücke schneiden.
- Das Gemüse mit 1 EL Olivenöl in die Pfanne geben und kurz mit anbraten. Die Mischung in eine große Auflaufform geben.
- Eier verquirlen und über das Gemüse geben. Abschließend Feta zerkrümeln und zusammen mit dem geriebenen Mozzarella über dem Gemüse verteilen. Mit Salz, Pfeffer und Thymian abschmecken.
- Den Auflauf ca. 30 Min. im Ofen backen.

Nährwerte pro Portion

415 kcal • 27 g Fett • 15 g Kohlenhydrate • 27 g Protein

Baba Ganoush

Für 4 Personen
30 Min. + 30 Min. Backzeit

2 große Auberginen • 3 EL Tahin (Sesampaste) • 3 EL Zitronensaft • 2 EL Olivenöl • 2 Knoblauchzehen • ½ Bund Petersilie • Salz • Pfeffer • 1 EL schwarze Oliven

- Den Backofen auf 220 Grad Umluft vorheizen.

- Auberginen waschen und mit einem spitzen Messer oder einer Gabel kleine Löcher einstechen.

- Das Gemüse für ca. 30 Min. in den vorgeheizten Ofen geben, bis es ganz weich ist.

- Das Fruchtfleisch der Auberginen mit einem Löffel aus der Schale lösen und zusammen mit der Sesampaste, dem Zitronensaft und dem Olivenöl in einem Mixer fein pürieren.

- Den Knoblauch schälen, fein hacken und zum Auberginenpüree geben. Petersilie klein schneiden. Baba Ganoush mit Salz und Pfeffer abschmecken und mit Petersilie und Oliven anrichten.

Tipp Zu dem orientalischen Dip passen Eiweißbrötchen (Seite 204) sehr gut.

Nährwerte pro Portion
155 kcal • 13 g Fett • 5 g Kohlenhydrate • 4 g Protein

Tikka Masala

Für 2 Personen
40 Min.

80 g Vollkornbasmatireis • 2 mittelgroße Kartoffeln (festkochend) • 1 Zwiebel • 1 Knoblauchzehe • 1 daumennagelgroßes Stück Ingwer • 150 g Blumenkohl • 1 Dose (400 g) gehackte Tomaten • 200 ml Gemüsebrühe • 2 EL Currypulver • ½ TL Kreuzkümmel • 1 Msp. Salz • Pfeffer • 1 Dose (240 g) Kichererbsen

- Vollkornreis gründlich waschen und mit vierfacher Menge Wasser kochen, bis der Reis gar ist. Das restliche Wasser abgießen.

- Kartoffeln, Zwiebel, Knoblauch und Ingwer schälen und in kleine Stücke schneiden. Blumenkohl waschen und in Röschen zerteilen.

- Kartoffeln, Zwiebeln, Knoblauch und Ingwer mit den Blumenkohlröschen, den Dosentomaten, der Gemüsebrühe und den Gewürzen in einen großen Topf geben und einmal aufkochen. Dann die Hitze auf mittlere Stufe zurückdrehen und alles ca. 20 Min. köcheln lassen.

- Die abgetropften Kichererbsen hinzufügen und alles 10 Min. köcheln lassen. Das fertige Gericht mit dem Reis servieren.

Nährwerte pro Portion
350 kcal • 3 g Fett • 60 g Kohlenhydrate • 13 g Protein

Quesadillas mit Tomatensalsa

Für 4 Personen
15 Min.

3 große Tomaten • ½ Zwiebel • frischer Koriander • 2 EL Limettensaft • 1 Avocado • 1 Msp. Salz • Pfeffer • 1 rote Paprikaschote • 1 Dose (400 g) Kidneybohnen • 100 g geriebener Cheddar • 4 Vollkorn-Tortillas • 100 g Sauerrahm (10 % Fett) • 50 g Babyspinat

- Für die Salsa Tomaten waschen und in mundgerechte Stücke schneiden. Zwiebel und Koriander fein hacken.

- Alles in einer Schüssel zusammen mit 1 EL Limettensaft vermengen, beiseitestellen und ein paar Min. ziehen lassen.

- Die Avocado entkernen und auslöffeln, mit einer Gabel zu einer cremigen Masse verarbeiten und mit Salz, Pfeffer und dem restlichen Limettensaft würzen.

- Die Paprika waschen und putzen, in Würfel schneiden und mit den Kidneybohnen und der Salsa vermischen.

- Tomaten-Salsa, Avocadocreme und geriebenen Käse auf den Tortillas verteilen.

- Den Sauerrahm dazugeben und die Quesadillas mit Babyspinat servieren.

Nährwerte pro Portion
425 kcal • 22g Fett • 32 g Kohlenhydrate • 17 g Protein

Shakshouka

Für 2 Personen
45 Min.

1 Zwiebel • 2 Knoblauchzehen • 1 gelbe Paprikaschote • 1 rote Paprikaschote • 1 EL Olivenöl • 2 Dosen (800 g) gehackte Tomaten • 1 EL Tomatenmark • 1 TL Kurkuma • je 1 Msp. Koriander, Pfeffer und Salz • 4 Eier

- Den Backofen auf 190 Grad Umluft vorheizen.

- Zwiebel und Knoblauch schälen und fein würfeln. Die Paprikaschoten waschen, putzen und ebenfalls in kleine Würfel schneiden.

- Zwiebel- und Knoblauchwürfel in einer Pfanne in dem Olivenöl scharf anbraten.

- Paprikawürfel dazugeben und alles weitere 3 Min. braten. Dann die Dosentomaten und das Tomatenmark dazugeben und das Gemüse mit Kurkuma, Koriander, Pfeffer und Salz abschmecken.

- Alles einmal zum Kochen bringen, die Hitze dann auf die niedrigste Stufe stellen. Mit einem Löffel 4 kleine Mulden in die Tomatenmischung drücken, dort jeweils 1 vorsichtig aufgeschlagenes Ei hineingleiten lassen.

- Den Herd ausschalten und die Pfanne für 10 bis 15 Min. in den vorgeheizten Ofen geben, bis die Eier gestockt sind.

Tipp Zu Shakshouka passt hervorragend eine kross getoastete Scheibe Vollkornbrot.

Nährwerte pro Portion
320 kcal • 18 g Fett • 17 g Kohlenhydrate • 18 g Protein

» Shakshouka

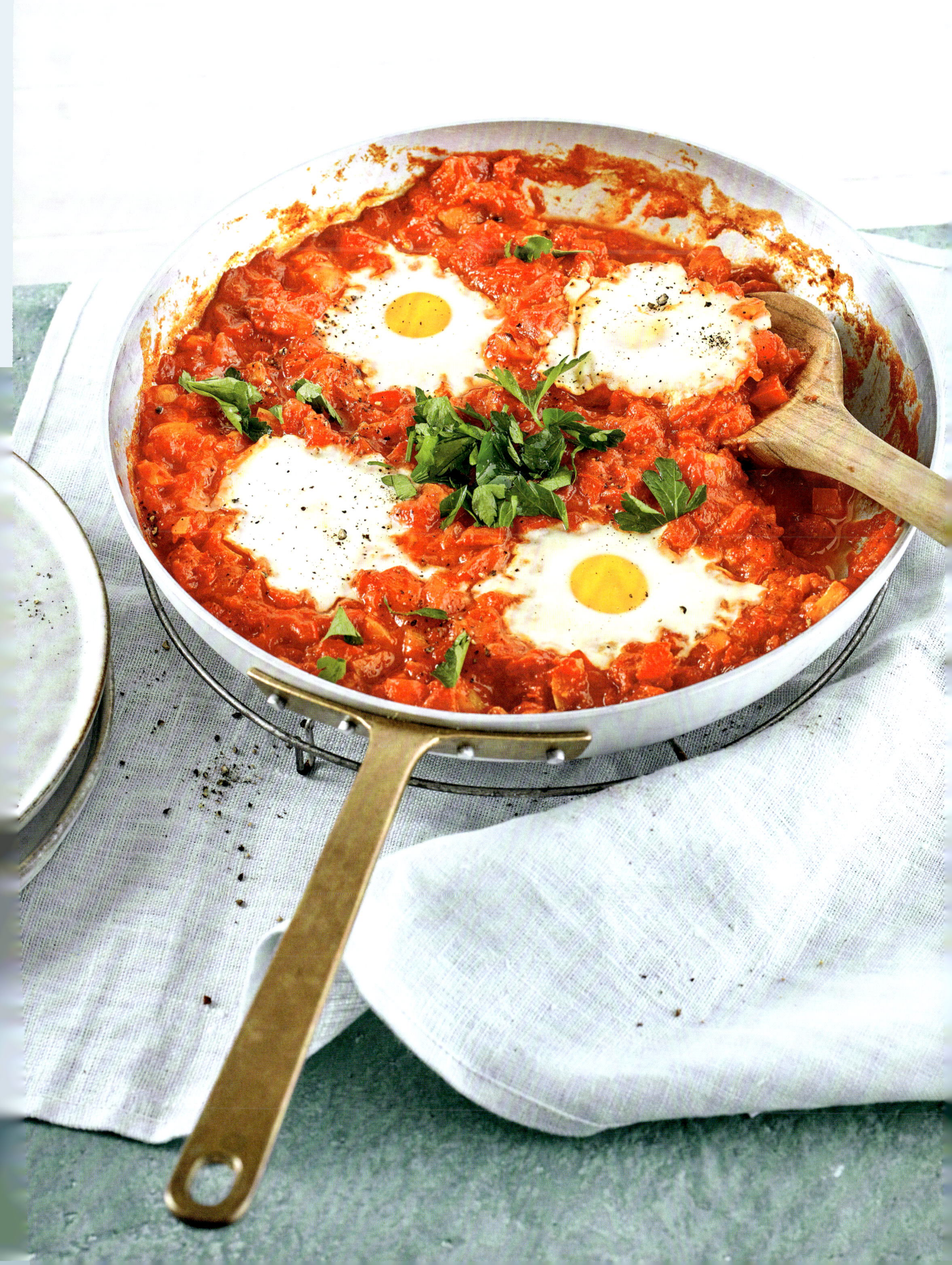

Kartoffeln mit Avocadocreme

Für 2 Personen
40 Min.

4 mittelgroße Kartoffeln (festkochend) • 1 Zwiebel • 1 EL Olivenöl • 1 Avocado • 1 Knoblauchzehe • 250 g Magerquark • 1 Msp. Salz • Pfeffer • 1 EL Sesam

- Die Kartoffeln putzen und in Wasser garen.
- Zwiebel schälen, in kleine Würfel schneiden und mit etwas Olivenöl in einer Pfanne anbraten.
- Die Avocado halbieren, entkernen und mit einem Löffel aushöhlen. Den Knoblauch schälen und fein hacken.
- Avocado, Magerquark und Knoblauch mit einem kleinen Schuss Wasser in einer Schüssel vermengen und mit Salz und Pfeffer würzen.
- Die Kartoffeln mit der Avocadocreme und etwas Sesam servieren.

Nährwerte pro Portion
460 kcal • 27 g Fett • 31 g Kohlenhydrate • 2 g Protein

Spargel-Quiche mit Cherrytomaten

Für 4 Personen
40 Min. + 40 Min. Backzeit

500 g grüner Spargel • 1 Bund Frühlingszwiebeln • 150 g Cherrytomaten • 1 Knoblauchzehe • 5 Eier • 1 TL Zitronensaft • 1 Msp. Salz • Pfeffer • 100 g Mandelmehl (entölt) • 10 g Leinmehl • 160 g Magerquark

- Für die Füllung Spargel waschen, putzen und die Stangen halbieren.
- Das Gemüse 10 Min. in kochendem Wasser garen.
- Frühlingszwiebeln waschen und in Ringe schneiden, Tomaten waschen und halbieren. Knoblauch schälen und fein hacken.
- 4 Eier mit dem Knoblauch, Zitronensaft, Salz und Pfeffer verquirlen.
- Den Backofen auf 180 Grad Umluft vorheizen.
- Für den Boden Mehl, Quark, Ei und eine Prise Salz in einer Schüssel gut verkneten.
- Den Teig ausrollen, in eine Quiche-Form geben und an den Rändern hochziehen.
- Die Form mit Spargel, Tomaten und Frühlingszwiebeln befüllen und zum Schluss die Eier darübergeben.
- Die Quiche 35 bis 40 Min. im vorgeheizten Ofen backen.

Nährwerte pro Portion
265 kcal • 10 g Fett • 9 g Kohlenhydrate • 31 g Protein

Gebackene Süßkartoffel mit Bohnen und Oliven

Für 2 Personen
25 Min. + 50 Min. Backzeit

400 g Süßkartoffeln • 2 kleine Tomaten • frische Petersilie • 200 g weiße Bohnen aus der Dose • 2 EL Kalamata-Oliven • 1 EL gestiftelte Mandeln • 1 TL Sonnenblumenkerne • 1 Msp. Pfeffer • 1 TL Tahin (Sesampaste) • 1 TL Zitronensaft • 1 TL warmes Wasser • 100 g Feldsalat • 1 TL Olivenöl

- Den Backofen auf 180 Grad Umluft vorheizen.

- Süßkartoffeln waschen und mit einer Gabel kleine Löcher einstechen. Die Kartoffeln auf ein mit Backpapier ausgelegtes Backblech legen und 40–50 Min. im Ofen backen.

- In der Zwischenzeit die Tomaten in mundgerechte Stücke schneiden, Petersilie grob hacken. Tomaten in einer großen Schüssel mit den abgetropften Bohnen, Oliven, Mandeln, Sonnenblumenkernen und der Petersilie vermengen und mit etwas Pfeffer abschmecken.

- In einer kleinen Schüssel die Sesampaste mit Zitronensaft und warmem Wasser zu einem Dressing mischen.

- Die Kartoffeln aus dem Ofen nehmen, vorsichtig aufschneiden und das Fleisch mit einer Gabel zerdrücken, sodass ein kleiner Hohlraum entsteht. Die Süßkartoffeln mit dem Bohnenmix befüllen und weitere 5 Min. im Backofen backen.

- Feldsalat waschen und putzen. Mit dem Olivenöl beträufeln und zusammen mit den Ofenkartoffeln und dem Tahindressing servieren.

Nährwerte pro Portion
475 kcal • 21 g Fett • 49 g Kohlenhydrate • 13 g Protein

Penne mit Ofentomaten, Kürbis und Mozzarella

Für 2 Personen
20 Min. + 30 Min. Backzeit

120 g Vollkorn-Penne • 400 g Hokkaido-Kürbis • 1 rote Zwiebel • 100 g Cherrytomaten • 100 g Mozzarella • 1 Msp. Salz • Pfeffer

- Nudeln in kochendem Wasser al dente kochen.

- Den Backofen auf 200 Grad Umluft vorheizen.

- Kürbis putzen, waschen, halbieren, Kerne entfernen und Fruchtfleisch würfeln. Zwiebel schälen und in Ringe schneiden. Tomaten waschen und halbieren. Mozzarella würfeln.

- Das Gemüse und die fertigen Nudeln in eine Auflaufform füllen und mit Mozzarellawürfeln bestreuen.

- Die Mischung mit Salz und Pfeffer würzen und ca. 30 Min. im vorgeheizten Ofen backen.

Nährwerte pro Portion
485 kcal • 13 g Fett • 67 g Kohlenhydrate • 21 g Protein

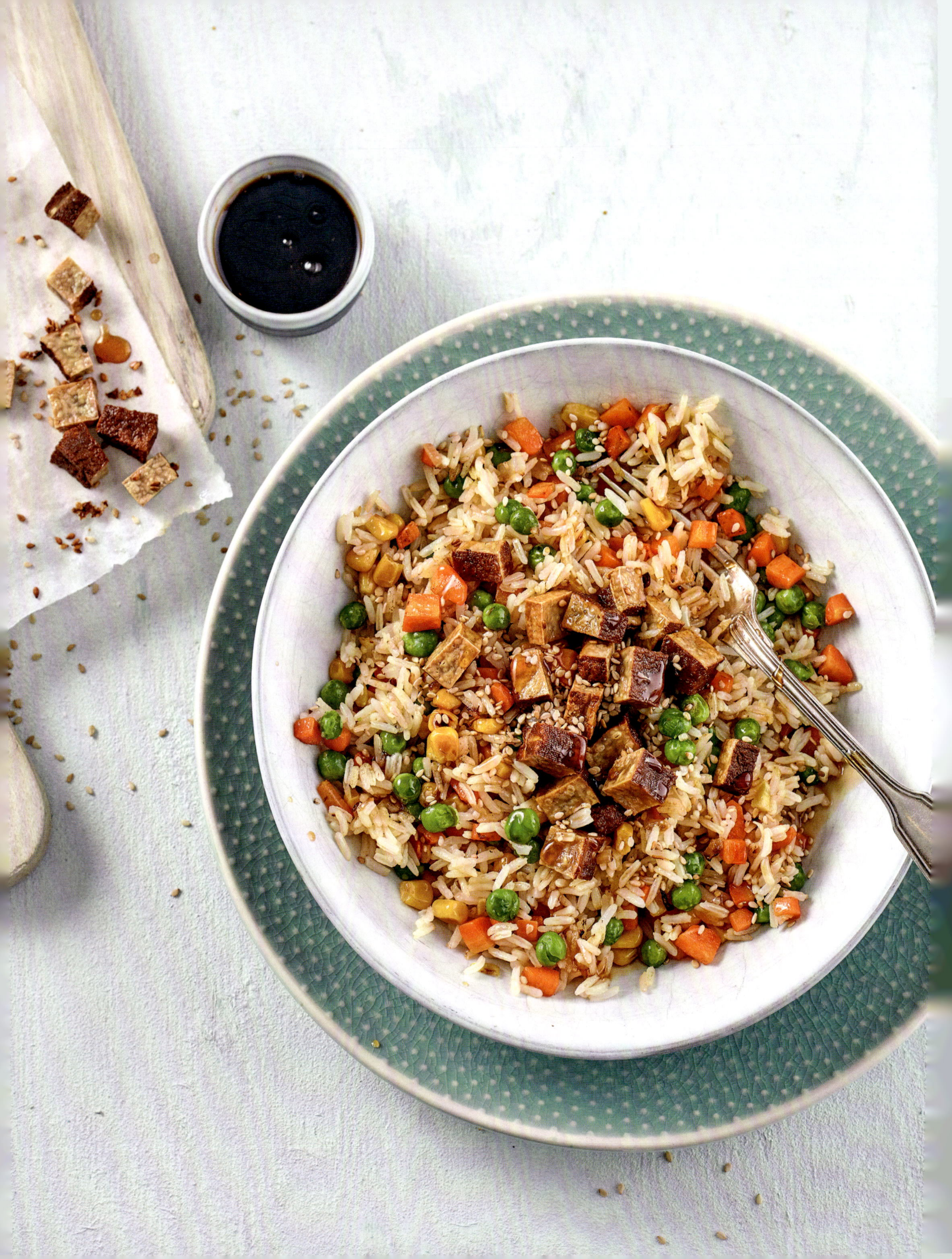

Gebratener Reis mit Tofu

Für 2 Personen
25 Min.

100 g Jasminreis • 100 g Räuchertofu • 2 Möhren • 1 Zwiebel • 1 Stück Knoblauch • 1 Stück Ingwer • 1 EL Olivenöl • 50 g Mais aus der Dose • 50 g TK-Erbsen • 2 EL Sojasoße • 1 EL Sesam

- Den Backofen auf 200 Grad Umluft vorheizen.
- Den Reis mit doppelter Menge Wasser zum Kochen bringen, dann die Hitze zurückdrehen und den Reis so lange köcheln lassen, bis er das Wasser vollständig aufgenommen hat.
- Tofu in mundgerechte Stücke schneiden und für ca. 20 Min. in den vorgeheizten Ofen geben.
- Mohren, Zwiebel, Knoblauchzehe und Ingwer schälen und fein hacken. Öl in die Pfanne geben und Zwiebel, Knoblauch und Ingwer scharf darin anbraten. Möhren, Erbsen und Mais dazugeben und weiter braten.
- Den fertigen Reis mit in die Pfanne geben und alles gemeinsam anrösten.
- Den Tofu auf der Reispfanne anrichten. Das Gericht mit Sojasoße würzen und mit Sesam bestreuen.

Tipp Statt Tofu können Sie auch Lachsstücke anbraten. Um die Kohlenhydrate zu reduzieren, können Sie Blumenkohlreis (Seite 171) statt Jasminreis verwenden.

Nährwerte pro Portion
515 kcal • 16 g Fett • 64 g Kohlenhydrate • 22 g Protein

« Gebratener Reis mit Tofu

Vegetarische Paella mit Zucchini und Aubergine

Für 2 Personen
45 Min.

100 g Rundkornreis • 50 g grüne Oliven (entsteint) • 200 g Cherrytomaten • 1 Knoblauchzehe • 1 Stück Frühlingszwiebel • ½ rote Zwiebel • ½ Zucchini • ½ Aubergine • 1 rote Paprika • 1 TL Olivenöl • 1 Msp. Safran • 1 Msp. Salz • Pfeffer • 80 g grüne TK-Erbsen • ½ Zitrone

- Reis mit doppelter Menge Wasser kochen.
- Oliven und Cherrytomaten halbieren. Knoblauch schälen und fein hacken. Frühlingszwiebel und Zwiebel in feine Ringe schneiden. Zucchini, Aubergine und Paprika waschen, putzen und in mundgerechte Stücke schneiden.
- Alles mit Olivenöl auf mittlerer Stufe in einer Pfanne 5–6 Minuten anbraten.
- Reis und Safran dazugeben und gut umrühren. Mit Salz und Pfeffer würzen.
- Zum Schluss Erbsen und Zitronensaft hinzufügen und die Paella wenige Min. weiterbraten.

Tipp Um die Kohlenhydrate zu reduzieren, mischen Sie den Reis mit dem kohlenhydratarmen Blumenkohlreis (Seite 171).

Nährwerte pro Portion
455 kcal • 8 g Fett • 76 g Kohlenhydrate • 16 g Protein

Mangold-Kichererbsen-Eintopf mit pochiertem Ei

Für 2 Personen
25 Min.

½ weiße Zwiebel • 2 Knoblauchzehen • 1 kleines Stück Ingwer • 200 g Mangold • 1 TL Olivenöl • 1 Msp. Chiliflocken • ½ TL Kurkuma • 1 Msp. Salz • Pfeffer • ½ Zitrone • 1 Dose (240 g) Kichererbsen • 350 ml Gemüsebrühe • 2 Eier • frische Basilikumblätter • 50 g Joghurt (3,5 % Fett)

- Zwiebel, Knoblauch und Ingwer schälen und fein hacken. Mangold waschen und in grobe Stücke zerteilen.

- Olivenöl in einer Pfanne erhitzen. Mangold, Zwiebel, Knoblauch, Chiliflocken und Ingwer dazugeben und anbraten. Kurkuma hinzufügen und gut verrühren. Das Gemüse mit Salz und Pfeffer abschmecken und beiseitestellen.

- Die halbe Zitrone und die abgetropften Kichererbsen in einem Topf bei mittlerer Hitze erwärmen. Gemüsebrühe dazugeben und zum Kochen bringen. Bei geschlossenem Deckel 10 Min. köcheln lassen. Zitrone aus dem Topf nehmen und die Mangold-Zwiebel-Mischung dazugeben.

- In einem weiteren Topf Wasser zum Kochen bringen und ein aufgeschlagenes Ei hineingeben. Sobald das Eiweiß fest ist, das Ei aus dem Wasser heben. Den Vorgang mit dem zweiten Ei wiederholen.

- Den Eintopf auf 2 Schüsseln verteilen und mit je 1 pochiertem Ei, Basilikumblättern und etwas Joghurt servieren.

Nährwerte pro Portion
620 kcal • 24 g Fett • 50 g Kohlenhydrate • 37 g Protein

Linsenbratlinge mit Zitronencouscous

Für 2 Personen
60 Min.

100 g Couscous • ½ Zitrone • 1 Knoblauchzehe • 3 Stängel Petersilie • 1 Frühlingszwiebel • Korianderblätter • ½ Dose (180 g) braune Linsen • 1 TL Weinstein-Backpulver • Salz • Pfeffer • 2 EL Sesamöl • 1 entsteinte Medjool-Dattel • 1 EL frische Minze • 100 g griechischer Joghurt (10 % Fett) • 1 Zweig Minze • 1 TL Knoblauchpulver • 1 EL Pistazienkerne

- Couscous nach Packungsanweisung kochen.

- Zitronenschale abreiben und Zitronensaft auspressen, beides zum Couscous geben, salzen. Das Couscous abgedeckt 10–15 Min. ziehen lassen.

- Knoblauch schälen und hacken. Petersilie, Frühlingszwiebel und Koriander waschen und hacken.

- Linsen, Petersilie, Koriander, Knoblauch, Frühlingszwiebel, Backpulver, Salz und Pfeffer in eine große Schüssel geben und mit einem Mixstab glatt pürieren.

- Den Teig mit den Händen kneten, Bällchen formen und mit Öl in einer Pfanne frittieren.

- Die Dattel in kleine Stücke schneiden und zum Couscous geben.

- Minze zerpflücken, mit Knoblauchpulver, Salz und Pfeffer zum Joghurt geben und verrühren.

- Pistazien mit einem Messer zerkleinern. Die Linsenbratlinge mit Couscous, Minzjoghurt und Pistazienstücken servieren.

Nährwerte pro Portion
430 kcal • 19 g Fett • 47 g Kohlenhydrate • 13 g Protein

Spinatknödel auf Radicchiosalat

Für 2 Personen
30 Min.

200 g TK-Spinat (gehackt) • 1 Knoblauchzehe • 125 g Vollkornsemmelbrösel • 1 Ei • 75 ml Milch (1,5 % Fett) • 1 Msp. Muskat • 1 Msp. Salz • Pfeffer • 150 g Radicchio • 3 Stängel Petersilie • 100 g Joghurt (3,5 % Fett) • 1 EL Sonnenblumenkerne • 1 EL Parmesan, gehobelt

- Backofen auf 100 Grad Umluft vorheizen.

- Spinat auftauen lassen. Knoblauch schälen und fein hacken.

- Semmelbrösel, Spinat, Knoblauch, Ei und Milch zu einer glatten Masse verkneten. Den Teig mit Muskat, Salz und Pfeffer würzen und mit feuchten Händen ca. 4–6 Knödel daraus formen.

- Die Spinatknödel auf ein mit Backpapier belegtes Backblech legen und ca. 10 Min. im Ofen garen.

- In der Zwischenzeit Radicchio waschen und klein schneiden. Petersilie fein hacken und zusammen mit Radicchio, Joghurt und den Sonnenblumenkernen in einer Schüssel vermengen. Mit Salz und Pfeffer abschmecken.

- Salat auf einem Teller anrichten, mit den Spinatknödeln, Sonnenblumenkernen und Parmesan servieren.

Nährwerte pro Portion
370 kcal • 10 g Fett • 46 g Kohlenhydrate • 22 g Protein

Klassische Ratatouille

Für 2 Personen
30 Min.

1 Zucchini • 1 gelbe Paprikaschote • ½ Aubergine • ½ rote Zwiebel • ½ Knoblauchzehe • 1 TL Olivenöl • 1 EL Tomatenmark • 50 ml Wasser • etwas frischer Rosmarin • 1 Msp. Salz • Pfeffer

- Zucchini, Paprika und Aubergine waschen, Paprika putzen. Das Gemüse in Scheiben bzw. Würfel schneiden. Zwiebel und Knoblauch schälen und hacken.

- Das Gemüse nacheinander in einer Pfanne in Olivenöl anbraten: Zuerst Zwiebel und Knoblauch, dann die Zucchini, die Paprika und zum Schluss die Aubergine.

- Tomatenmark, Wasser und Rosmarin dazugeben und alles bei geschlossenem Deckel ca. 10 Min. dünsten.

- Mit Salz und Pfeffer abschmecken und die Ratatouille auf einem Teller anrichten.

Tipp Ein Löffel griechischer Joghurt, 80 g Vollkornreis oder ein Stück Vollkornbrot (50 g) runden das Gericht optimal ab.

Nährwerte pro Portion
370 kcal • 10 g Fett • 46 g Kohlenhydrate • 22 g Protein

Garnelen mit weißen Bohnen und Tomaten

Für 4 Personen
20 Min.

3 Knoblauchzehen • 450 g Riesengarnelen • 4 EL Olivenöl • 1 TL Paprikapulver • 1 Msp. Chiliflocken • 1 Dose (400 g) gestückelte Tomaten • 2 Dosen (400 g) weiße Bohnen • 250 ml Gemüsebrühe

- Knoblauch schälen und fein hacken.
- Garnelen mit 2 EL Olivenöl und dem Paprikapulver vermischen und in eine große Pfanne geben. Unter ständigem Wenden ca. 2 Min. bei mittlerer Stufe braten, bis die Garnelen fast gar sind. Die Hälfte des Knoblauchs hinzufügen, dann die Garnelen aus der Pfanne nehmen.
- 2 EL Öl, Chiliflocken und den restlichen Knoblauch in die Pfanne geben und kurz anbraten. Die Tomaten dazugeben und wenige Minuten köcheln lassen.
- Die abgetropften weißen Bohnen und die Gemüsebrühe in die Pfanne geben und die Soße weitere 5 Min. kochen lassen, bis sie eindickt.
- Die gebratenen Garnelen unterheben und 1–2 Min. erwärmen.

Nährwerte pro Portion
435 kcal • 17 g Fett • 37 g Kohlenhydrate • 35 g Protein

Lachsnudeln mit Paprika-Zucchini-Gemüse

Für 2 Personen
20 Min.

½ rote Paprikaschote • ½ gelbe Paprikaschote • 1 Zucchini • 2 TL Olivenöl • 1 TK-Lachsfilet • 80 g rote Linsennudeln • 2 EL Ricotta • frische Petersilie • 1 Msp. Salz • Pfeffer

- Paprika und Zucchini waschen, putzen, in Würfel schneiden und in einer Pfanne in 1 TL Öl anbraten.
- In einer weiteren Pfanne den Lachs in dem restlichen Öl auf mittlerer Stufe braten, bis er gar ist.
- In der Zwischenzeit die Nudeln in kochendem Wasser 3–4 Min. garen, dann abgießen.
- Die Lachsfilets in kleine Stücke teilen und zusammen mit den Nudeln, dem Gemüse und Ricotta servieren.
- Mit frischer Petersilie anrichten und nach Belieben mit Salz und Pfeffer abschmecken.

Tipp Statt Linsennudeln können Sie auch Vollkorn-Farfalle verwenden. Aber trauen Sie sich ruhig an die Linsennudeln heran, Sie werden geschmacklich kaum einen Unterschied bemerken.

Nährwerte pro Portion
620 kcal • 16 g Fett • 56 g Kohlenhydrate • 56 g Protein

» Lachsnudeln mit Paprika-Zucchini-Gemüse

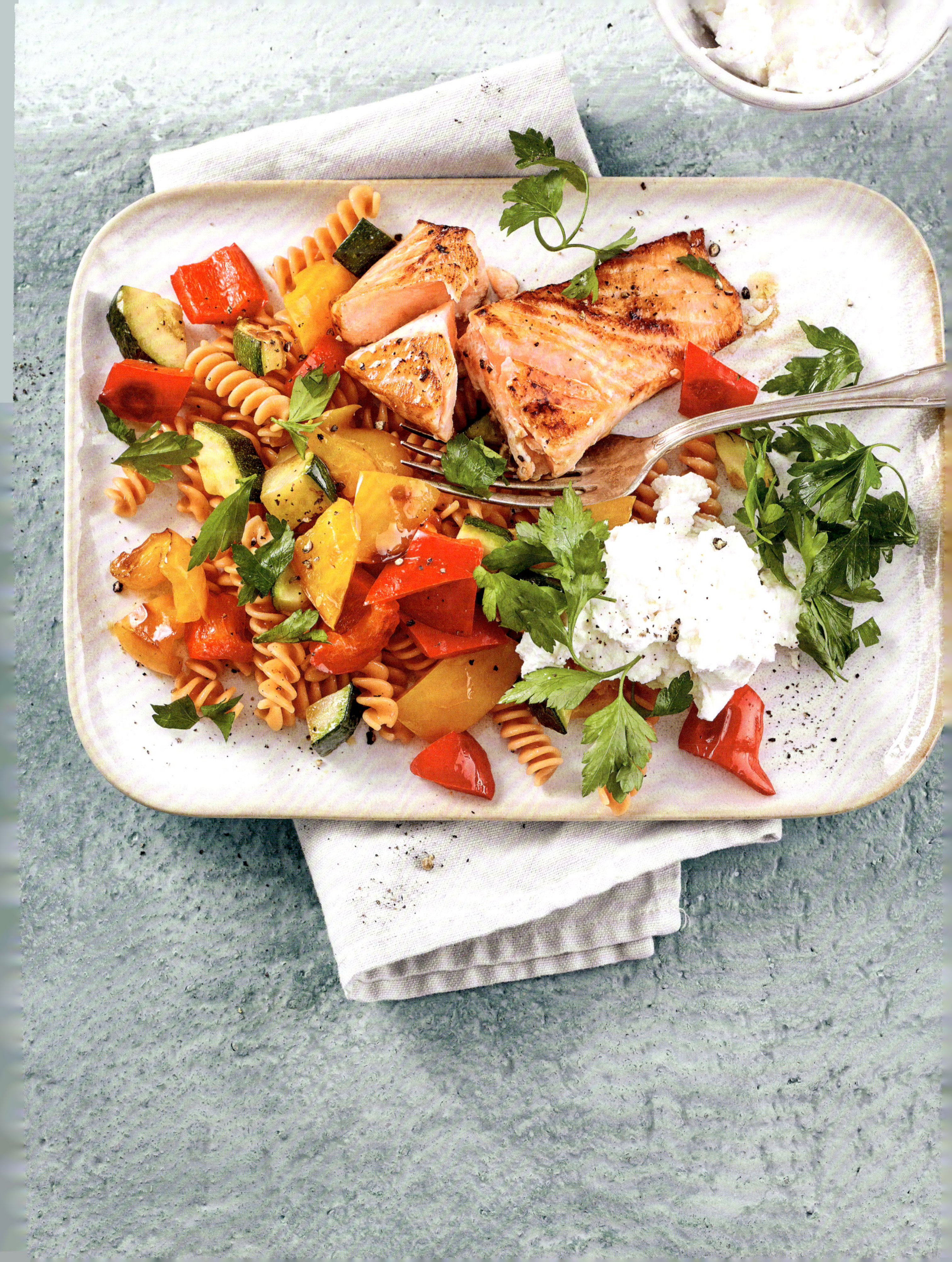

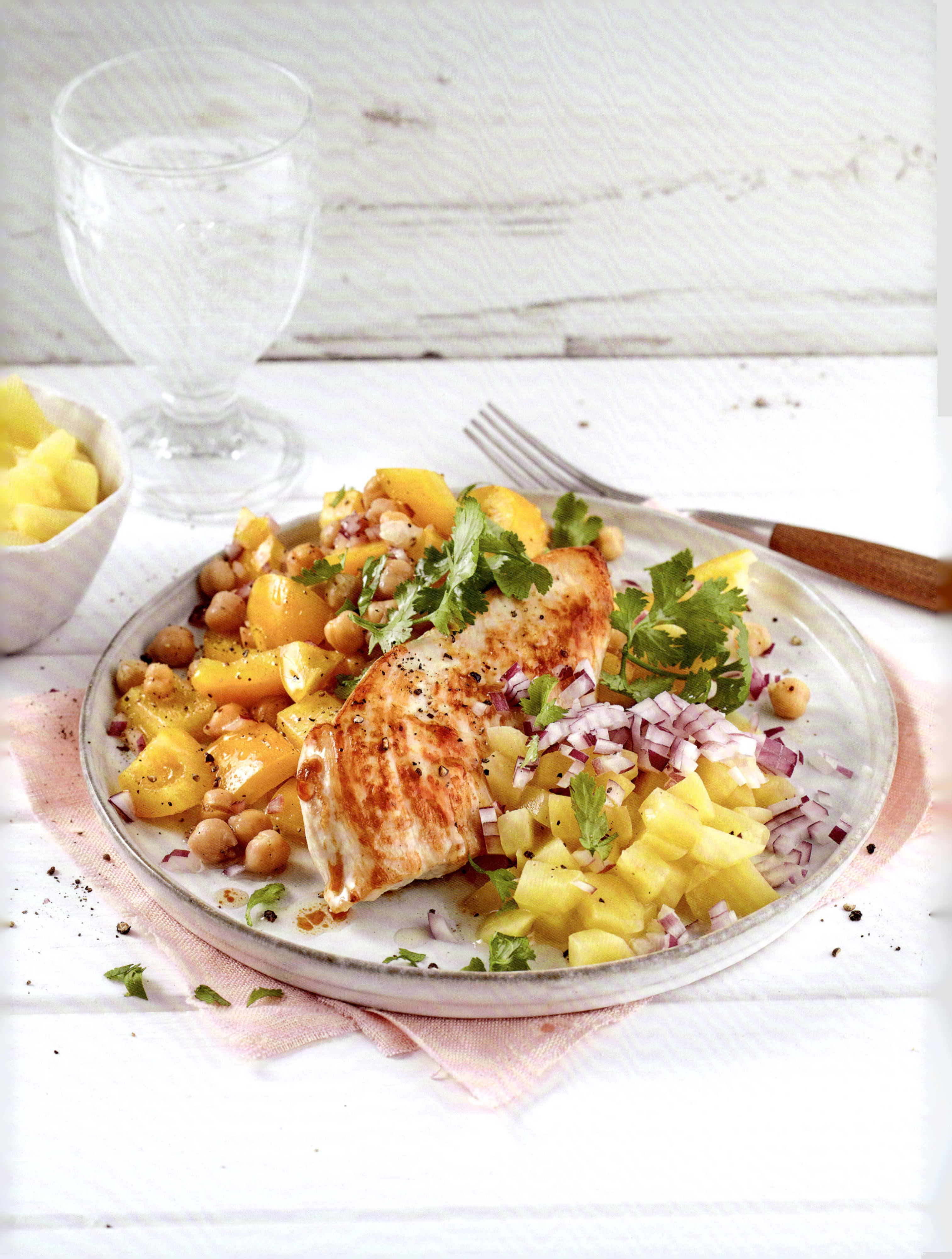

Thailändisches Fischcurry mit Ananas und Reis

Für 2 Personen

20 Min.

100 g Basmatireis • 100 g frische Ananas • 100 g Brokkoli • 100 g Zuckerschoten • 1 rote Paprikaschote • 1 TL Zitronengras • 100 ml Kokosmilch • ½ TL scharfe Thai-Curry-Paste • 2 EL Sojasoße • 150 g weißer Fisch oder Lachs • 2 EL Erdnussöl • 1 Msp. Salz • Pfeffer

- Den Reis gut waschen und mit doppelter Menge Wasser kochen.
- Ananas schälen und in fingerdicke Stücke schneiden. Das Gemüse putzen. Brokkoli in Röschen zerteilen, die Paprikaschote in grobe Stücke schneiden.
- Zitronengras, Kokosmilch, Curry-Paste und Sojasoße gut verrühren.
- Den Fisch in mundgerechte Stücke zerteilen und in einer Pfanne in der Kokos-Curry-Soße dünsten.
- Brokkoli, Zuckerschoten und Paprika im Wok mit Erdnussöl braten. Die Ananasstücke und den Fisch dazugeben und alles einmal aufkochen lassen.
- Das Fischcurry mit dem gekochten Reis servieren.

Nährwerte pro Portion

575 kcal • 27 g Fett • 57 g Kohlenhydrate • 23 g Protein

« Gebratene Hähnchenbrust mit Kichererbsensalat

Gebratene Hähnchenbrust mit Kichererbsensalat

Für 2 Personen

20 Min.

1 gelbe Paprikaschote • ½ Mango • 1 rote Zwiebel • frischer Koriander • 250 g Hähnchenbrustfilets • 1 TL Olivenöl • ½ Zitrone • ½ Dose (240 g) Kichererbsen • 1 EL Apfelessig • 1 Msp. Salz • Pfeffer

- Paprika putzen und in Würfel schneiden. Mango in mundgerechte Stücke zerteilen. Zwiebel schälen und hacken. Koriander grob hacken.
- Hähnchenbrustfilets waschen und trocken tupfen.
- Das Fleisch mit dem Olivenöl in einer Pfanne anbraten. Mit dem Saft der Zitrone ablöschen.
- Mangostücke in einem Topf bei mittlerer Hitze kurz glasig anbraten.
- In der Zwischenzeit Paprika, abgetropfte Kichererbsen und die Hälfte der Zwiebel in einer Salatschüssel vermengen und mit Apfelessig, Salz und Pfeffer abschmecken.
- Das Fleisch mit der Mango-Salsa, der restlichen Zwiebel und frischem Koriander anrichten und mit dem Kichererbsensalat servieren.

Nährwerte pro Portion

295 kcal • 6 g Fett • 21 g Kohlenhydrate • 34 g Protein

Französische Ente à l'orange

Für 2 Personen

20 Min. + 20 Min. Backzeit

200 g Entenbrust • 1 Msp. Salz • Pfeffer • 1 TL Olivenöl • 600 g Gemüse nach Wahl (z. B. Möhren, Zuckerschoten, Paprika, Sojasprossen) • 2 Knoblauchzehen • 100 ml Orangensaft (100 % Direktsaft) • 1 EL Honig • 2 EL Sojasoße • 1 Msp. Chiliflocken

- Den Backofen auf 160 Grad Umluft vorheizen.
- Die Haut der Entenbrust einschneiden und mit wenig Salz und Pfeffer würzen.
- Das Fleisch in einer Pfanne in Olivenöl anbraten, bis die Haut goldbraun ist. Die Entenbrust anschließend ca. 20 Min. im Backofen backen.
- Das gewählte Gemüse waschen, putzen und ggf. klein schneiden. In einem Topf mit wenig Wasser bei geringer Hitze garen.
- Knoblauch schälen und fein hacken.
- Orangensaft, Honig, Sojasoße, Knoblauch, Chiliflocken, etwas Salz und Pfeffer zu einer Soße anmischen und zum Gemüse geben.
- Die fertig gebackene Entenbrust aufschneiden und mit dem Gemüse servieren.

Nährwerte pro Portion

475 kcal • 11 g Fett • 53 g Kohlenhydrate • 31 g Protein

Bunter Fleischspieß mit Ofenkartoffeln

Für 2 Personen

40 Min.

2 EL Zitronensaft • 2 TL Senf • je 1 Msp. Muskat, Kreuzkümmel, Salz und Pfeffer • 250 g Putenfilet • 240 g Kartoffeln (festkochend) • 2 TL Olivenöl • 200 g Rosenkohl • 200 g Blumenkohl • 2 TL Butter

- Den Backofen auf 200 Grad Umluft vorheizen.
- Aus Zitronensaft, Senf, Muskat, Kreuzkümmel, Salz und Pfeffer eine Marinade anrühren.
- Das Putenfilet in große Würfel schneiden und mit der Marinade übergießen.
- Die ungeschälten Kartoffeln waschen und längs halbieren. Mit der Schnittfläche nach unten in eine mit Öl bestrichene Auflaufform geben und ca. 25 Min. im vorgeheizten Ofen backen.
- Rosenkohl und Blumenkohl putzen, Blumenkohl zerteilen und beide Gemüse in Wasser bissfest dünsten. Abtropfen lassen und in wenig Butter schwenken.
- Fleisch und Gemüse abwechselnd auf 4 Spieße stecken und unter dem Backofengrill 8 bis 10 Min. garen.
- Die Spieße mit den Ofenkartoffeln servieren.

Nährwerte pro Portion

450 kcal • 21 g Fett • 23 g Kohlenhydrate • 38 g Protein

Saltimbocca alla romana

Für 2 Personen
20 Min.

250 g Kalbsnuss • Salz und Pfeffer • 50 g roher Schinken (in 2 Scheiben) • 4 frische Salbeiblätter • 3 EL Rapsöl oder Olivenöl • ½ Tasse Gemüsebrühe • 1 EL trockener Weißwein

- Das Kalbfleisch in 4 handtellergroße gleich dicke Schnitzel schneiden und leicht klopfen. Mit Salz und Pfeffer würzen, mit je ½ Schinkenscheibe und einem Salbeiblatt belegen. Die vier Schnitzel zusammenklappen und mit einem Zahnstocher feststecken.

- In einer großen Pfanne 2 EL Öl erhitzen, die Schnitzel langsam von beiden Seiten goldgelb braten, aus der Pfanne heben und warm stellen.

- Die Gemüsebrühe mit dem Schuss Wein mischen, in die Pfanne geben und bei geringer Hitze eindicken lassen. Den Bratenfond mit einem Kochlöffel vom Pfannenboden lösen, das restliche Öl unterrühren.

- Die Soße über die Schnitzel geben und die Saltimbocca sofort servieren.

- Dazu schmeckt ein mediterranes Gemüse, z. B. Ratatouille (Seite 181).

Nährwerte pro Portion
385 kcal • 27 g Fett • 0 g Kohlenhydrate • 33 g Protein

Nudelgratin mit Hackfleisch und Spinat

Für 2 Personen
20 Min. + 25 Min. Backzeit

100 g Vollkornnudeln • 150 ml Wasser • 1 kleine Zwiebel • 1 Knoblauchzehe • 2 TL Olivenöl • 125 g Hackfleisch • 1 Msp. Salz • Pfeffer • TL Paprikapulver • 200 g Blattspinat • 2 EL Wasser • 50 g Kräuterfrischkäse • 1 Ei • 2 EL Sahne • 50 g Schafskäse (Feta) • 1 EL Oregano (frisch oder getrocknet)

- Nudeln in Wasser al dente kochen.

- Zwiebel und Knoblauch schälen, fein hacken und in Öl braten. Das Hackfleisch dazugeben und mit Salz, Pfeffer und Paprikapulver würzen.

- Den Spinat in Wasser andünsten und unter die gekochten Nudeln rühren.

- Den Backofen auf 200 Grad Umluft vorheizen.

- Eine Auflaufform einfetten und die Nudelmischung einfüllen.

- Kräuterfrischkäse mit Ei und Sahne anrühren, mit Salz und Pfeffer würzen und über die Nudelmasse gießen. Schafskäse zerbröseln und ebenfalls darüber verteilen. Mit Oregano bestreuen.

- Das Gratin 25 Min. im Ofen backen.

Nährwerte pro Portion
575 kcal • 30 g Fett • 38 g Kohlenhydrate • 33 g Protein

BESONDERES FÜR GÄSTE

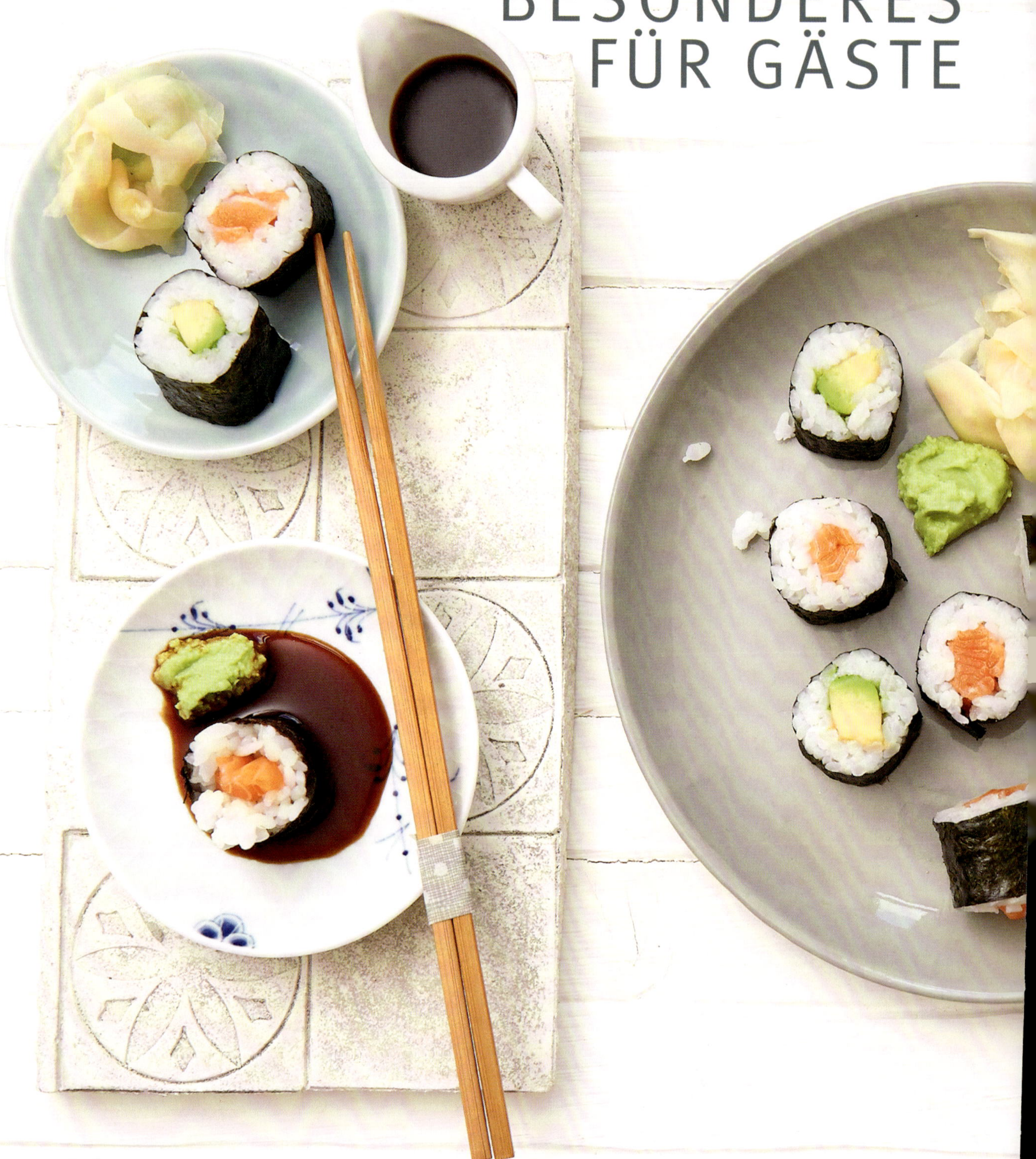

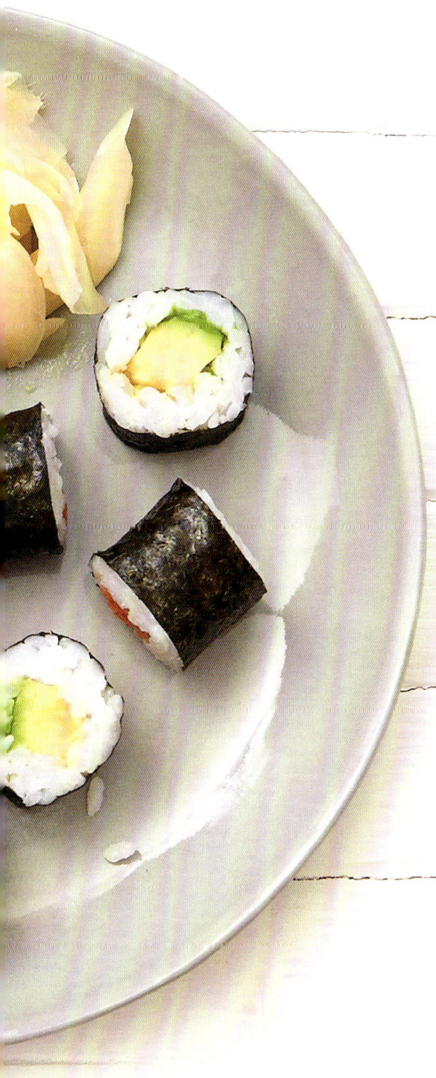

Sushi

Für 4 Personen
60 Min.

160 g Natur-Rundkornreis • 600 ml Wasser • 1 Avocado • 250 g Wildlachsscheiben • 4 Nori-Blätter • 40 ml Sojasoße • 20 g Wasabi-Paste

- Reis in einem Sieb waschen, in einem Topf mit dem Wasser einmal aufkochen und dann so lange auf mittlerer Stufe köcheln lassen, bis er gar ist. Das restliche Wasser abgießen.

- Avocado halbieren, vom Kern befreien und das Fruchtfleisch in kleine, mundgerechte Stücke schneiden.

- Ein Nori-Blatt mit der glatten Seite nach unten auf einen Teller legen und etwas Reis darauf verteilen. Danach Avocadostücke oder Lachsscheiben in passender Größe auf das Blatt geben und erneut mit Reis bedecken. Den oberen Rand des Algenblatts mit etwas Wasser anfeuchten, das Nori-Blatt von unten aufrollen und den oberen Rand an der Rolle festdrücken. Mit den übrigen Nori-Blättern ebenso verfahren.

- Die Rollen in circa 2 cm dicke Stücke schneiden, nach Belieben mit etwas Sojasoße beträufeln und mit Wasabi anrichten.

Nährwerte pro Portion
346 kcal • 12 g Fett • 33 g Kohlenhydrate • 22 g Protein

Halloumi-Spieße mit mediterranem Gemüse

Für 4 Personen

20 Min.

250 g Halloumikäse • 1 rote Paprikaschote • 1 gelbe Paprikaschote • 1 rote Zwiebel • 2 Zucchini • 1 EL Zitronensaft • 2 EL Olivenöl • etwas Petersilie, Oregano, Rosmarin (frisch)

- Den Halloumikäse in daumendicke Streifen schneiden. Paprika putzen, Zwiebel schälen. Paprika und Zwiebel in Streifen, Zucchini in Scheiben schneiden.

- Die Käsestücke und das geschnittene Gemüse abwechselnd auf 8 Holzspieße stecken.

- Die Spieße nebeneinander auf einen großen Teller legen. Mit Zitronensaft und 1 EL Olivenöl beträufeln, mit der Hälfte der Kräuter bestreuen und ca. ½ Stunde ziehen lassen.

- Die Gemüsespieße mit einem weiteren EL Olivenöl in einer Pfanne anbraten, bis der Halloumi eine goldbraune Farbe angenommen hat.

- Die Spieße mit den restlichen Kräutern bestreut servieren.

Nährwerte pro Portion

320 kcal • 24 g Fett • 8 g Kohlenhydrate • 17 g Protein

Gefüllte Avocado mit Tomatensalsa

Für 4 Personen

10 Min.

4 große Tomaten • 1 große rote Zwiebel • 4 kleine reife Avocados • Salz • Pfeffer • 4 EL Balsamicoessig • 4 TL Olivenöl • etwas Basilikum, Oregano (frisch oder getrocknet)

- Tomaten waschen und in Würfel schneiden. Zwiebel schälen und fein hacken. Avocados halbieren und vom Kern befreien.

- Avocadohälften mit Salz und Pfeffer würzen. Tomaten und Zwiebel in die Mulden der Avocadohälften geben und mit Balsamico, Olivenöl und Kräutern servieren.

Nährwerte pro Portion

460 kcal • 43 g Fett • 10 g Kohlenhydrate • 5 g Protein

» Gefüllte Avocado mit Tomatensalsa

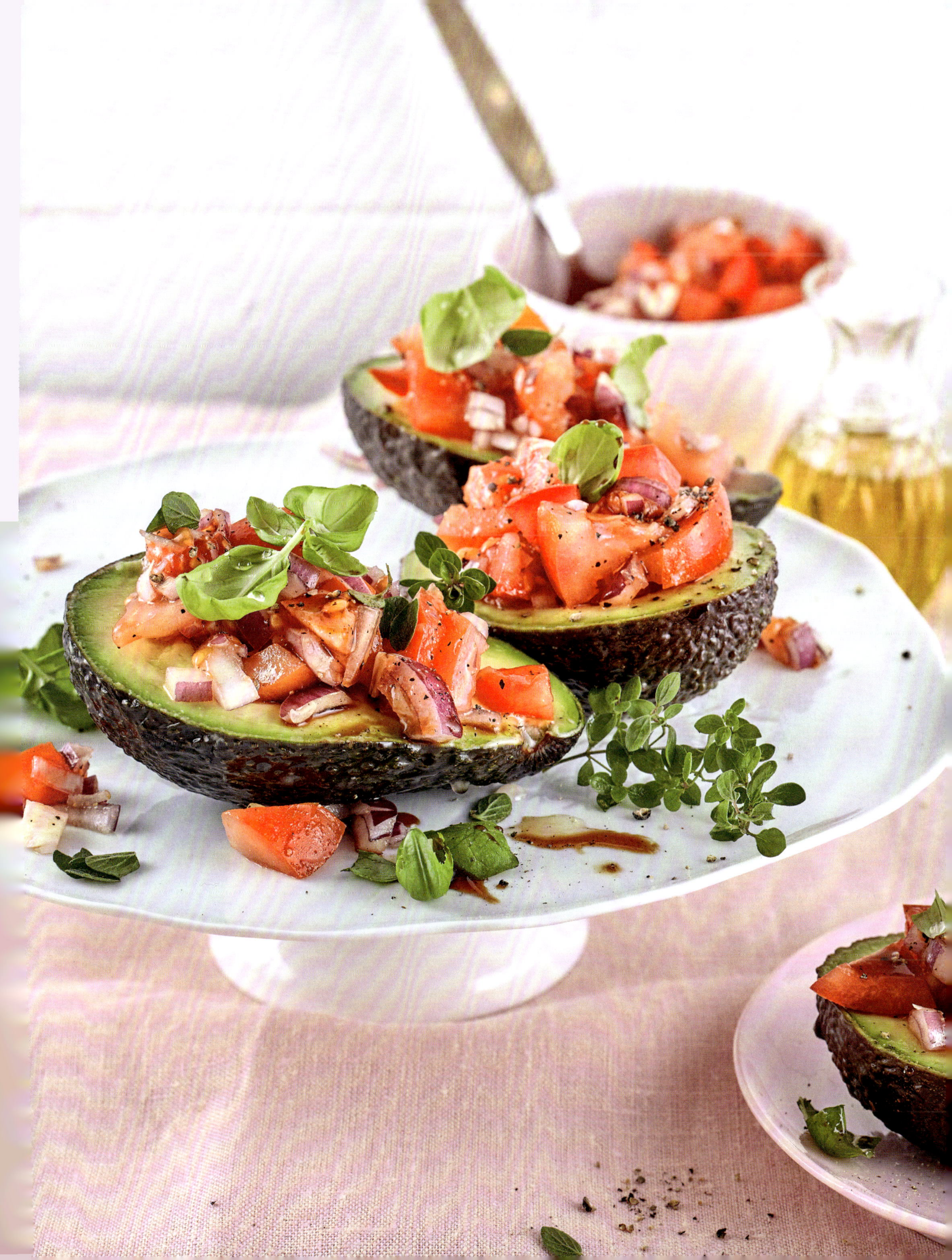

Gesunde Sommerrollen mit buntem Gemüse

Für 4 Personen

10 Min.

8 Reisblätter • 4 EL frischer Rotkohl • 1 große Möhre • 1 Bund Frühlingszwiebeln • ½ Gurke • ½ Avocado • 1 Handvoll frische Erdbeeren • frischer Koriander • 4 EL Sojasoße

- Reisblätter nacheinander in warmem Wasser einweichen. Sobald sie weich geworden sind, herausnehmen und abtropfen lassen.

- Rotkohl in Streifen schneiden. Möhre schälen und fein raspeln. Frühlingszwiebeln in feine Ringe schneiden. Gurke in feine Streifen schneiden. Avocadofruchtfleisch würfeln. Erdbeeren waschen und in mundgerechte Stücke schneiden. Koriander grob hacken.

- Die Reisblätter nacheinander mit Rotkohl, Möhrenraspeln, Frühlingszwiebeln, Gurkenstreifen, Avocadowürfeln und Erdbeeren belegen, mit Koriander bestreuen. Dann die Seiten der Blätter über die Füllung falten und von unten aufrollen.

- Die Sommerrollen mit Sojasoße servieren.

Nährwerte pro Portion

180 kcal • 7 g Fett • 21 g Kohlenhydrate • 3 g Protein

Dinkel-Flammkuchen mit Ziegenfrischkäse

Für 4 Personen

25 Min. + 15 Min. Backzeit

1 rote Paprikaschote • 1 Zwiebel • 4 Frühlingszwiebeln • 150 g Dinkelmehl • 150 g Dinkelvollkornmehl • 3 EL Olivenöl • 1 Msp. Salz • 150 g Mineralwasser • 300 g Ziegenfrischkäse • Thymian, Pfeffer (frisch oder getrocknet) • 50 g Rucola

- Den Backofen auf 200 Grad Ober-/Unterhitze vorheizen.

- Paprika waschen, putzen und in grobe Würfel schneiden. Zwiebel und Frühlingszwiebeln in grobe Ringe schneiden.

- Mehl, Öl, Salz und Mineralwasser zu einem homogenen Teig verarbeiten.

- Frischkäse, Thymian und Pfeffer vermengen.

- Den Teig auf einem Backblech 4–5 mm dick ausrollen, mit dem Frischkäse bestreichen, mit dem Gemüse belegen und mit etwas Pfeffer würzen.

- Den Flammkuchen in 15 Min. im Ofen knusprig backen. Mit Rucola belegen und servieren.

Nährwerte pro Portion

530 kcal • 24 g Fett • 57 g Kohlenhydrate • 18 g Protein

Zucchini-Risotto

Für 4 Personen
45 Min.

1 Zwiebel • 1 Knoblauchzehe • 1 Bund Petersilie • 500 g Zucchini • 1 TL Olivenöl • 300 g Risottoreis • 1 Msp. Salz • Pfeffer • 1 l Gemüsebrühe • 50 geriebener Parmesan

- Zwiebel und Knoblauch schälen, Petersilie waschen. Alles fein hacken. Die Zucchini waschen, abtrocknen und in Scheiben schneiden.

- Zwiebel und Knoblauch in dem Öl 5 Min. anbraten. Zucchini dazugeben und leicht anbräunen lassen. Den Reis auf kleiner Flamme unterrühren, bis die Körner glasig geworden sind. Mit Salz und Pfeffer würzen, dann so viel kochende Gemüsebrühe dazugießen, dass alles bedeckt ist.

- Wenn die Flüssigkeit vom Reis aufgenommen wurde, so lange unter ständigem Rühren in kleinen Mengen Gemüsebrühe hinzufügen, bis das Risotto gar ist.

- Nach 20 Min. Petersilie und Parmesan untermischen und das Risotto sofort servieren.

Nährwerte pro Portion
350 kcal • 6 g Fett • 63 g Kohlenhydrate • 12 g Protein

Spaghetti alle vongole

Für 4 Personen
25 Min.

1500 g frische Venusmuscheln • 150 g Cherrytomaten • 4 Knoblauchzehen • frische Petersilie • 4 Zucchini • 2 EL Olivenöl • 1 Msp. Salz • Pfeffer

- Muscheln putzen, Cherrytomaten waschen und halbieren. Knoblauchzehen schälen und fein hacken. Petersilienblätter grob hacken.

- Die Zucchini in einem Spiralschneider zu feinen länglichen Nudeln verarbeiten.

- In einer großen Pfanne den Knoblauch in 1 EL Olivenöl wenige Min. bei mittlerer Hitze anbraten. Die Muscheln hinzufügen, mit wenig Salz und Pfeffer abschmecken und bei geschlossenem Deckel 5 Min. garen lassen.

- Die Tomaten dazugeben und die Hitze ganz abdrehen.

- Die Zucchininudeln in einer weiteren Pfanne in 1 EL Olivenöl scharf anbraten und mit Salz und Pfeffer abschmecken.

- Die Muscheln zu den Nudeln geben und unterheben. Die Spaghetti Vongole mit Petersilie bestreuen und sofort servieren.

Tipp Falls Sie sich nicht so ganz mit Zucchininudeln anfreunden können, mischen Sie die Nudeln einfach mit Hartweizenspaghetti!

Nährwerte pro Portion
535 kcal • 17 g Fett • 34 g Kohlenhydrate • 62 g Protein

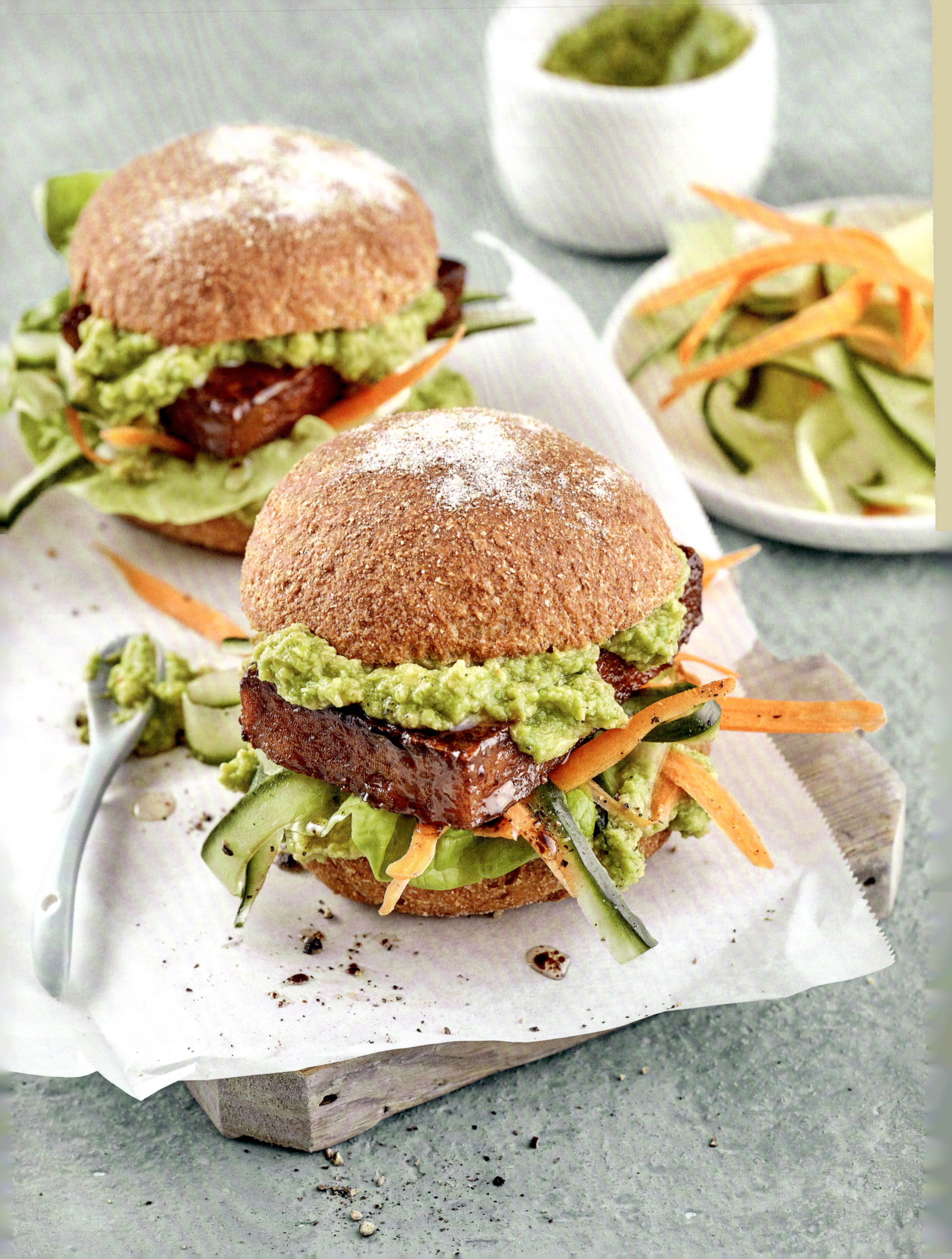

Vegetarischer Partyburger

Für 4 Personen
20 Min.

- 2 EL Sojasoße
- 1 TL Erythrit
- 1 Prise Pfeffer
- 300 g Seidentofu
- ½ Gurke
- 1 Möhre
- 1 kleine Avocado
- 1 Msp. Salz
- Pfeffer
- 2 EL Olivenöl
- 4 Weizenvollkorn-Burgerbrötchen
- 4 Blätter Kopfsalat
- 2 EL Zitronensaft

- Sojasoße, Erythrit und Pfeffer in einer kleinen Schüssel zu einer Marinade anrühren.

- Den Tofu in ca. 1 cm dicke Scheiben schneiden und in die Marinade legen. Mindestens 10 Min. ziehen lassen.

- In der Zwischenzeit die Gurke und die Möhre mit einem Sparschäler in dünne Streifen schneiden.

- Die Avocado halbieren, den Kern entfernen, das Fruchtfleisch herauslöffeln und mit einer Gabel zu einer Creme zerdrücken. Mit Salz und Pfeffer abschmecken.

- Den marinierten Tofu mit Olivenöl in einer Pfanne bei mittlerer Hitze goldbraun anbraten.

- Die Burgerbrötchen auslegen und mit der Avocadocreme bestreichen. Vier Brötchenhälften mit je 1 Salatblatt, Gurken- und Möhrenstreifen und dem gebratenen Tofu belegen und mit Zitronensaft beträufeln. Mit der zweiten Brötchenhälfte bedecken.

Nährwerte pro Portion
375 kcal • 18 g Fett • 34 g Kohlenhydrate • 16 g Protein

Mediterranes Lachsfilet

Für 4 Personen
25 Min. + 1 Std. Marinierzeit

600 g frisches Lachsfilet • 2 Knoblauchzehen • ½ Zitrone • 4 EL Olivenöl • etwas Thymian und Rosmarin (frisch oder getrocknet) • 1 Msp. Salz • Pfeffer • 200 g Cherrytomaten

- Lachsfilet abspülen und mit Küchenrollenpapier trocken tupfen. Knoblauch schälen und fein hacken.

- Den Fisch mit Zitronensaft, etwas Öl, Thymian, Rosmarin, Salz und Pfeffer würzen und 1 Stunde ziehen lassen.

- In der Zwischenzeit die Tomaten waschen und halbieren.

- Das Filet mit dem restlichen Olivenöl in einer Pfanne anbraten. Die Tomaten nach wenigen Min. ebenfalls in die Pfanne geben.

- Wenn der Fisch gar ist, das Filet mit den Tomaten aus der Pfanne nehmen und sofort servieren.

Nährwerte pro Portion
340 kcal • 26 g Fett • 1 g Kohlenhydrate • 27 g Protein

Lammhacksteak mit Birnen-Blaubeer-Salsa

Für 4 Personen
70 Min.

1 Zwiebel • 1 Knoblauchzehe • 650 g Lammhack • 60 g Semmelbrösel • etwas Thymian, Rosmarin (frisch oder getrocknet) • Salz • Pfeffer • 1 Birne • 300 g Blaubeeren • 4 EL Erythrit • 4 TL Zitronensaft • 250 g Feldsalat • 2 EL Olivenöl • 200 g Feta

- Zwiebel und Knoblauch schälen, fein hacken. Zusammen mit Lammhack, Semmelbröseln, Thymian, Rosmarin, Salz und Pfeffer mit den Händen zu einer homogenen Masse kneten.

- Aus der Hackfleischmasse 4 gleich große Steaks formen. Beiseitestellen.

- Birne schälen, entkernen und in kleine Würfel schneiden. Zusammen mit den Blaubeeren und der Erythritsüße in einem Topf erhitzen und 30 Min. auf niedriger Stufe köcheln lassen. Mit 2 TL Zitronensaft abschmecken.

- In der Zwischenzeit den Feldsalat waschen, putzen und mit dem restlichen Zitronensaft und 1 EL Olivenöl gut vermengen.

- Die Lammhacksteaks in 1 EL Olivenöl auf beiden Seiten goldbraun braten.

- Feldsalat mit Lammhacksteaks und Blaubeer-Salsa anrichten und vor dem Servieren den Feta über das Salatbett bröseln.

Nährwerte pro Portion
605 kcal • 42 g Fett • 18 g Kohlenhydrate • 37 g Protein

Hähnchenfilet mit Chili-Rosenkohl und Joghurt-Dip

Für 4 Personen
80 Min.

- 1 kg Rosenkohl
- 4 Knoblauchzehen
- 500 g Hähnchenfilet
- 1 Msp. Salz
- Pfeffer
- 2 Eier
- 100 g gemahlene Haselnüsse
- 200 g Feta
- 1 Msp. Chiliflocken
- frische Petersilie
- 100 g griechischer Joghurt (10 % Fett)
- 3 EL Olivenöl

- Den Backofen auf 150 Grad Umluft vorheizen.

- Rosenkohl putzen, die Röschen halbieren und auf ein mit Backpapier belegtes Backblech legen. Das Gemüse 40 Min. im Ofen backen.

- In der Zwischenzeit Knoblauch schälen und fein hacken. Hähnchenbrustfilet mit Salz und Pfeffer würzen.

- Eier in einer Schüssel verquirlen. Das Fleisch zuerst im Ei, dann in den gemahlenen Haselnüssen wälzen und auf einen Teller legen.

- Feta in Würfel schneiden.

- Die Hälfte des Knoblauchs zusammen mit den Chiliflocken nach ca. 20 Min. Backzeit zum Rosenkohl geben und alles gut durchmischen.

- Petersilie hacken und zum Joghurt geben. Mit Salz und Pfeffer abschmecken.

- Das Fleisch mit Olivenöl und dem restlichen Knoblauch in einer Pfanne anbraten.

- Den Rosenkohl aus dem Ofen nehmen.

- Hähnchenbrustfilets und Rosenkohl mit dem Joghurt-Dip und mit Fetawürfeln belegt servieren.

Nährwerte pro Portion

590 kcal • 38 g Fett • 11 g Kohlenhydrate • 47 g Protein

BACKEN

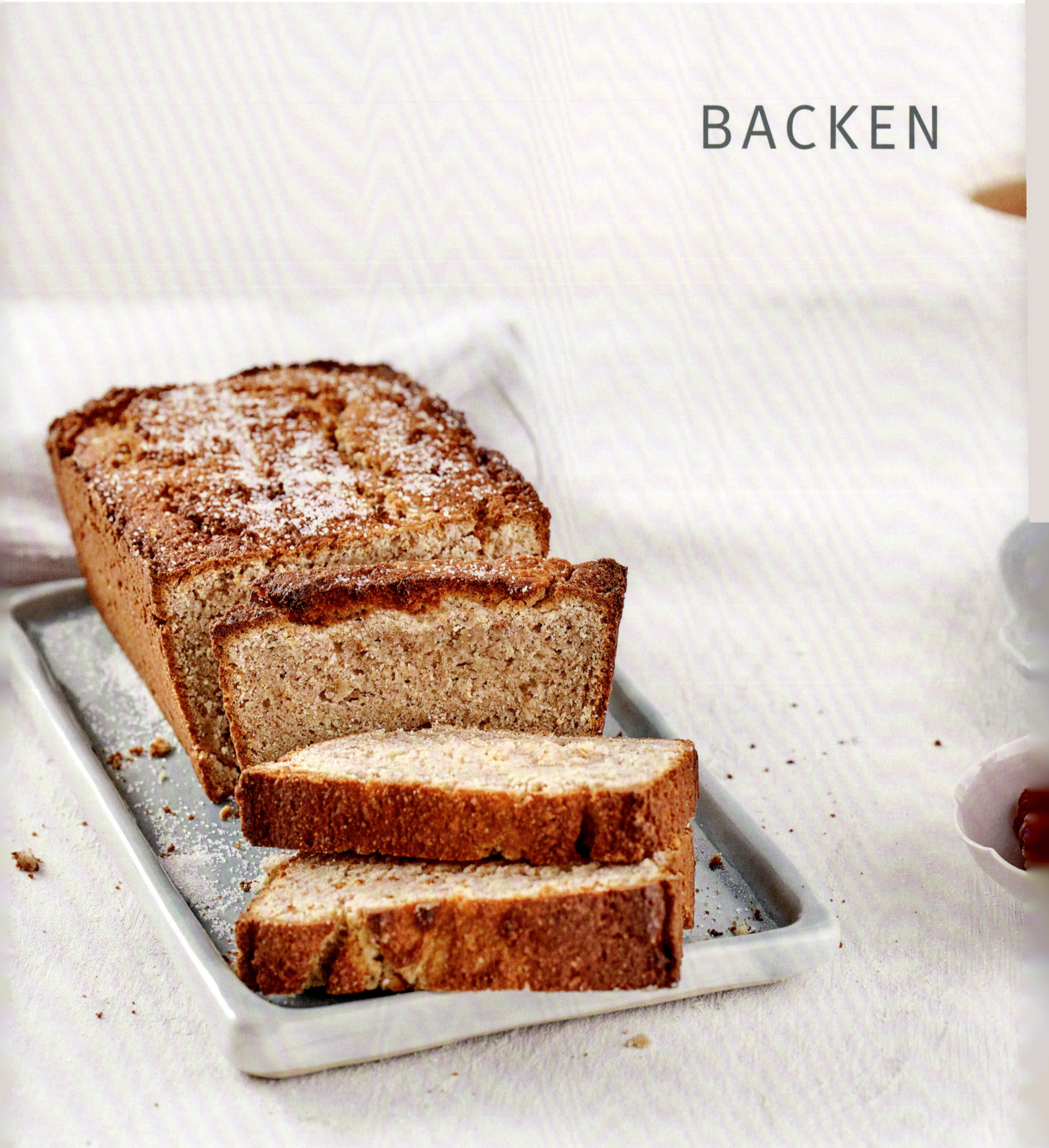

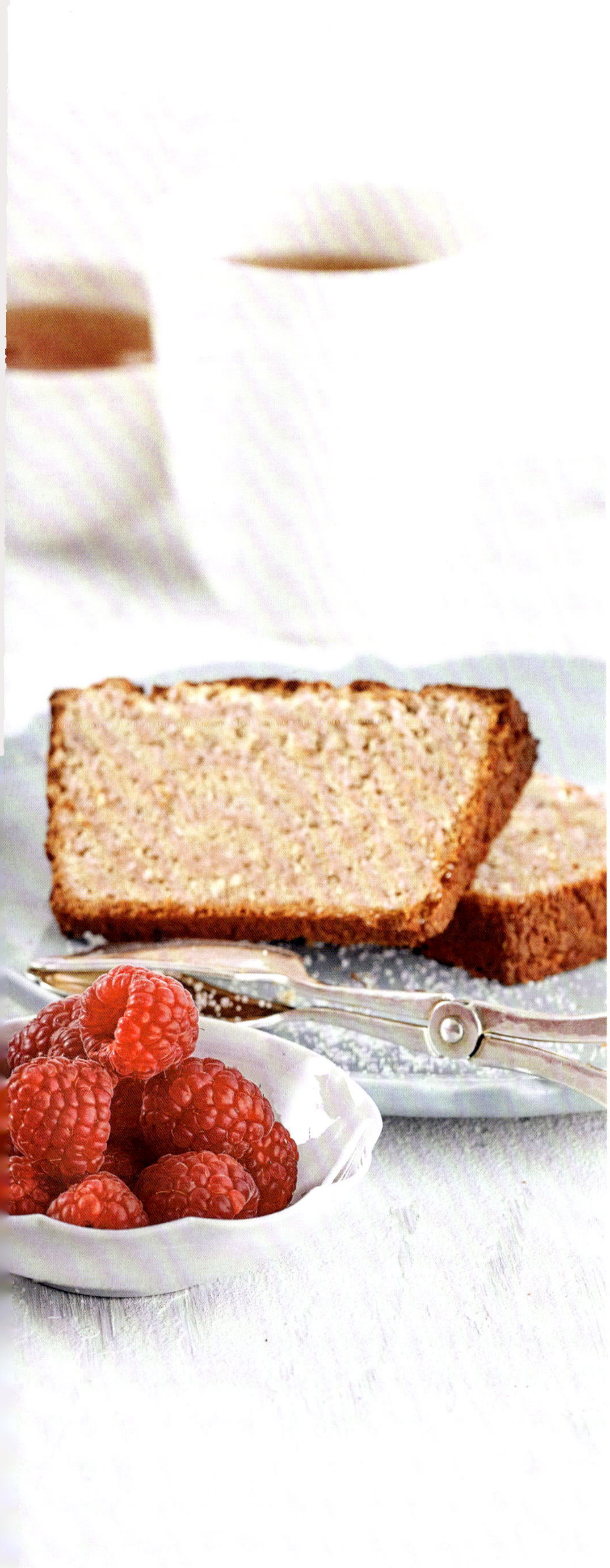

Saftiger Nusskuchen

Ergibt ca. 15 Stück
10 Min. + 50 Min. Backzeit

150 g Weizenvollkornmehl • 150 g gemahlene Haselnüsse • 150 g entöltes Mandelmehl • ½ Pck. Weinstein-Backpulver • 180 g Erythrit • Vanille • 1 Msp. Zitronenabrieb • 1 Msp. Salz • 350 ml Milch (1,5 % Fett) • 1 EL Sonnenblumenöl • 1 TL Apfelessig

- Den Backofen auf 200 Grad Ober-/Unterhitze vorheizen.

- Alle trockenen Zutaten, also Weizenmehl, Haselnüsse, Mandelmehl, Backpulver, Erythrit, Vanille, Zitronenabrieb und Salz in eine große Rührschüssel geben und miteinander vermengen.

- Milch, Öl und Apfelessig hinzufügen und alles zu einer cremigen Masse verrühren.

- Den Teig in eine Kuchenbackform geben und ca. 50 Min. im vorgeheizten Ofen backen.

Nährwerte pro Stück
155 kcal • 9 g Fett • 9 g Kohlenhydrate • 8 g Protein

Low-Carb-Marmorkuchen

Ergibt ca. 16 Stücke
15 Min. + 45 Min. Backzeit

50 g Butter • 100 g Erythrit • 6 Eier • 250 g Magerquark • 1 Msp. Natron • 220 g entöltes Mandelmehl • ½ Pck. Weinstein-Backpulver • 1 Msp. Salz • 4 EL Backkakao

- Den Backofen auf 170 Grad Ober-/Unterhitze vorheizen.
- Eier trennen. Butter, Erythrit und Eigelb schaumig rühren.
- Magerquark dazugeben und cremig aufschlagen. Natron, Mandelmehl, Backpulver und Salz hinzufügen.
- Eiweiß steif schlagen und unter die Teigmasse heben.
- Die Masse in gleich große Hälften teilen. Den einen Teil mit Backkakao anrühren.
- Den hellen Teig in eine Gugelhupfform geben, den dunklen Teig darüber verteilen und mit einer Gabel beide Teige leicht miteinander vermischen.
- Den Kuchen 40–50 Min. im vorgeheizten Ofen backen.

Nährwerte pro Stück
125 kcal • 7 g Fett • 2 g Kohlenhydrate • 12 g Protein

Sommerlicher Erdbeerkuchen

Ergibt 8 Stücke
20 Min. + 30 Min. Backzeit

2 rote Äpfel • 200 g Haferflocken • 150 ml Wasser • ½ Pck. Weinstein-Backpulver • 1 TL Zimt • 500 g frische Erdbeeren • 1 Päckchen Tortenguss

- Backofen auf 180 Grad Umluft vorheizen.
- Äpfel waschen, entkernen und mit Schale fein raspeln.
- Haferflocken mit Wasser, Backpulver und Zimt zu einem Teig rühren.
- Eine mittelgroße Springform mit Backpapier auslegen, den Teig hineingeben und zu einem Tortenboden verstreichen.
- Den Kuchen 30 Min. im vorgeheizten Ofen backen.
- Erdbeeren waschen und halbieren. Den abgekühlten Kuchenboden mit den Erdbeeren belegen.
- Tortenguss nach Packungsanweisung zubereiten.
- Den Erdbeerkuchen mit dem Tortenguss überziehen.

Nährwerte pro Stück
140 kcal • 2 g Fett • 24 g Kohlenhydrate • 4 g Protein

Gesunde Haferflocken-Cookies

Ergibt ca. 10 Stück
15 Min.+ 10 Min. Backzeit

100 g Dinkelvollkornmehl • 150 g kernige Haferflocken • 4 EL Erythrit • ½ Pck. Weinstein-Backpulver • 1 Msp. Bourbonvanille • 1 TL Zimt • 1 Prise Salz • 2 EL Erdnussmus • 30 ml Wasser • 30 ml Milch (1,5 % Fett) • 1 EL Walnüsse • 20 g Zartbitterschokolade (85 % Kakao)

- Backofen auf 200 Grad Ober-/Unterhitze vorheizen.
- Dinkelvollkornmehl und kernige Haferflocken in eine Rührschüssel geben. Für die Süße Erythrit hinzufügen. Backpulver, Bourbonvanille, Zimt und Salz zur Backmischung geben und alles miteinander verrühren.
- Erdnussmus, Wasser und Milch einrühren, bis eine homogene Masse entsteht.
- Walnüsse und Zartbitterschokolade mit der Hand zerbröseln und ebenfalls zum Teig geben.
- Aus dem Teig ca. 10 gleich große Kugeln formen, auf das Backblech legen. Die Kugeln mit einem Löffel vorsichtig zu runden Keksen formen und 10–12 Min. im vorgeheizten Ofen backen.

Nährwerte pro Stück
155 kcal • 7 g Fett • 16 g Kohlenhydrate • 5 g Protein

Macadamia Blondies

Ergibt 12 Stück
10 Min. + 20 Min. Backzeit

50 g Macadamianüsse • 2 Dosen (580 g) Kichererbsen • 1 EL Rapsöl • 150 g Erdnussmus • 1 TL Zimt • ½ TL Vanille • 1 Pck. Weinstein-Backpulver

- Den Backofen auf 180 Grad Umluft vorheizen.
- Macadamianüsse halbieren.
- Kichererbsen, Öl, Erdnussmus, Zimt, Vanille und Backpulver in eine Schüssel geben und mit einer Küchenmaschine zu einem cremigen Teig mixen.
- Die halbierten Nüsse dazugeben, mit dem Teig vermengen und die Masse in eine gefettete Backform füllen.
- Den Teig 20–25 Min. im Ofen backen.

Nährwerte pro Stück
175 kcal • 10 g Fett • 15 g Kohlenhydrate • 5 g Protein

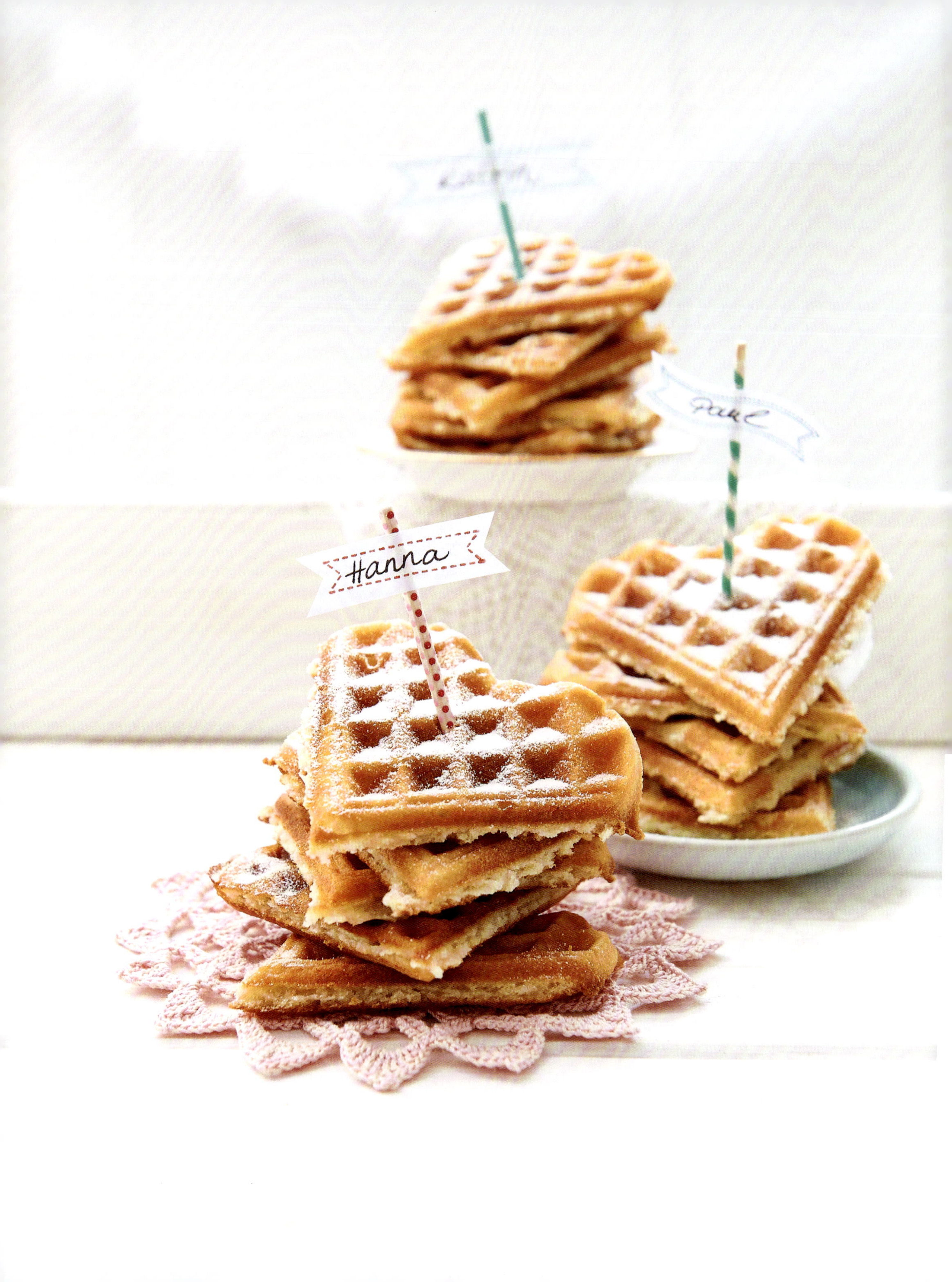
Hanna
Paul

Ofenwarmes Dinkelvollkornbrot

Ergibt 16 Scheiben
15 Min. + 50 Min. Backzeit

500 g Dinkelvollkornmehl • 100 g Kürbiskerne • 100 g Sonnenblumenkerne • 1 TL Salz • 500 ml lauwarmes Wasser • 1 Würfel frische Hefe • 1 TL Zucker • 2 EL Apfelessig

- Den Backofen auf 200 Grad Ober-/Unterhitze vorheizen.

- In einer großen Schüssel Dinkelvollkornmehl mit den Kürbiskernen, den Sonnenblumenkernen und dem Salz vermischen. Dabei 3 EL Kerne zurückbehalten.

- Mit einem Schneebesen den Hefewürfel und den Zucker in dem lauwarmen Wasser vorsichtig verrühren, bis sich der Würfel aufgelöst hat. Das Hefewasser mit dem Apfelessig zum Mehl geben und alles gut verkneten.

- Eine Kastenform einfetten und den Brotteig einfüllen.

- Die Kerne über den Teig streuen und das Brot im Ofen ca. 50 Min. backen.

Nährwerte pro Scheibe
150 kcal • 6 g Fett • 16 g Kohlenhydrate • 7 g Protein

Waffeln

Waffeln

Für 2 Personen
5 Min. + 10 Min. Backzeit

2 Eier • 100 g Frischkäse • 40 g Mandelmehl (entölt) • ½ Pck. Weinstein-Backpulver • 2 EL Erythrit • 2 EL Xylit

- Eier verquirlen und mit dem Frischkäse glattrühren. Alle anderen Zutaten dazugeben und zu einer homogenen Masse verrühren.

- Den Teig portionsweise in ein Waffeleisen geben und zu Waffeln backen. Dazu schmecken z. B. frische oder aufgetaute Beeren sehr gut.

Nährwerte pro Portion
275 kcal • 19 g Fett • 4 g Kohlenhydrate • 20 g Protein

Knäckebrot mit Saaten

Ergibt 10 Stück
5 Min. + 10 Min. Ruhezeit + 30 Min. Backzeit

80 g Dinkelvollkornmehl • 80 g feine Haferflocken • 50 g Sonnenblumenkerne • 3 EL Kürbiskerne • 20 g Sesam • 250 ml Wasser • 2 EL Leinsamen • 1 Msp. Salz

- Alle Zutaten miteinander vermengen. Den Teig 10 Min. ziehen lassen.

- Die Masse auf einem mit Backpapier ausgelegten Backblech dünn verstreichen und ca. 30 Min. im vorgeheizten Ofen bei 175 Grad Umluft backen.

Nährwerte pro Stück
125 kcal • 7 g Fett • 11 g Kohlenhydrate • 5 g Protein

Dinkelvollkornbagels mit Sesam

Ergibt 4 Bagels
10 Min. + 45 Min. Gehzeit + 20 Min. Backzeit

20 g frische Hefe • 125 ml lauwarmes Wasser • 250 g Dinkelvollkornmehl • 1 Msp. Salz • 4 EL Olivenöl • 1 EL Sesam

- Die Hefe in lauwarmem Wasser auflösen und ungefähr 5 Min. an einem warmen Ort stehen lassen.

- Das Dinkelvollkornmehl mit dem Salz vermischen, in eine Schüssel geben. Mit dem Hefewasser und dem Olivenöl zu einem Teig verkneten.

- Die Schüssel mit einem Küchentuch bedecken und den Teig 30 Min. gehen lassen.

- Den Teig nochmals durchkneten, in 4 gleich große Kugeln teilen und diese zu Bagelringen formen.

- Die Teigringe mit Sesam toppen und auf ein Backblech legen.

- Die Bagels nochmals zugedeckt 10 Min. ruhen lassen. Anschließend 20 Min. bei 200 Grad Umluft im vorgeheizten Ofen backen.

Nährwerte pro Bagel
320 kcal • 12 g Fett • 40 g Kohlenhydrate • 9 g Protein

Eiweißbrötchen

Ergibt 4 Brötchen
20 Min. + 20 Min. Backzeit

60 g Chiasamen • 3 EL Flohsamenschalen • 100 g Mandelmehl (entölt) • 1 Pck. Weinstein-Backpulver • 1 Prise Salz • 250 g Magerquark • 2 Eier • 280 ml Wasser • 1 EL Sesam (optional)

- Chiasamen, Flohsamenschalen, Mandelmehl, Backpulver und Salz in einer Rührschüssel vermischen.

- Magerquark, Eier und Wasser in einer separaten Schüssel glatt rühren. Die trockenen Zutaten dazugeben, alles gut verrühren und den Teig ca. 5 Min. ruhen lassen.

- In der Zwischenzeit den Backofen auf 180 Grad Umluft vorheizen und ein Backblech mit Backpapier auslegen.

- Mit 2 Löffeln aus dem Teig 4 kleine Kugeln formen. Die Teiglinge auf das Blech legen.

- Nach Belieben etwas Sesam über die Brotteigkugeln geben und die Brötchen 15–20 Min. im vorgeheizten Ofen backen.

Nährwerte pro Brötchen
260 kcal • 12 g Fett • 6 g Kohlenhydrate • 27 g Protein

» Eiweißbrötchen

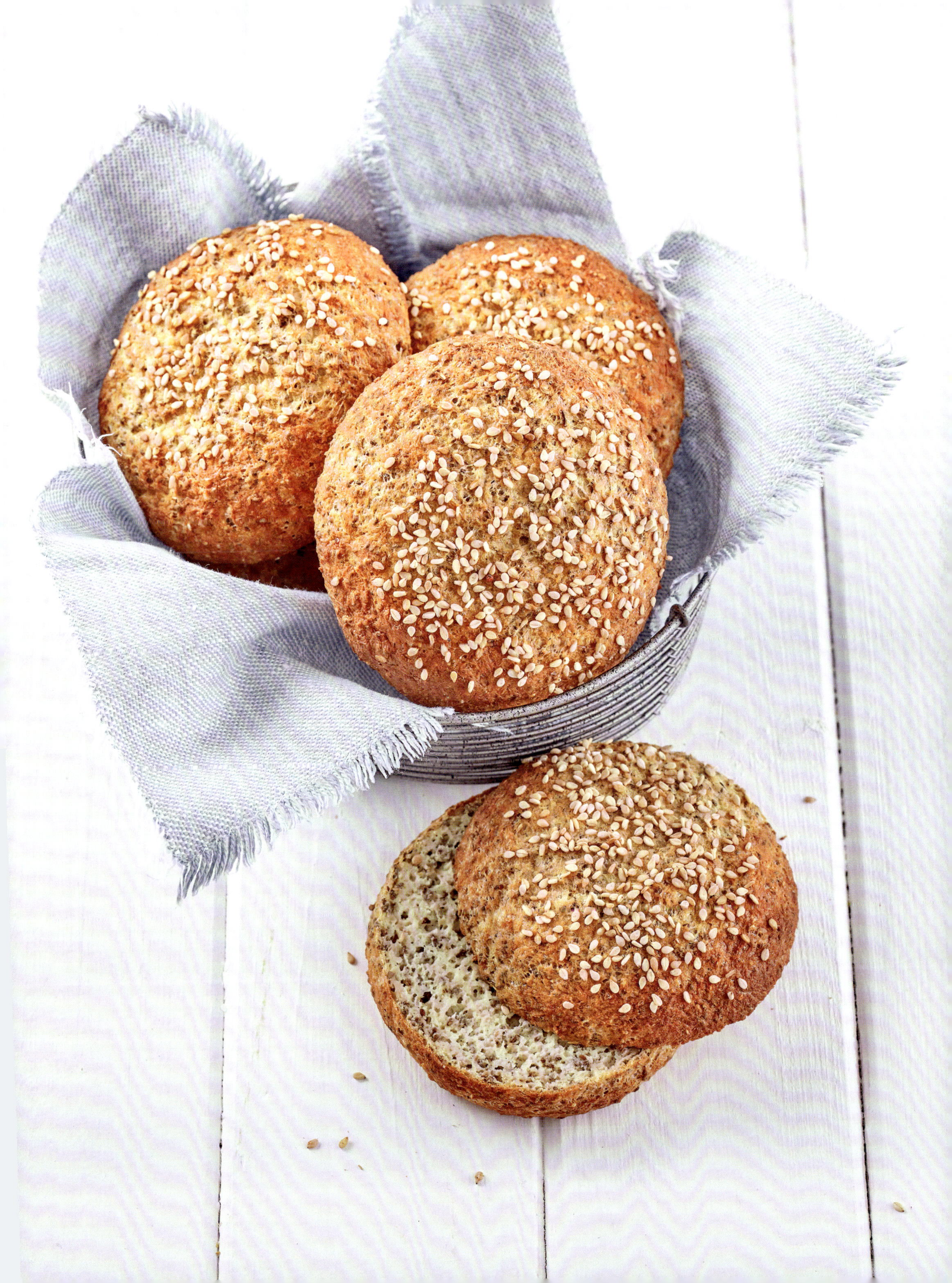

Danke!

Trotz der außergewöhnlichen Umstände mit ihren vielen Hürden war nicht alles schlecht im vergangenen Jahr. Der Lockdown ermöglichte es uns nämlich erst, dieses Buch zu realisieren. Wir hatten endlich Zeit zu texten, Rezepte zu kreieren und uns auszutauschen. Zeit, die uns im normalen Alltag sicherlich gefehlt hätte. So konnten wir unser Buch als »Mutter-Tochter-Projekt« endlich verwirklichen.

Als angehende Journalistin und Tochter der Hauptautorin möchte ich mich bei meiner Mutter bedanken, ohne die ich niemals die Gelegenheit erhalten hätte, meine Freude am Schreiben und mein Interesse an medizinischen Themen in einem so tollen Projekt umzusetzen.

Als Medizinerin und Mutter danke ich meiner Tochter für ihr unermüdliches Engagement beim Entwerfen und Aufbereiten der Rezepte. Ohne sie wäre dieses Buch nur halb gelungen.

Unser besonderer Dank gilt auch den Mitarbeiterinnen des Verlags und der Lektorin, die uns mit Rat und Tat zur Seite standen:

Uta Spieldiener
Sabine Ilg
Annette Barth

und unserer tollen Fotografin:

Lea Elisa Burkard

Rezept- und Zutatenverzeichnis

Stichwortverzeichnis

Literatur

Berg, J. M., Tymoczko, J. L., Gatto G. J. jr. (2018): Stryer Biochemie. 8. Auflage. Berlin/Heidelberg: Springer Spektrum

Bischoff, S. C. (2017): Intestinales Mikrobiom und metabolische Erkrankungen, von der Adipositas zu Diabetes und nichtalkoholischer Steatohepatitis. Internist, 58 (5), 441–448

Bosy-Westphal, Fieres-Keller, F., Müller, M. J. (2017): Ernährungstherapie bei Diabetes. Aktuel Ernährungsmed, 42 (3): 211–229

Carle, R. (2018): Funktionen des Zuckers. Aktuel Ernährungsmed, 43 (supplement 1), 12–16

DeBosch, B. J., Kluth, O., Fujiwara, H. et al. (2014): Early-onset metabolic syndrome in mice lacking the intestinal uric acid transporter SLC2A9. Nat. Commun, 7

Deutsche Gesellschaft für Ernährung: (2016). trans-Fettsäuren und ihr Einfluss auf die Gesundheit. Teil 1 – Entstehung und Vorkommen. DGEinfo, 5, 66–68

Deutsche Gesellschaft für Ernährung. (2016). trans-Fettsäuren und ihr Einfluss auf die Gesundheit – Teil 2, DGEinfo. 6, 86–89

Elmadfa, I., Muskat, E., Fritzsche, D. (2018/2019): Die große GU Nährwert-Kalorien-Tabelle. 2. Auflage. München: Gräfe und Unzer Verlag

Gershorn, M. (2001): Der kluge Bauch. Die Entdeckung des zweiten Gehirns. München: Goldmann Verlag

Hanefeld M., Schaper, F., Ceriello, A. (2007): Geschichte und Definition(en) des Metabolischen Syndroms. Internist, 48, 117–125

Hauner, H. (2009). Das Metabolische Syndrom – eine Herausforderung für die Ernährungsmedizin. Ernährungsumschau, 56 (4), 216–221

Higgins, K. A., Mattes, R. D. 2019): A randomized controlled trial contrasting the effects of 4 low-calorie sweeteners and sucrose on body weight in adults with overweight or obesity. Am J Clin Nutr, nqy381

Jakubowicz, D., Landau, Z., Tsameret, S. et al. (2019): Reduction in glycated hemoglobin and daily Insulin dose alongside circadian clock upregulation in patients with type 2 Diabetes consuming a three-meal-diet: A randomized clinic trial. Diabetes Care, 42 (12), 2171–2180

Kasper, H. (2014): Ernährungsmedizin und Diätetik. 12. Auflage. München: Elsevier GmbH, Urban & Fischer Verlag

Kempf, K., Martin, S. (2010): Kaffee und Diabetes. Med Klin, 105, 910–915

Knies, J. M. (2019): Von Agavendicksaft bis Kokosblütenzucker. Ernährungs Umschau, 66 (2), M88–M97

Kullmann, S., Valenta, V., Wagner, R. et al. (2020): Brain insulin sensitivity is linked to adiposity and body fat distribution. Nat. Commun, 11, 1841

Macke, L., Schulz, C., Koletzko, L., Malfertheimer, P. (2020): Systematic Review: The effects of proton pump inhibitors on the microbiome of he digestive tract – evidence from next-generation sequencing studies. Aliment Pharmacol Ther., Mar, 51 (5), 505–526

Massier, L., Kovacs P. (2019): Das menschliche »Gewebs«-Mikrobiom im metabolischen Syndrom: der »Leaky Gut«-Hypothese auf der Spur. Adipositas, 13 (04), 190–196

Matissek, R., Baltes, W. (2015): Lebensmittelchemie. 8. Auflage. Berlin/Heidelberg: Springer Spektrum

Lüllmann-Rauch, R. (2006): Histologie. 2. Auflage. Stuttgart: Thieme Verlag

Parhofer, K. (2020): Update Lipidologie, Evidenzbasierte Behandlung von Fettstoffwechselstörungen. Der Internist, 61 (6) 573–583

Richter, V., Blüher, M., Ceglarek, U., Thiery, J., Hamm, M. (2014): Adipositas und Omega-3-Fettsäuren. Die Rolle von Mediatoren der Entzündungsauflösung. Adipositas, 56 (8), 25–31

Schek, A. (2013): Ernährungslehre kompakt. Das Kompendium der Ernährungslehre. 5. Auflage. Sulzbach: Umschau Zeitschriftenverlag

Seyfried, F., Hering, I., Hankir, M. (2019): Mikrobiom und metabolische/bariatrische Chirurgie. Adipositas, 13 (4), 214 -221

Souci, S. W., Fachmann, W., Kraut, H. (2008): Die Zusammensetzung der Lebensmittel. Nährwert-Tabellen. 7., revidierte und ergänzte Auflage. Stuttgart: Wissenschaftliche Verlagsgesellschaft mbH

Stadlbauer, V. (2019): Mikrobiom bei Leberzirrhose. Pathophysiologie und therapeutische Interventionen. Der Gastroenterologe, 14 (3), 196–200

Tenius, L., Schmid, I., Wirrwitz-Bingger, A. (2018): Manual Ernährung in der Onkologie. München: W. Zuckschwerdt Verlag

Weingärtner, O., Landmesser, U., März, W., Katzmann, J., Laufs, U. (2020): Kommentar zu den Leitlinien 2019 der ESC/EAS zur Diagnostik und Therapie der Dyslipidämien. Kardiologe, 14, 256–266

Bibliografische Information der Deutschen Nationalbibliothek
Die Deutsche Nationalbibliothek verzeichnet diese Publikation in der Deutschen Nationalbibliografie; detaillierte bibliografische Daten sind im Internet über http://dnb.d-nb.de abrufbar.

Programmplanung: Uta Spieldiener
Projektmanagement: Sabine Ilg
Redaktion: Annette Barth
Bildredaktion: Christoph Frick, Caroline Merdian

Umschlaggestaltung und Layout:
CYCLUS · Visuelle Kommunikation, Stuttgart

Bildnachweis:
Umschlagmotiv und Bild S. 3: Meike Bergmann, Berlin (Rezeptfoto)

Autorinnenfotos (Umschlag und Innenteil): Lea Elisa Burkard

Fotos im Innenteil:
S. 102/103, 108, 111, 125, 131, 151, 157, 160/161, 164, 188/189, 202: Stefanie Bütow, Hamburg
S. 105, 139: Meike Bergmann, Berlin
S. 154: Westermann + Buroh Studios, Hamburg
S. 169: Anke Schütz, Buxtehude
S. 8/9, 30/31, 60/61, 74/75, 80/81, 94/95, 112/113, 115, 118, 122/123, 128, 134/135, 142, 145, 148/149, 170/171, 175, 178, 183, 184, 191, 194, 198/199, 205: Rogge & Jankovic, Köln
S. 10/11, 48/49, 100/101: ©lenetsnikolai / stock.adobe.com. Stockfotos. Von einem Model gestellt.

Zeichnungen: Susi Schaaf, Bellheim
Die abgebildeten Personen haben in keiner Weise etwas mit der Krankheit zu tun.

1. Auflage 2021

TRIAS Verlag in Georg Thieme Verlag KG
Rüdigerstraße 14, 70469 Stuttgart, Germany
www.trias-verlag.de

Printed in Germany

Satz und Repro: Fotosatz Buck, Kumhausen
Gesetzt in Adobe Indesign CS6
Druck: Westermann Druck Zwickau GmbH, Zwickau

Gedruckt auf chlorfrei gebleichtem Papier

ISBN 978-3-432-11160-5 1 2 3 4 5 6

Auch erhältlich als E-Book:
eISBN (ePub) 978-3-432-11161-2

Wichtiger Hinweis: Wie jede Wissenschaft ist die Medizin ständigen Entwicklungen unterworfen. Forschung und klinische Erfahrung erweitern unsere Erkenntnisse. Ganz besonders gilt das für die Behandlung und die medikamentöse Therapie. Bei allen in diesem Werk erwähnten Dosierungen oder Applikationen, bei Rezepten und Übungsanleitungen, bei Empfehlungen und Tipps dürfen Sie darauf vertrauen: Autoren, Herausgeber und Verlag haben große Sorgfalt darauf verwandt, dass diese Angaben dem Wissensstand bei Fertigstellung des Werkes entsprechen. Rezepte werden gekocht und ausprobiert. Übungen und Übungsreihen haben sich in der Praxis erfolgreich bewährt.

Eine Garantie kann jedoch nicht übernommen werden. Eine Haftung des Autors, des Verlags oder seiner Beauftragten für Personen-, Sach- oder Vermögensschäden ist ausgeschlossen.

Marken, geschäftliche Bezeichnungen oder Handelsnamen werden nicht in jedem Fall besonders kenntlich gemacht. Aus dem Fehlen eines solchen Hinweises kann nicht geschlossen werden, dass es sich um einen freien Handelsnamen handelt.

Wo datenschutzrechtlich erforderlich, wurden die Namen und weitere Daten von Personen redaktionell verändert (Tarnnamen). Dies ist grundsätzlich der Fall bei Patienten, ihren Angehörigen und Freunden, z. T. auch bei weiteren Personen, die z. B. in die Behandlung von Patienten eingebunden sind.

Thieme nennt Autorinnen und Autoren konkrete Beispiele, wie sich die Gleichstellung von Frauen und Männern sprachlich darstellen lässt. Wo im Text (z.B. aus Gründen der Lesbarkeit) nur das generische Maskulinum verwendet wird, sind alle Geschlechter gleichermaßen gemeint.